汉竹·亲亲乐读系列

一看就懂的怀孕书

汉竹 编著

汉竹图书微博
http://weibo.com/hanzhutushu

读者热线
400-010-8811

U0250964

江苏凤凰科学技术出版社 | 凤凰汉竹
全国百佳图书出版单位

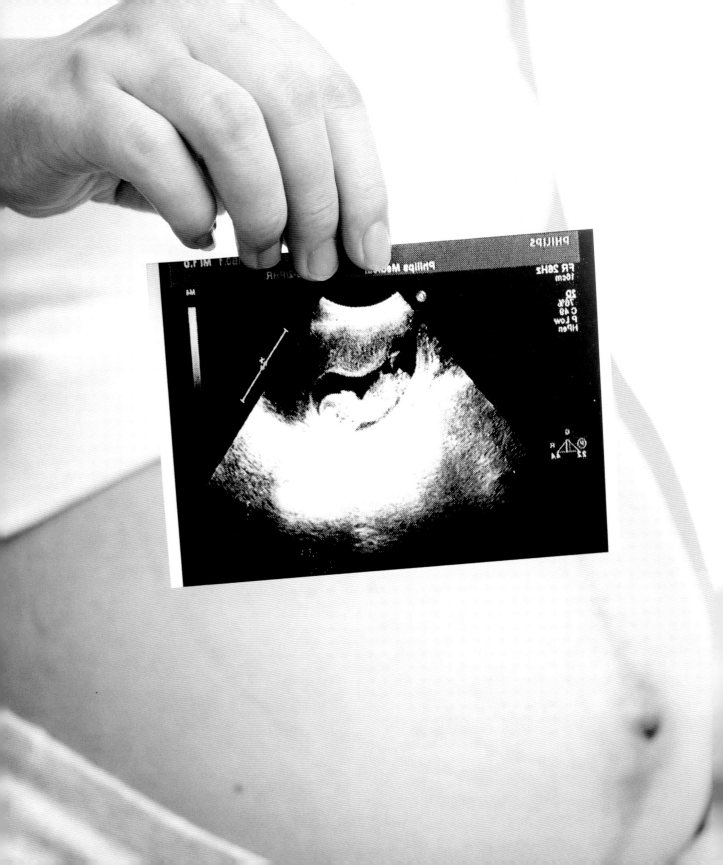

前言

　　怀孕是一段奇妙的旅程，在这段开启新篇章的人生里，孕妈妈会有很多疑惑和感受，对于胎宝宝的，对于自己身体的，以及怀孕过程中的种种。一个健康的宝宝，一段顺利的怀孕时光，以及平安的分娩，是孕妈妈和家人心底的期盼。

　　虽然说孕育是女人的天性，大多数孕妈妈都能平平安安地生个健康宝宝，然而在这10个月的时间里，总是有些事是孕妈妈想要知道的，每个月胎宝宝的模样，孕妈妈的身体变化，孕期生活注意、饮食，以及可能出现的不适，翻开这本书，轻轻松松了解怀孕过程中的各种问题。

　　本书从孕1月开始，详细地介绍了女性每个怀孕阶段可能遇到的问题，身体变化、产检项目、看懂产检报告、孕期生活和饮食，以及可能遇到的不适。从孕妈妈最需要了解的问题出发，运用多样化的图和表格解释了每个月的变化。每月开篇放置了胎儿四维彩超图，大图详解胎宝宝每月变化，让孕妈准爸一看就懂，简单方便。

　　对于困扰了很多孕妈妈的体重控制问题，本书也有详细的介绍和方法，实用性强，让孕妈妈漂亮、轻松地度过这段孕育时光。

　　这是一本内容非常丰富，但看起来非常简单、有趣的书，用最直观的图表记录了胎宝宝和孕妈妈的成长。如果你想用最快、最简单的方式了解孕期的每一次变化，打开这本书吧。

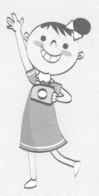

目录

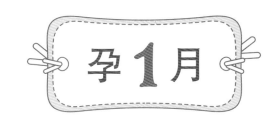

孕 **1** 月

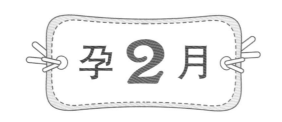

孕 2 月

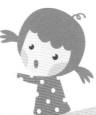

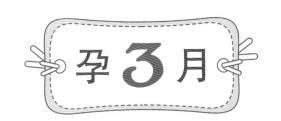

孕 3 月

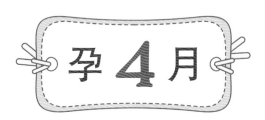

孕 4 月

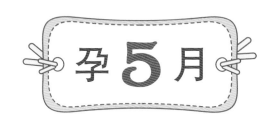

孕 5 月

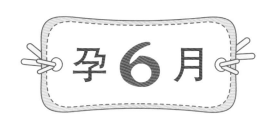

孕6月

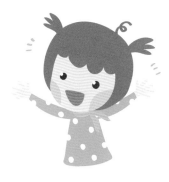

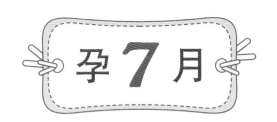

孕7月

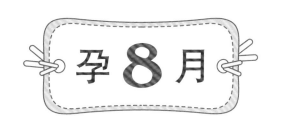

孕 8 月

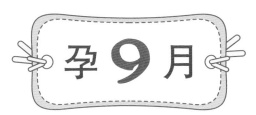

孕 9 月

孕 **10** 月

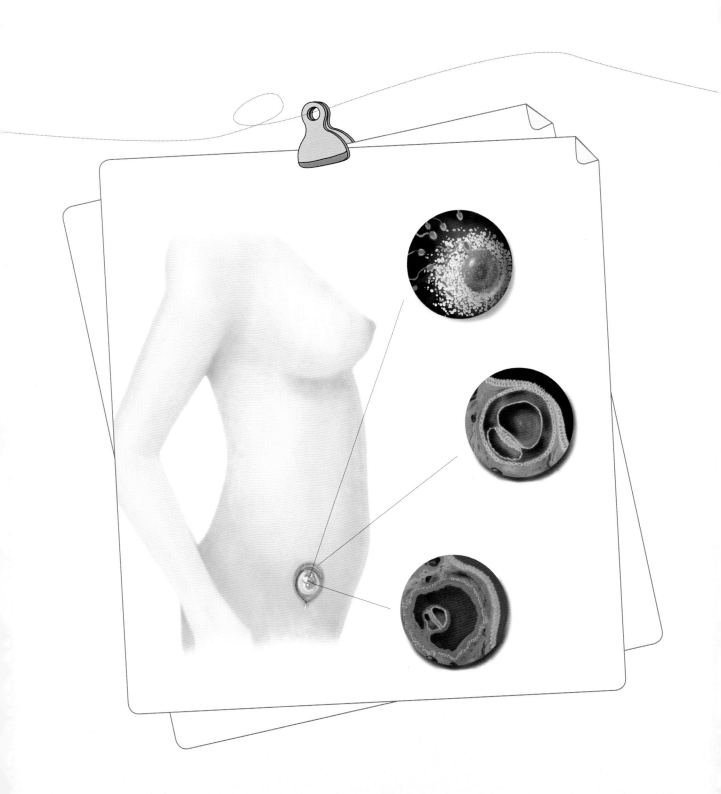

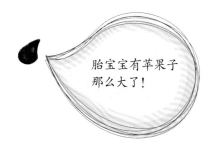

胎宝宝有苹果子
那么大了！

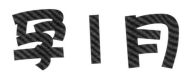

孕1月，精子与卵子终于相遇了，它会沿着输卵管一路颠簸着进入子宫，并在孕4周完成着床。尽管受精卵在孕妈妈的肚子里已经有了小变化，但因为着床的受精卵还非常小，还看不到怀孕的迹象，不过可以用早孕试纸测试出了！

一图读懂你和宝宝变化

在这个月里，精子与卵子相遇，并通过输卵管颠簸着进入子宫，在"妈妈的小房子里"选好安营扎寨的地方，这个过程非常奇妙，而且发展迅速。在这段时间里，小小的受精卵每个小时都会发生变化。

在这个月里，前两周精子和卵子分别寄存在爸爸和妈妈的身体内。末次月经结束后，备孕女性体内新的卵子开始发育成熟，到孕2周时，成熟的卵子从卵泡中排出，而有一个最棒的精子也从大约3亿个精子中奋力拼出，与卵子结合，形成受精卵，新生命宣告诞生。

受精卵经过不断的细胞分裂，变成一个球形细胞团（这时的受精卵就叫胚泡），游进子宫腔，然后在子宫腔内停留3天左右，等待子宫内膜准备好后，与子宫内膜接触并埋于子宫内膜里，这就是"着床"了。

孕妈妈要注意

这个阶段孕妈妈还处在不知不觉的状态中。子宫的大小与怀孕前几乎没有什么差异，子宫壁因为受精卵着床而变得柔软并且稍微增厚。一些比较敏感的孕妈妈可能会有类似感冒的症状，如身体发软、低烧等。

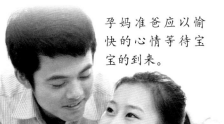

孕妈准爸应以愉快的心情等待宝宝的到来。

☞ 备孕中，出现类似感冒症状，最好先不要吃药。

☞ 精子与卵子相遇后还不稳定，所以孕妈妈日常生活要小心。

☞ 不要使腰腹部受到撞击或过度挤压，以免发生危险。

☞ 不要吸烟、酗酒。

有的孕妈妈可能还感受不到身体上的变化，但也要注意保持良好的生活习惯，不吸烟、不酗酒，以完美的备孕状态来迎接宝宝的到来。

孕妈妈情绪变化

从怀疑到确定，然后由兴奋转向不知所措，这恐怕是孕妈妈在怀孕第1个月里最常有的心理。这时需要有足够的心理和身体素质的准备，以轻松应对怀孕过程中出现的情况和问题。

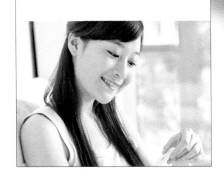

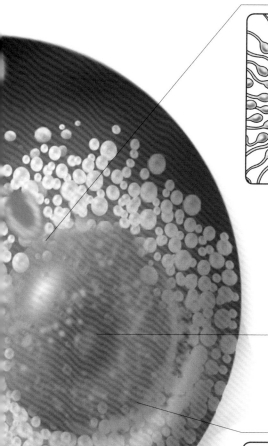

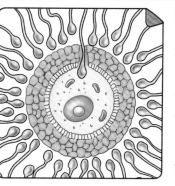

精子和卵子相遇啦

通常，从本月末次月经算起为怀孕开始的日子，到孕3周时，强壮的精子终于与成熟的卵子相遇了，一个新的生命开始孕育。

- 受精卵24小时后开始有丝分裂，并借助输卵管蠕动，慢慢移向子宫。
- 孕3周的第2天和第3天，受精卵分裂为双细胞胚和四细胞胚。
- 以后每12小时左右分裂1次。
- 到孕3周的第3天，发育成一个由16个细胞组成的实心细胞团。这个细胞团看起来像桑葚一样，所以叫桑葚胚。

受精卵以惊人的速度成长着

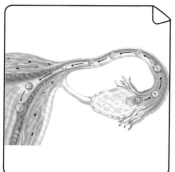

开始着床啦

随着受精卵的快速分裂，以及输卵管的蠕动和推动，一般到受精后的第4天，即孕3周的第4天，细胞团就开始"着床"之旅了。

- 孕3周的第4天，细胞已分裂成64个细胞团。
- 孕3周的第5天，细胞团进入子宫，并分为内细胞团和滋养层细胞两组，其中内细胞团将会发育成胎儿。
- 第6天，细胞团开始植入子宫。

从此时开始分泌人绒毛膜促性腺激素了，即所说的HCG，此时，可以用早孕试纸验孕啦。

本月常见不适

孕1月，孕妈妈最易出现感冒发烧的症状，如有此类症状，先别急着吃药，孕妈妈要分辨清是真的发烧感冒还是怀孕了。

明明白白做产检

其实，很多孕妈妈在孕 1 月并没有意识到自己怀孕了，所以一般也不会做检查，不过，一心想要宝宝的孕妈准爸可能会发现怀孕了，此时可能会用早孕试纸，或者去医院通过血检、尿检等方式确认怀孕。

孕 1 月产检项目

当备孕女性发现每个月固定的"大姨妈"迟迟没来，而且会有头晕、发热等类似感冒的症状，就要意识到是否怀孕了。可先到药店购买早孕试纸自行测试，或者直接去妇产科，请专科医师给予检查。

产检项目	检查内容和目的	标准值
血液检查（HCG）	确认是否怀孕，卵子受精后 7 天即可在血清中检测出人绒毛膜促性腺激素（HCG）	人绒毛膜促性腺激素（HCG）参考值 非怀孕：0~4.9 mIU/ml 怀孕 3 周：5.4~72 mIU/ml 怀孕 4 周：10.2~708 mIU/ml
了解家族病史	过去用药的历史及医院就诊的一般记录，个人家族疾病史	为了宝宝的健康，千万不要对医生隐瞒自己的病史
血压检查	孕妈妈血压过低和血压过高都不利于怀孕，需及早检查	正常血压为： 收缩压（即高压）90~140 毫米汞柱 舒张压（即低压）60~90 毫米汞柱
体重检查	测算身体质量指数（即 BMI）： BMI＝体重（千克）／身高（米）^{2}	BMI 小于 19.8，属于低体重孕妈妈 BMI 介于 19.8 到 26 之间，属于正常体重孕妈妈 BMI 大于 26，属于高体重孕妈妈
尿常规检查	主要检查血糖、尿蛋白、有无泌尿系统感染等	尿蛋白（阴性）：尿液中没有白蛋白，或 24 小时尿蛋白定量＜0.5 克

注：以上产检项目和标准值可作为孕妈妈产检参考，具体产检项目以各地医院及医生提供的建议为准。

专家详解你的产检报告

有些女性孕初期 HCG（人绒毛膜促性腺激素）比较低，用试纸测出线条颜色比较浅，无法判断是否怀孕。这种情况下可以去医院验血检查，通过分析 HCG 和黄体酮(孕酮)数值来判断是否怀孕。通常来说，采用验血的方法是最准确的。未怀孕的女性，血液中 HCG<5 mIU/ml，在怀孕最初 3 个月，HCG 水平每 2.2±0.5 天约升高 1 倍，黄体酮在孕期也会明显增高。

要注意问诊

孕 1 月确认怀孕的检查，医生会提一些比较尴尬的问题，如最后一次来"大姨妈"日期，以及夫妻生活日期等，孕妈妈一定要据实回答，这有助于准确地预计预产期，以及日后观察胎宝宝发育情况。

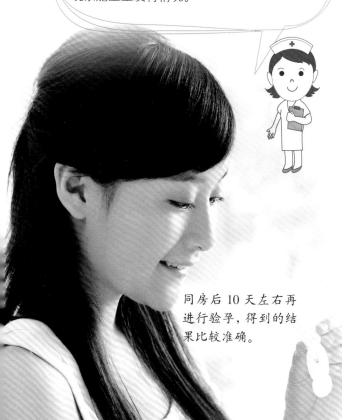

同房后 10 天左右再进行验孕，得到的结果比较准确。

一次过产检，专家来帮忙

☛ 准确验孕看这里

一旦受孕成功，受精卵会不断分裂，并且会分泌 HCG（人绒毛膜促性腺激素），当 HCG 进入母体血液，会再经母体肾脏从尿液中排出。所以，当 HCG 浓度到达一定程度时，便可通过验孕试纸检测是否怀孕。

1 验孕过早或过晚，都可能得到不准确的检测结果。验孕应在同房后 10 天进行。

2 尽量采用晨尿进行检测。

3 不要为了增加尿液而喝过多的水。

4 一些药物可能会影响检测的结果。

5 如果是异位妊娠的话，HCG 水平可能会很低，因此不能通过试纸检测出来。要确认检测结果的话，一定要看医生。

6 在家自行用验孕试纸测出怀孕，也应去医院验血或 B 超确认，排出异位妊娠、葡萄胎等情况。

本月，胎宝宝刚刚入住孕妈妈子宫内，大部分孕妈妈可能还不知道这个好消息，孕妈妈要随时做好准备，从现在开始，多了解一些生活细节，并多加注意。

☛ 抽血法验孕小秘诀

血液检查跟尿检的原理差不多，都是通过体内 HCG 的变化来判断是否怀孕。一般可于同房后 20 天左右，去医院检查血液中血 HCG 的浓度。检查时不需要空腹。

注：孕妈妈若出现任何不适或产检中有任何疑问，请及时联络你的妇产科医生。

本月特别关注：算准排卵期，好"孕"自然来

在计划怀孕时，掌握自己的准确排卵期是很重要的。有些夫妻备孕很久，却一直没有怀孕消息，其实这与同房的时间不对也有很大关系。那么，怎么才能让精子和卵子早一点相遇呢？备孕女性赶快查一查自己的排卵期吧！

公式推算法

一般，女性会在下次来月经前 2 周左右（12~16 天）排卵，这样就可以根据自己以前月经周期的规律推算出排卵期。

> 排卵期第 1 天：最短一次月经周期天数 -18 天

> 排卵期最后 1 天：最长一次月经周期天数 -11 天

如果你的月经 28 天一次，很规律，那么可以将月经周期的最长天数和最短天数均定为 28 天，代入公式，就可以推算出排卵期为本次月经来潮后的 10~17 天。这种计算方法是以本次月经来潮第 1 天为基点，向后顺算天数，因此不易弄错。找出排卵期后，可以从排卵期第 1 天开始，每隔 1 天同房一次，怀孕概率较高。

观察宫颈黏液法

宫颈黏液是子宫颈管分泌的黏液，在排卵前夕和排卵日最多，备孕女性可采用宫颈黏液法来测试。一般从月经周期的第 10 天左右开始，每天观察和记录。每次去洗手间的时候，检查一下护垫上有没有特别透亮的黏液，用食指沾取透明黏液，然后用拇指拉开，看看拉丝度有多长，如果超过 8 厘米，就接近排卵，如果超过 12 厘米，应该会在 24 小时内有排卵，当然，每个人有差异，还要以个人测量的数据为准。

在月经的第 10 天、11 天、12 天，每天可以检查 1 次，拉丝大于 8 厘米，每天要坚持检查 2 次，拉丝大于 10 厘米后，每天检查 3 次。拉丝降低，也要每天检查 2 次，坚持 2 天。这样的检查至少持续 3 个月经周期，总结规律就可以知道排卵日是哪天了。

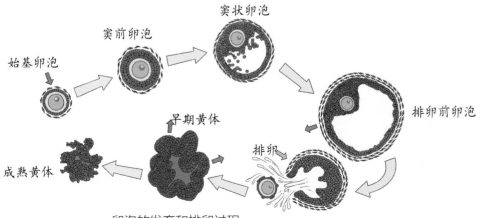

卵泡的发育和排卵过程

排卵试纸法

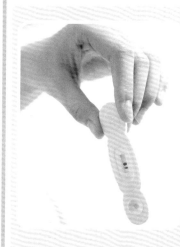

排卵是卵巢释放卵子的过程。正常女性体内保持有微量的促黄体生成激素(LH)，在月经中期LH激素的分泌量快速增加，形成一个高峰，并在此后48小时内刺激卵巢内成熟卵子的排出。这段时间女性最容易受孕。

现在很流行用排卵试纸测排卵期，效果很不错。

使用方法和注意事项如下：手持测试条，将有箭头标志线的一端插入尿液中，约3秒后取出平放，10~20分钟后观察结果，结果以30分钟内阅读为准。

用洁净、干燥的容器收集尿液，收集尿液的最佳时间是早10点至晚8点，收集尿液前2小时应减少水分摄入，因为稀释了的尿液样本会妨碍LH峰值的检测。

测试纸插入尿液深度不可超过MAX标志线。测出有两条线，下面一条是检测线，上面是对照线，下面一条颜色比上面浅，表示到排卵期，但尚未到排卵高峰，可连续多天测试。测出来有两条线，下面一条颜色比上面深或者一样深，表示将在24~48小时内排卵。这就是要宝宝的最好时机！测出试纸上端只有一条线，表示未到排卵期或排卵高峰已过。

通过以上方法，掌握自己的排卵规律及准确排卵日期，在排卵日同房，那么将提高受孕概率。

测量基础体温法

在一个月经周期内，女性的体温会呈现周期性变化。月经开始后一两周是基础体温的低温期，中途过渡到高温期，再返回低温期时，即开始下次月经。从低温期过渡到高温期的那天，基础体温会降到最低，以这一天为中心，前2天和后3天被称为排卵期，即易孕阶段。

☞ 基础体温的测量方法

先到药房购买专用的女性基础体温计，这种体温计刻度精准，能测出精确的体温。

早晨睡醒后，第一件事就是测量基础体温，并将测量出的基础体温记录下来。

每天要在固定的时间测量，若每天测量时间间隔较长，则可能使数据失去意义。

将记录的体温做成一目了然的图表，才能发挥它的最大作用。感冒、腹泻、发热、饮酒过度、晚睡晚起之类的情况，也会影响体温，应特别注明，以作为判断体温的参考。

排卵痛记录

研究显示，有37%的女性在排卵时会感觉到疼痛，排卵痛类似抽筋或岔气，多发生于左、右下腹部，个别人耻骨上方附近有疼痛感，也有的人会感觉肛门坠痛。

排卵痛常常持续2~6小时，个别敏感者可能会在排卵前一天就能感觉到，疼痛时间会长达十几个小时不等。生活中，将自己的排卵痛记录与基础体温、宫颈黏液测试法结合在一起，就能比较准确地掌握排卵日期。

孕期生活无小事

远离噪音、远离辐射、告别小宠物……为了迎接最挚爱的小宝宝的到来，孕妈准爸要坚决告别一切不健康的生活习惯，创造一个最优良的环境，为即将到来的小家伙准备一个最棒最棒的生活环境。

宠物寄养还是留下，早做决定

小动物身上有一种叫作弓形虫的寄生虫，孕妈妈一旦受感染，将直接影响胎宝宝发育。因此以往观点认为备孕时，只得将朝夕相伴的宠物长期寄养或送人，但事实上，这种全面否定的观点并不正确。

备孕时决定宠物"去"与"留"的标准是备孕女性体内的抗弓形虫抗体。体内的抗弓形虫抗体一般是感染过弓形虫的人产生的免疫反应。如果怀孕前感染过弓形虫，怀孕后即使再次感染，因为体内有抗弓形虫抗体，也不会对胎宝宝造成影响。这时孕妈妈就不必忍痛将情同"亲人"的宠物送走了，只要严格注意卫生，避免再次感染就可以了。

若孕妈妈在怀孕前没有感染过弓形虫，在怀孕期间发生原发性感染就有可能传染给胎宝宝。这种情况下，最好还是将宠物长期寄养或送人。

办公环境要整洁

许多孕妈妈怀孕后仍在工作，这时候就要注意办公环境的整洁和卫生了。职场孕妈妈每天至少有七八个小时是待在办公室的，如果这里的环境不好，对胎宝宝的健康也是不利的。每天上班前清洁下桌面和电脑，早上到了办公室先开窗通风 10 分钟，都能很好地改善办公环境。另外，每过一两个小时到办公室外面走走，呼吸下新鲜空气也是很有必要的。

远离噪音

噪音可影响孕妈妈的中枢神经系统的机能活动，导致烦闷、紧张，呼吸和心率增快，心肺负担加重，头痛、失眠，消化功能受损、免疫力下降，易患病毒或细菌感染性疾病，这些都会导致流产。如果孕妈妈工作的环境噪音比较大或比较嘈杂，怀孕后就要考虑调换工作岗位或暂时停止工作了。

摆放绿色植物，美化环境、愉悦心情

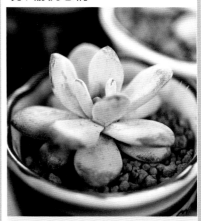

摆放绿色植物能调节室内温湿度，还能改善孕妈妈的心情。

- ♥ 孕妈妈应在电脑旁摆放一盆仙人掌、波士顿蕨、绿萝这样的植物，能吸收电脑辐射。

- ♥ 工作间隙，看看这些绿色植物，能缓解视觉疲劳。

- ♥ 一些香味浓烈的植物如郁金香、百合，不适合摆放在室内。

- ♥ 绿色植物虽好，但也不要摆放过度，夜间植物会释放过多的二氧化碳，不利于呼吸。

打造舒适宜人的环境

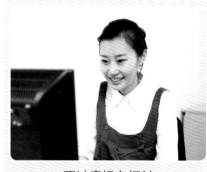

不过度担心辐射

目前家中的电器虽然有辐射，但是辐射量都是远低于安全标准的。

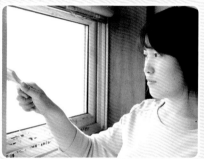

开窗通风

每天上午 10 点和下午 3 点是开窗通风的好时机。

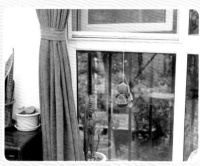

保证室内不潮湿

阳光充足、温暖干燥的房间最适合孕妈妈。

孕妈妈怀孕后体力和精力都会有所下降，这是自然的生理变化。但孕妈妈不要因此忽略了每天的清洁工作。下班后做些力所能及的家务，让家中保持清洁、干净是很有必要的。因为这样的环境对孕妈妈和胎宝宝的健康都是有利的。如果孕妈妈身体感到不适，就不要勉强做家务了。这时准爸爸就要主动做家务。每天清洁一遍家中的地面、桌面，为孕妈妈和胎宝宝营造一个舒适、干净的居住环境，每天定时开窗通风，避免细菌、病菌引起孕妈妈的不适。

良好的居室环境

有助于胎宝宝健康成长的居室应该整齐清洁、安静舒适、不拥挤、不黑暗、通风通气。保持 20~22℃ 的温度及 50% 的空气湿度。居室中的一切物品设施要便于孕妈妈日常起居，消除不安全因素。还可以经常播放一些胎教音乐，利于优生。

孕妈妈还可以选择自己喜欢的颜色来装饰居室，这样有利于心情舒畅，也能让胎宝宝感受到良好的情绪。

远离微波炉

对于孕早期的孕妈妈，微波炉的使用可能是一个敏感的话题。正常情况下，微波炉是安全的，孕妈妈可以安心使用。但如果家用微波炉使用时间较长，或者密闭性不好，则应尽量远离微波炉。尽量不要将微波炉放在卧室里，不用时要立即拔掉电源。开启微波炉时，不要站在旁边，应等停止运行时再过去处理食物。

在微波炉门周围贴上纤细的纸条，微波炉开启时，纸条被吹动，则表明微波炉漏辐射。

在微波炉门上夹一张纸，如果能用手将纸拽出，表明微波炉密闭性不好，不宜使用。

漏辐射的微波炉或密闭性差的微波炉，不只孕妈妈不宜使用，其他人也不宜使用。

怀孕征兆早知道

怀孕了，孕妈妈的身体会出现各种征兆，仔细观察身体向你发出的各种怀孕信号，第一时间了解并掌握怀孕的讯息，才能做好充分的怀孕准备。

怀孕征兆	表现	备注
停经	结婚或有性生活的女性，平时月经规律，一旦月经过期10~15天，就有可能是怀孕	养成记录月经日期的习惯
乳房胀痛	乳房发胀，好像变大了，有点刺痛的感觉，乳头颜色也会变深，出现小结块	这是体内激素发生改变，乳房在为以后的哺乳做准备
类似感冒	无力、倦怠、食欲缺乏，但不流鼻涕，体温略有升高	不要吃感冒药，结合身体其他变化来看
恶心、呕吐	可能会发生在一天中的任何时间	不要盲目用药
困倦	昏昏沉沉，好像总是睡不醒的样子，做什么事都没有精力	可以多休息、多睡觉，过一段时间这种症状就好了
口渴	口渴是你身体的正常信号，表示你和胎宝宝需要更多的水分	一天内水分的摄取量约8大杯为宜（1杯约250毫升）。饮料首选白开水和鲜榨果蔬汁
腹胀	下腹总是胀胀的，有点难受	过一段时间就好了
尿频	孕早期可能会因为增大的子宫压迫膀胱而变得尿频	多上几次卫生间，没关系
厌恶某种气味	酒精或烟味让你想吐，这其实是胎宝宝的自动保护机制在起作用	远离这种气味

开始穿防辐射服啦

孕期穿不穿防辐射服？现代办公多用电脑，很多孕期女性担心胎宝宝受到辐射影响，在孕期，甚至孕前就开始穿防辐射服了。但实际上防辐射服并不像它所宣传的那么有用。

有实验证明，目前市场上的防辐射服对单一来源的辐射有效，而生活中的辐射环境是复杂的，你的前后左右都有辐射来源。在这种状态下，防辐射服的效果就大打折扣了。不过，孕妈妈也不必担心，由于现代技术的发展，各种电器的辐射量都远远低于安全标准，即使是在一间充满电脑的工作室内，其辐射量也不到安全标准的1%。

所以，穿不穿取决于孕妈妈。虽然实验已证明防辐射服对多源辐射没用，但如果孕妈妈觉得穿防辐射服能让自己更安心，那么穿上也无妨。因为孕妈妈良好的心情、平和的情绪对胎宝宝的影响比穿防辐射服带来的影响多多了。

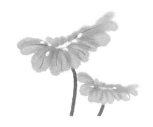

孕期宜关注的几组数字

怀孕后，孕妈妈的生活就不只是自己的了，所以平常在关注自己饮食、营养的基础上，还有几组数字是孕妈妈需要关注的。

项目	数据
首次检查时间	停经 1 个月后，或出现妊娠反应时
胎宝宝在母体内的生长时间	约 266 天，但若按末次月经第 1 天开始计算，约 280 天
产前检查时间	初次产检在怀孕 6~8 周进行，孕 28 周前每月 1 次，孕 28~36 周每 2 周 1 次，最后 1 个月每周检查 1 次；有特殊情况时更应检查，或听从医嘱
孕妈妈洗澡适宜水温	38~42℃
孕期体重增加总值	不宜超过 12.5 千克
自觉出现胎动时间	孕 16~20 周
胎动最频繁、最活跃时间	孕 28~34 周
胎动正常次数	每 12 个小时 30~40 次，最少不低于 15 次
胎心音正常次数	每分钟 120~160 次

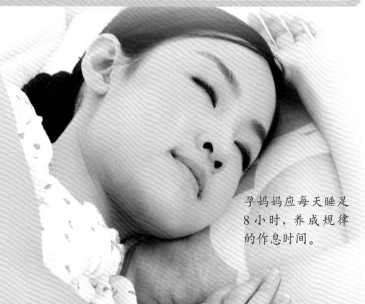

孕妈妈应每天睡足 8 小时，养成规律的作息时间。

定点睡觉，规律作息

孕妈妈应该每天晚上 10 点前就寝，睡足 8 个小时。尤其是晚上 11 点到次日凌晨 4 点这段时间内，一定要保证最佳的睡眠质量。养成有规律的睡眠习惯，晚上在同一时间睡眠，早晨在同一时间起床。可以在中午安排一个短暂的午睡。如果孕妈妈有熬夜习惯，这个时候一定要改变生活习惯，不宜过于劳累。

要戒掉的不良习惯

从备孕时期就要戒烟、戒酒，怀孕后依然要坚持，尤其是在孕早期的胎宝宝神经发育阶段，更要注意。

此外，很多准爸爸在计划怀孕时能远离烟酒，可是一旦孕妈妈怀孕了，就不那么严格约束自己，开始偷偷吸烟、喝酒了。事实上，孕妈妈对烟味、酒味特别敏感。准爸爸应始终坚持戒烟、戒酒，另外，准爸爸还要检讨一下自己有没有别的不良习惯，例如不刮胡子、不注意卫生等，这些都可能对孕妈妈的健康和心情产生不利的影响。

饮食营养方案

从怀孕的那刻起，就是"一人吃，两人养"，尽管孕1月胎宝宝发育还不需要大量营养，孕妈妈本身储存的营养就能满足两个人的需求，但此时如能注意适当补充蛋白质、维生素和矿物质等营养，能为日后胎宝宝的生长发育打下良好基础。

一表速查本月胎儿所需营养素

孕1月的胎宝宝还不能成为完全意义上的胎儿呢，它所需要的营养也不多，不过如果孕妈妈此时有意识地补充胚胎发育所需的营养物质，以后可以让胎宝宝发育得更强壮。

营养素	对发育的作用	常见食物	每天所需量
蛋白质	优质、足量的蛋白质可保证受精卵的正常发育，所以孕1月，应选用容易消化、吸收和利用的蛋白质	肉类、乳类、蛋类、鱼类、豆制品等	每天的供给量以80克左右为宜。这个月内，对于蛋白质的摄入，不必刻意追求一定的数量，但要注意保证质量
维生素	对保证早期胚胎器官的形成和发育有重要作用，孕妈妈需特别注意多吃一些富含维生素C和B族维生素的食物	富含维生素C的食物有猕猴桃、西红柿、南瓜、红薯、胡萝卜等；鱼类、肉类、乳类及坚果中则富含B族维生素	日常饮食，或者每天一个西红柿，一份糙米饭基本可以满足维生素C及B族维生素的需求
叶酸	胎宝宝神经发育所需的重要物质	普遍存在于绿叶蔬菜中，另外，橘子、香蕉、动物肝脏、牛肉中含有的叶酸也较多；还可在医生的指导下服用叶酸增补剂	每天600~800微克，最高不能超过1000微克
锌	有助于胎宝宝神经系统和大脑的飞速发育	各种豆类、坚果类以及海鲜类，如海鱼、牡蛎等含锌较多	以每天11.5~16.5毫克为宜
卵磷脂	可提高脑细胞传递信息的速度与准确性，是胎宝宝非常重要的益智营养素	存在于蛋黄、黄豆、芝麻、蘑菇、山药、木耳、动物肝脏、玉米油等食物中	孕期每天补充500毫克为宜

多吃富含叶酸的食物

叶酸是胎宝宝神经发育的关键营养素，它是蛋白质和核酸合成的必需因子，叶酸缺乏会造成胎宝宝生长迟缓。所以孕妈妈此时宜适当多吃富含叶酸的食物。

类别	常见食物
蔬菜	莴苣、菠菜、西红柿、胡萝卜、龙须菜、菜花、油菜、小白菜、扁豆、蘑菇等
水果	橘子、草莓、樱桃、香蕉、柠檬、桃、李子、杏、杨梅、海棠、酸枣、石榴、葡萄、猕猴桃、梨
谷物类	大麦、米糠、小麦胚芽、糙米，以及豆类中的黄豆，豆腐等豆制品
坚果	核桃、腰果、栗子、杏仁、松子
动物食物	动物肝脏、肾脏，禽肉及蛋类，如猪肝、鸡肉、牛肉、羊肉、鸡蛋

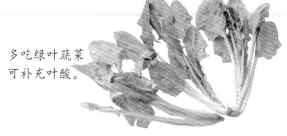

多吃绿叶蔬菜可补充叶酸。

蔬果、谷类保母婴健康

孕妈妈为了适应胎宝宝发育的需要，在生理上发生了很大的变化，如血容量的增加，它需要孕妈妈自身增强热能，加强基础代谢的功能。增加足量蛋白质和维生素的摄入，能有效帮助孕妈妈增强物质代谢的热能所需，而这些都依赖于天然的五谷杂粮和新鲜蔬果。五谷杂粮和新鲜蔬果中都富含维生素、蛋白质和膳食纤维。维生素可以促进孕妈妈的新陈代谢，维持身体健康，同时也使胎宝宝健康成长；蛋白质能增强胎宝宝的大脑发育，提高脑部代谢活动；而膳食纤维能促进肠胃蠕动，可帮助孕妈妈排毒通便。

不要过分担心孕前没有补充叶酸

如果孕妈妈还没有意识到就已经怀孕了，或者没有及时去产检从而错过了补充叶酸的关键期，也不用懊悔，不必担心胎宝宝会发育不正常。因为并不是每个人都缺乏叶酸。据统计，我国约30%的孕妈妈缺乏叶酸，大多是受饮食习惯的影响，多在偏远的山区。

因此，即便孕前没有补充叶酸，但是从发现怀孕时再开始补充仍然可以起到降低胎宝宝发育异常的危险。因为在怀孕后的前3个月，正是胎宝宝神经管发育的关键时期。孕妈妈补充足够的叶酸可以明显降低神经管畸形，使无脑儿与先天性脊柱裂胎儿的发生率大大降低。同时，可以使胎宝宝发生唇裂或腭裂的危险减少50%，而且还降低了早产儿及低体重新生儿发生的概率。

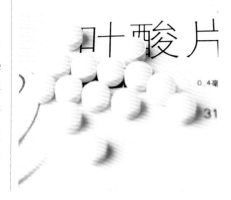

每天喝 1 杯牛奶

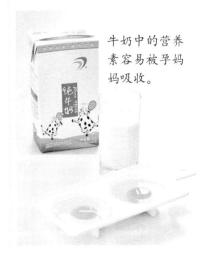

牛奶中的营养素容易被孕妈妈吸收。

整个孕期，母体要储存约 50 克的钙，其中 30 克供给胎宝宝。而牛奶中含有较多的钙、维生素 A、维生素 D 等营养素，牛奶中的钙最容易被孕妈妈吸收，而且铁、磷、钾、镁等多种矿物质搭配也十分合理。因此，孕妈妈每天应喝上 1 杯牛奶。

营养学家也发现，孕妈妈每天喝 1 杯牛奶，会使胎宝宝的体重平均增加 41 克。这对宫内发育迟缓的胎宝宝很重要。

而牛奶中所含的钙、维生素、蛋白质，既能促进胎宝宝骨骼、大脑的生长发育，还能有效预防孕妈妈和胎宝宝贫血。

不必刻意控制饮食

孕妈妈在孕早期不必刻意控制饮食。因为从此刻起，孕妈妈需要为胎宝宝生长发育做好身体准备，能吃多少就吃多少。当然，孕妈妈也不必担心因为进入孕育期，需要储备足够的能量而刻意多进食。身体是健康与否最好的衡量器，只要顺从身体的信号，就能平安顺利地生下健康宝宝。

少吃生冷食物

生冷食物因没有经过高温加热，其中可能会有细菌，孕妈妈食后易引起肠胃不适。此外，在怀孕期间肠胃对冷刺激非常敏感，常吃生冷食物易引起孕妈妈肠胃血管收缩，造成食欲不振、消化不良，对健康不利。

胎宝宝对冷刺激也很敏感。有研究显示，孕妈妈喝冷饮时，胎动会变得频繁，预示着胎儿在子宫内躁动不安。虽然孕 1 月的孕妈妈还没有感觉到身体的变化，但从卫生和自己健康方面考虑，都应少吃或不吃生冷食物。如果吃过多的生冷食物还可能引起孕妈妈肠胃功能紊乱，出现腹泻、腹痛等症状，严重时甚至会威胁胎宝宝的健康。

不过量食用高糖食物

怀孕后，孕妈妈需要大量的能量供应，但也要注意避免过量食用高糖食物。过量高糖食物的摄入不仅会令孕妈妈怀孕期间体重增长过快，增加妊娠纹出现的概率，以及产后瘦身的难度，还可能会增加患妊娠糖尿病的风险。

怀孕后，由于体内胎儿的需要和女性本身代谢的变化，如不多加注意，就容易增加患妊娠糖尿病的风险。所以孕妈妈应控制高糖食物的摄入，少吃过甜的饼干、蛋糕、巧克力等。此外，还宜注意不要摄入太多碳水化合物，碳水化合物进入体内，能快速转变为葡萄糖，与高糖食物一样会使血糖升高，所以也宜避免，食物中红薯、土豆、南瓜等都含有较高的碳水化合物，在吃这些食物时，宜适当减少主食的摄入。

孕妈妈要远离生冷和高糖食物。

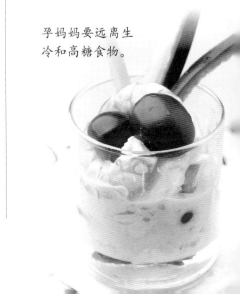

孕1月明星菜谱

看着电视上那些怀孕的辣妈们，即便肚子鼓鼓，但是胳膊细、腿细，身材苗条又匀称，要不是鼓鼓的肚子根本看不出怀孕。原因就是她们有孕期塑身的"绝密武器"——孕期食谱。尽管普通孕妈妈没有明星妈妈那样的营养团队，但照搬食谱，也能起到很好的作用呢。

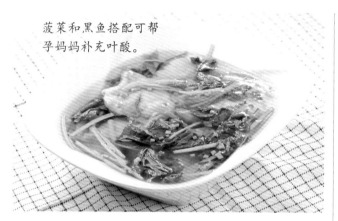

菠菜和黑鱼搭配可帮孕妈妈补充叶酸。

菠菜鱼片汤

原料 菠菜、黑鱼各 100 克，火腿 15 克，油、盐、料酒、姜片各适量。

做法 ❶菠菜择洗干净，切段；火腿切丁；黑鱼洗净，取肉切成薄片，加料酒腌 30 分钟。❷锅中倒油烧热，放入姜片爆香，放入黑鱼片略煎，加水煮沸，小火焖 10 分钟。❸放入菠菜段，调入盐，撒上火腿丁即可。

营养功效：补充丰富的优质蛋白质，而且能缓解早期孕吐。

翡翠豆腐汤

原料 豆腐 200 克，鸡蛋 2 个，虾仁、豌豆、胡萝卜、盐、高汤、淀粉各适量。

做法 ❶豆腐切小丁；虾仁在背部切一刀；胡萝卜切丁；鸡蛋打散。❷高汤倒锅中煮开后，加入胡萝卜、豌豆、豆腐、虾仁，再倒鸡蛋液。❸最后用淀粉勾芡。

营养功效：豆腐和虾都是优质蛋白质的好来源，极易被人体吸收，这是一道滋补又不会长肉的好汤。

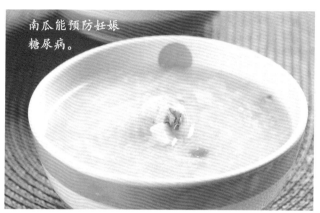

南瓜能预防妊娠糖尿病。

燕麦南瓜粥

原料 燕麦、大米各 50 克，南瓜 100 克，葱末、盐各适量。

做法 ❶南瓜削皮，切小块；大米洗净。❷大米加水适量，大火煮沸后换小火煮 20 分钟；然后放南瓜块、燕麦，继续用小火煮 10 分钟。❸熄火后，加入盐、葱末调味。

营养功效：燕麦含膳食纤维丰富，同时还含有丰富的碳水化合物，能为受精卵的发育提供充足的营养和热能。

番茄汁鸡翅

原料 鸡翅 4 根，盐、葱花、姜片、番茄酱、料酒、酱油、白胡椒各适量。

做法 ❶鸡翅洗净，划两刀，加葱花、姜片、盐、料酒、酱油、白胡椒腌 2 小时。❷锅中倒油烧热，下鸡翅炸至两面金黄捞出，锅中留少许余油，倒入番茄酱烧开，放鸡翅烧 10 分钟。❸再调入盐，盛出淋入少许番茄酱即可。

营养功效：口味酸甜，含有丰富的优质蛋白，很适合孕早期的孕妈妈食用。

常见不适，专家来支招

怀孕后，每个孕妈妈的反应都不一样，有的孕妈妈嗜睡，有的孕吐，有的一切正常，没有丝毫不适，也有的孕妈妈会出现一些意想不到的情况。当遇到这些意外情况时，先别急，听听专家的说法。

孕早期阴道出血怎么办

孕妈妈在孕早期应警惕阴道出血。细心的孕妈妈可能会发现自己有轻微的阴道出血现象，此时应多加注意出血量和颜色。若颜色极淡，痕迹也浅，有可能是受精卵着床引起的。孕妈妈可以稍等两天，通过早孕测试来确定。

若阴道出血量较多，类似于每次月经，但又不到月经时间，则有可能是受精卵自然淘汰，孕妈妈也不必太担心。一般孕1月的受精卵自然淘汰不会给女性身体造成影响，也不会对日后受孕产生影响。

不过，如果已经确定怀孕，又发现有阴道出血情况，也不排除宫外孕或先兆流产的可能性，建议在去医院检查前，要卧床休息、禁止性生活。到医院做彩超看胚胎发育状况，测定血HCG（人绒毛膜促性腺激素）及黄体酮，若需补充黄体酮，则根据激素用药原则：缺多少补多少，待补足后再逐渐减量。

肠胃不适怎么办

引起肠胃不适的最常见原因是消化不良。这一般不需要药物处理，孕妈妈只要减少高脂肪食物的摄取，避免辛辣食物和含有咖啡因的饮料，增加高膳食纤维食物的摄取即可，这样还可以减缓消化不良引起的便秘问题。同时，孕妈妈还应少吃多餐。

腹痛怎么办

在孕早期，腹痛时有发生，导致腹痛出现的原因有生理性的，即怀孕所引起的，但有些却是病理性的，可能预示着危险的发生，孕妈妈应根据不同腹痛感觉来判断。

症状	腹痛类型	解决办法
感觉有些胃痛，有时还伴有呕吐等妊娠反应	生理性腹痛	由孕早期胃酸分泌增多所引起的，注意饮食调养，膳食应以清淡、易消化为原则，早餐可进食一些烤馒头片或苏打饼干等
突如其来的腹部疼痛，痉挛性或伴有阴道出血	可能是宫外孕或先兆流产	少活动、多卧床、禁止性生活、勿提重物，并补充水分，及时就诊
阵发性小腹痛或有规则的腹痛、腰痛、骨盆腔痛，伴有疼痛加剧或出血症状	可能是先兆流产	需要立即就医
单侧下腹部剧痛，同时伴有阴道出血或出现昏厥	可能是宫外孕	需及时去医院就诊

怀孕发烧了怎么办

发烧也是孕期常见的不适症状。发烧往往表明身体里有病原菌，免疫力正在同病菌做斗争，才会发烧。

遇到发烧，孕妈妈先别着急用药，先观察一天，使用物理方法降温，如用酒精擦洗腋窝、手心，多喝水等。如果观察两天发现还在发烧，则应去医院，跟医生说明怀孕的情况，在医生指导下进行检查，请医生尽量采取不伤害胚胎的方法进行治疗。发烧严重时，孕妈妈千万别扛着，早找到原因早治疗才是良策。

怀孕了，感冒了怎么办

怀孕时应多注意身体，避免患病。一旦患感冒等"小毛病"时也不要惊慌，先不要自行吃药治疗，而应通过休息、饮食、发汗、喝姜糖水等方式治疗。若患重感冒，发烧、鼻塞等症状已经持续两周，可以去医院，在向医生说明情况后，让医生酌情使用药物，尽量避免药物对早期胚胎的影响。

计划外怀孕的宝宝健康吗

如果在怀孕前一两个月没有吃药，也没有大量喝酒，胎宝宝一般不会有什么问题。如果不小心吃了一些药，特别是抗生素类的药，则可以咨询医生，然后4个月后做个B超，看看胎宝宝发育是否正常。

怀孕与感冒症状相似，怎样区别

孕早期，很多人会发生呕吐、四肢乏力、头昏、脸色发黄、体温升高等症状，有时候还会感觉特别怕冷，这和感冒的症状很相似，所以当第一次怀孕的妈妈发生这些情况时，很多都会误认为是感冒。

其实，怀孕除了表现出和感冒类似的症状外，还有一些特别的身体变化，孕妈妈可以提前了解，学会甄别：月经推迟超过10天；胃口发生变化，食欲不佳，有时恶心、呕吐，本来喜欢吃的东西不爱吃了，本来不喜欢吃的东西变得特别爱吃；乳房感觉肿胀，触碰有痛感；出现尿频。这些情形一旦出现，怀孕的可能性很大。

"在备孕期，就不要随便吃药，不要轻易接受X线检查，也不要参加剧烈的体育活动。"

不知道怀孕，吃药了怎么办

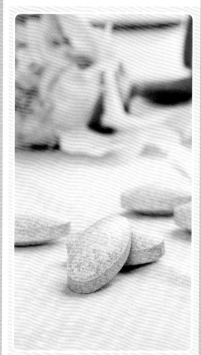

药物对胎儿的影响主要与妊娠时间有关。一般情况下（月经规律，从末次月经第1天起），在孕3周，因受精卵尚未植于子宫内膜上，不受药物影响；在孕4周，由于胚胎组织没有分化，如果药物有影响，则会引起流产、胚胎死亡；在孕5~11周，是胚胎器官分化形成阶段，是致畸高度敏感期；在孕12周，胚胎器官分化已初步完成，但药物致畸的影响也不要忽视。孕妈妈应根据自己的实际情况，向医生咨询。

孕 1 月体重管理小帮手

与以往孕妈妈总是营养不良不同, 现在大多数孕妈妈都有孕期体重增加过快的问题, 从孕 1 月开始进行体重管理, 不仅能让孕妈妈身体健康, 也有助于宝宝的顺利出生, 以及产后的顺利瘦身。

测测你的体重标准吗

一旦怀孕后, 孕妈妈的体重就不符合体重指数标准了, 孕妈妈可以通过下面简单的标准体重对照表, 来看看自己体重是否合适。

标准体重对照表

标准体重(千克)= 身高(厘米) –110

正常	实测体重不超过标准体重的 10%
过重	实测体重＞标准体重的 10%~20%
肥胖	实测体重＞标准体重的 20%
消瘦	实测体重＜标准体重的 10%~20%
明显消瘦	实测体重＜标准体重的 20%

孕期长多少体重合理

从孕 1 月开始进行体重管理, 让肉长在胎宝宝身上, 这是孕妈妈体重控制的目标。在这之前, 孕妈妈先要了解下孕前体重指数。

体重指数是衡量体重的科学标准之一。合理的体重不仅有利于胎宝宝成长, 也有利于孕妈妈产后身体的恢复。所以要想知道自己体重是否合理, 必需了解体重指数。体重指数计算公式:

$$体重指数 (BMI) = 体重 (千克) / 身高 (米)^2$$

一般说来, **BMI** 指数在 18.5%~22.9%, 表示体重是适宜的, 健康的体重指数应该保持在 20% 左右。孕妈妈孕前保持合理的体重, 也有助于受孕。

孕前 BMI: 18.5~22.9
孕期体重增加范围: 10~14 千克

孕前 BMI: 23 以上
孕期体重增加范围: 7~10 千克

孕前 BMI: 18.5 以下
孕期体重增加范围: 12~15 千克

孕妈妈可以根据此 BMI 数值, 制定一个个性化的体重管理计划, 随时管理孕期体重, 这对自己和胎宝宝健康都很有益。

巧运动，管理体重很轻松

从孕1月开始，孕妈妈可以适当做运动，这不仅有利于孕妈妈身体的健康，胎宝宝也能好好发育；还有助于顺产及产后快速瘦身。

孕妈妈可以适当做一做床上运动，在锻炼腰部的同时也锻炼子宫，为胎宝宝成长建造更好的空间。

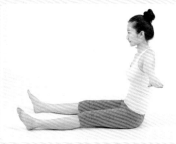

① 坐在床上（硬板床为宜），两腿平伸，两脚分开30°，两胳膊平举与肩平。

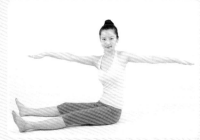

② 上身向左转90°。

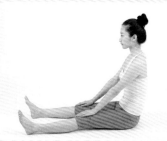

③ 使身体还原朝前。

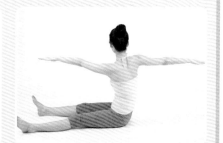

④ 然后右转做相同动作，上、下午各4次。

晚饭后百步走，苗条身材常保留

每天晚饭后，休息半小时，孕妈妈和准爸爸可以相携一起在小区里散步1小时，速度不必太快，以孕妈妈舒适为宜。孕妈妈和准爸爸可以一边散步，一边聊聊最近发生的事情；遇到盛开的小花儿，看见树上长出的小芽，都可以和胎宝宝说一说，这也是一种胎教。

晚饭后散步，不仅帮助消化、促进血液循环，还能增进心肺功能，对顺产也是非常有益的。散步运动是一种可以从孕1月一直做到孕10月的运动，所以孕妈妈从孕1月开始尝试吧。

孕1月这些运动不适合

孕1月，胚胎着床还不够稳固，一些运动不适合孕妈妈，如：

1 需大力跳跃、震动性很大的运动，如跳绳、踢毽子、骑自行车等。

2 快速移动或者突然改变方向的运动，如快跑、网球、羽毛球、乒乓球等。

3 所有竞技运动，如骑马、跆拳道等，以及压迫腹部的运动，如仰卧起坐、屈腿上抬等。

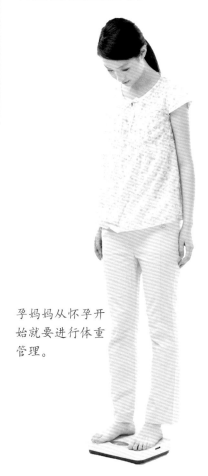

孕妈妈从怀孕开始就要进行体重管理。

贴心小叮咛

孕 1 月

孕 1 月是孕期的开始，想要拥有一个健康、安心的孕期要从这一刻开始留心身边大小事。

以下几点是本月的关键注意事项，孕妈妈可以对照自己的日常生活，自行监督，为自己和宝宝的十月之旅打造一个美好的开端。

孕前检查夫妻双方都做了吗？ 孕前检查是一道必须执行的"命令"，如果未做检查，本周也可以"临时抱佛脚"——如果夫妻都健康，并不影响受孕计划的进行。特别强调一下，备用男性也必需做身体检查。

及时料理家务。不要因为懒惰，把家务活堆在一起。堆积如山的家务会把家庭环境搞的一团糟，而且日后集中处理，易感到疲劳。及时整理务，创造一个干净清爽的环境，有助于缓解烦躁的心情。

不可过度疲劳。夫妻双方把自己的工作生活安排一下，这段时间要保持轻松的状态，不可熬夜、加班，也不要去外面应酬，让身心平和、安静，才有利于受孕计划的实施。

不要乱用药。不管是外用药，还是内服药都不要轻易使用。如果因为自己的一时鲁莽行为，影响了生育大计，会让人非常懊悔。如果一定要用药时，须询问医生，看是否对受孕有影响。

注意补充营养。备孕女性和备育男性都要多吃一些富含钙、铁、锌、维生素 C、维生素 E 的食物，如瘦肉、豆腐、海带、鱼、虾、牡蛎、西红柿、菜花、芝麻、草莓、猕猴桃、西蓝花等。

备忘录

末次月经日期是一个非常重要的时间点。末次月经的第1天是孕10月的第1天，也是用来推算宝宝出生日期的关键数据，快来认真地记下你的末次月经日期吧：_____；算准排卵期是迎接好"孕"的第一步，这个日子最好也记录下来，以提醒自己做好受孕的准备，你的排卵期是哪一天：_____

_____；怀孕了也别忽略运动，温和而有规律的运动是保证孕妈妈和胎宝宝健康的好方法；现在，孕妈准爸就一起制订一个健身计划吧，为了可爱的胎宝宝，运动起来：_____

_____；确定怀孕的日期：这一天是你得知胎宝宝到来的时刻，在记录下这个有纪念意义的一天的同时，也可以记录下自己的心情，这将是一份很有意义的纪念：_____

_____

_____；孕妈妈有可能是第一次怀宝宝，如果是这样的话，最好抽时间了解一些孕产、育儿的知识，可以看书也可以向过来人咨询，还可以向医生了解情况，那么这个月你了解到了哪些有用的孕产、育儿常识呢？为了防止遗忘，也写在这里吧：_____

_____。

值得记录的 幸福时刻

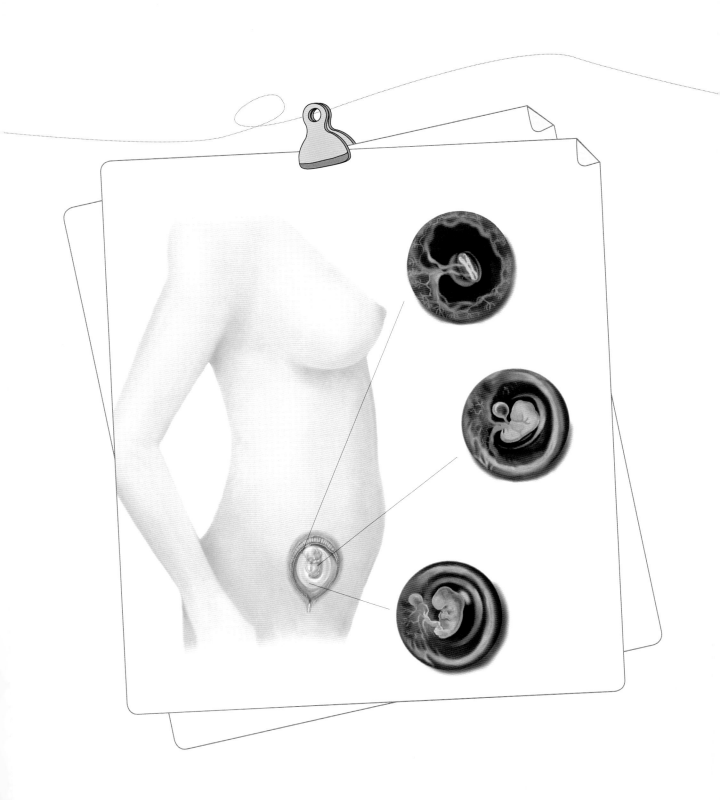

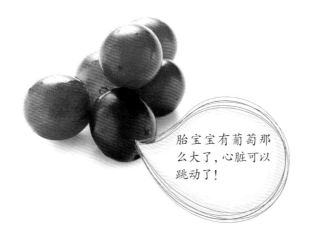

胎宝宝有葡萄那
么大了，心脏可以
跳动了！

孕2月

　　到了孕 2 月，孕妈妈开始感受到做妈妈的喜悦与惊奇了，小小的受精卵可以称之为真正的胚胎了，有些敏感的孕妈妈也开始出现孕吐现象了。从此刻起，孕妈妈才真正体会到怀孕的滋味。

一图读懂你和宝宝变化

孕 2 月，孕妈妈的外表还看不出什么改变，别人很难看出你已经怀宝宝了，但是你的体内却发生着翻天覆地的变化，胎宝宝在孕妈妈的子宫里，正以惊人的速度发育着……多数孕妈妈有孕吐的症状，这是胎宝宝到来后引起的生理反应，可以看作胎宝宝降临的信号。

孕 1 月第 3 周和第 4 周，胎宝宝还是细胞团。而从这个月开始，这个圆形的细胞团开始伸长，头尾可辨。在头部的两侧可辨认出眼睛与耳朵的轮廓，到本月底，胎宝宝已经能看出面部轮廓，小心脏也开始跳动起来啦。这个月是胎宝宝从细胞团向"小人"发育的关键时期，眼睛、肝脏、肾脏、消化道等都开始发育了。

孕妈妈也会发生一些变化。虽然外表看不出，腹部还没有隆起，但是孕妈妈自身能够感受到一些身体上的变化。月经停止和月经过期，子宫开始变大；基础体温保持高温；胸部感到胀痛、乳房增大变软、乳晕有小结节突出且颜色渐渐变深；开始出现恶心、乏力、食欲不振等妊娠反应。

孕妈妈要注意

　　本月腹中的胎宝宝还很娇弱，孕妈妈日常生活要处处小心。避免剧烈运动、提重物、向高处伸手等动作。另外，在职场工作的孕妈妈要协调好孕育和工作的关系。每工作一两个小时就起来活动下，放松下大脑。尽量不要把工作带回家，回家后就休息。日常起居也要注意以下几点：

☞ 不用冷水洗手、洗脸。

☞ 不熬夜。

☞ 走路要稳当，不要快速急走。

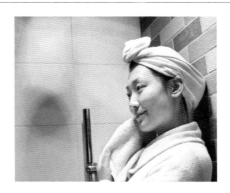

☞ 洗澡适合淋浴。

　　有些孕妈妈可能会因为怀孕而感到精力不如以往充沛，这也是正常的，中午有条件的话可以小睡一会儿。晚上最好 10 点前入睡，保证第 2 天六七点钟能够自然醒。

孕妈妈情绪变化

孕吐可能导致孕妈妈心情沮丧，并对未来的孕期日子感到担忧。别担心，孕期情绪有波动是正常的，尽量告诉自己要放松。

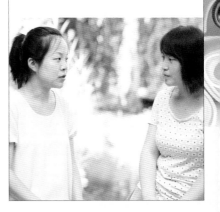

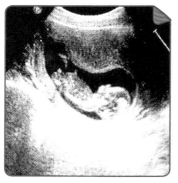

面部开始发育

胎宝宝面部的线条开始发育，下巴、双颊、上颚和耳朵的原型开始出现，宝宝马上就要成为一个"有头有脸"的大人物了。

♥ 头部的两侧可辨认出眼与耳朵的痕迹。

♥ 肝脏与肾脏开始发育。

♥ 肌肉与骨骼开始发育。

♥ 心脏开始跳动。

♥ 胎盘开始提供营养。

心脏已经有了自主的跳动

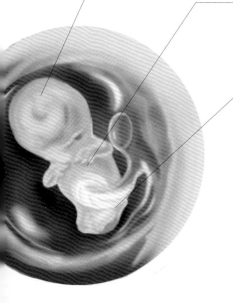

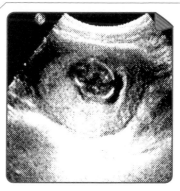

头部已经形成

本月胎宝宝迅速发育，虽然他还蜷曲着背部与尾部，看起来像个小蝌蚪，但是已经拥有了大脑。连接脑与脊髓的神经管闭合，胎宝宝的头部形成啦。

♥ 消化道形成。

♥ 腹腔、胸腔、脊柱开始形成。

♥ 胳膊与腿的雏形形成，像是小蓓蕾。

本月常见不适

从孕 2 月开始，孕妈妈的身体能感觉到一些小变化，会出现嗜睡、便秘的症状，这都是正常的生理变化，是身体时刻在传递小生命存在的信息。

明明白白做产检

孕 2 月也是产检比较混乱的一个月份，有的孕妈妈可能还不知道自己已经怀孕了，知道怀孕的孕妈妈可能正在去医院确认的过程中，所以这个月的产检项目并不是一成不变的，不同的情况会有不同的检查。

孕 2 月产检项目

以下是最全的孕 2 月产检项目，往往是与确认是否怀孕一起进行的，孕妈妈可根据医生或所在医院的建议进行选择性的检查。

产检项目	检查内容和目的	标准值
血压检查	时刻监测孕妈妈的血压值	正常血压为： 收缩压（即高压）90~140 毫米汞柱 舒张压（即低压）60~90 毫米汞柱
超声波检查	通过超声波可计算出胎囊大小，根据胎儿头至臀部的长度值即可推算出怀孕周数及预产期，此外还能监测有无胎心搏动及卵黄囊等，及时发现胚胎发育异常情况	胎心搏动在 6~8 周就可观察到；孕 6 周时胎囊直径约 2 厘米
血色素及血细胞比容的检查	检查是否有贫血现象	红细胞正常值：3~4.5 血细胞比容正常值 37%~48%
妇科检查	通过医生触摸观察子宫是否增大，是否变得柔软，宫颈是否着色发蓝，阴道黏膜是否充血并着色加深	子宫有柔软感即为正常
体重检查	随时监测体重增长情况	14 周以前每周可增加 0.1 千克
尿常规检查	尿检有助于肾脏疾患早期的诊断	肾功能正常值：尿素氮8~21 毫克/分升；肌酐 0.9 毫克 / 分升

注：以上产检项目和标准值可作为孕妈妈产检参考，具体产检项目以各地医院及医生提供的建议为准。

专家详解你的产检报告

胎囊：只在孕早期出现，位于子宫的宫底、前壁、后壁、上部或中部，形态圆形或椭圆形、清晰的为正常；不规则形、模糊，位于子宫下部的为异常。伴有腹痛或阴道流血时，则有流产的征兆。

胎芽：孕2月做B超检查，可以看到胎芽为正常。

胎心：孕2月，通过B超检测到胎心为正常。

胎盘：胎囊消失后，见到月芽形的胎盘形成为正常。

子宫：通过医生触摸或B超检查，可看到子宫是否增大，是否变得柔软。

此外，孕妈妈拿到检查单子时，会发现上面都是字母或数字，这些数字或字母都代表了什么，看看这里就知道了。

一次过产检，专家来帮忙

☞ **一次过B超**

1 3个月之前做超声波检查，需要孕妈妈憋尿，以便更好地看清子宫内的情况，过了3个月，就不需要憋尿了，在孕4月后做超声波检查时，还要提前排空尿液。当医生需要给孕妈妈检查肝、肾、脾等脏器时，需要事先憋尿。

2 孕期超声波检查子宫是不需要空腹的，孕妈妈可要记住这点。

3 衣着宜宽松、易脱。宽松的衣着能节省时间，也能让孕妈妈本来紧张的心情放松一点。

4 孕妈妈不要吃易产气的食物，如牛奶、红薯等，避免进食后产生气体，阻碍超声波的穿透，造成所检脏器显像不清。

5 检查时应放松心态，配合医生检查，过于紧张反而有可能影响检查的效果。

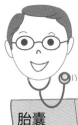

B超单上的名词和字母及含义

胎囊	GS	主要用于判定孕7~12周胎龄
胎头	FH	主要看轮廓是否完整、正常，脑中线位置和大脑大小
胎盘	PL	往往看位置，从而预测顺产机会
胎盘分级	GP	有4个级别，有助于孕晚期观察胎盘成熟度

☞ **量血压有秘诀**

一般血压有两个高峰，一个是在早上6~10点，另一个在下午4~8点，一般在这两个时间段量的血压比较能反映血压的情况。孕妈妈一定不能忽略量血压这个小检查，它是反映孕妈妈身体健康状况的重要指标。量血压时一定要放松。有些孕妈妈会因为在医院里交各种费用而走来走去，或是来到医院感到紧张，使得量出来的血压有些异常。碰到这样的情况，医生会建议先休息15分钟，安静下来以后再进行测量。

本月特别关注：用对方法，孕吐没那么可怕

从孕 2 月开始，敏感的孕妈妈就会感受到孕吐的滋味了，不过不用担心，孕吐只会在孕早期出现，过了孕 3 月，身体就会完全适应胎宝宝，孕妈妈就会胃口大开了。即使孕吐，只要运用一些小方法，也能缓解，让孕妈妈过一个轻松的孕早期。

孕吐会影响胎宝宝发育吗

一般来说，从孕 5 周开始，就有孕妈妈开始出现孕吐现象了，这种反应可能会持续到孕 14 周左右，之后孕妈妈的恶心想吐感会好转，但有个别孕妈妈孕吐时间会延长，有从怀孕开始，一直持续到分娩的。

不过，孕妈妈不要担心，孕吐是一种正常的妊娠反应，也是保护胎宝宝不受影响的本能行为，一般不会影响胎宝宝的发育。若孕妈妈妊娠反应严重，一点水或食物都无法吃下，则需要去医院就诊。如果服用药物依然不能缓解，最好住院进行营养补充。

民间孕吐偏方可信吗

孕吐这件事虽然不大，但却给孕妈妈的生活带来了麻烦和烦扰，所以民间流传很多治疗孕吐的偏方，比如给孕妈妈煮一只乌鸡，让孕妈妈悄悄吃头、身、尾上的一块肉，或者煮藕汁奶糊等。其实孕吐的发生有许多因素，如体内激素的改变、心情的变化、嗅觉变灵敏了、缺乏维生素 B_6 等都可能诱发孕吐。

如果民间偏方只是食物的搭配和吃法，没有对孕妈妈身体造成伤害（如有活血化瘀作用的中药或需要剧烈运动等），孕妈妈可以试试，不会伤害身体健康和胎宝宝的。

吃点酸的，快速止吐

有孕吐反应的孕妈妈吃点口味酸的食物，有助于缓解孕吐。这是因为酸味能够刺激胃液分泌，提高消化酶的活力，促进胃肠蠕动，增加食欲，利于食物的消化吸收。

喜欢吃酸的孕妈妈，最好选择既有酸味又营养丰富的西红柿、樱桃、杨梅、石榴、橘子、酸枣、葡萄、青苹果等新鲜蔬果。也可以每天喝 1 杯酸奶，这样既能改善胃和肠道的不适，也可增进食欲，加强营养，有利于胎宝宝的生长，一举多得。

最好不要吃加工过的酸味食物，如咸菜、腌制梅子等。多喝水也有助于缓解孕吐。

杨梅、樱桃等酸味水果可以缓解孕吐。

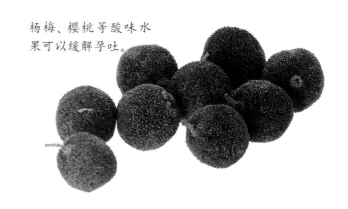

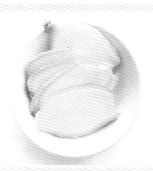 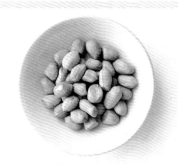 

巧用生姜解孕吐

生姜中的芳香性物质能松弛胃肠道的肌肉，调节胃肠蠕动，缓解反胃、恶心的感觉。孕妈妈在发生孕吐的时候，切一片新鲜的生姜片含在嘴里，会大大缓解反胃的感觉。如果不喜欢生姜片，也可以将生姜洗净，去皮，放在清水中浸泡2小时，然后切碎，挤出姜汁，装在小瓶里，恶心的时候倒一点兑水饮用，也有缓解孕吐的效果。

常备坚果，缓解孕吐

瓜子、花生、核桃、开心果、杏仁等坚果中含有丰富的维生素 B_6，而维生素 B_6 对缓解孕吐非常有效。孕妈妈可以常在包里备一些坚果，饿的时候吃一点儿，补充丰富的维生素 B_6，有助于缓解孕吐。

喜欢清新口味的孕妈妈，也可以在包中常备一些苹果、柠檬、橘子等新鲜水果，反胃的时候吃一块或者闻一闻，也能缓解孕吐。

早晨空腹饮蜂蜜水缓孕吐

早上起床后，空腹吃半勺蜂蜜，或者舀一勺蜂蜜放入一杯温开水中调开，空腹饮用，不仅可以缓解便秘，还能缓解孕吐。饮蜂蜜水时应注意，最好是温开水或者凉开水冲兑蜂蜜，不要用热水。选择蜂蜜时尽量选择含糖量少一些的，可在早上空腹或在午餐后分别饮一杯。

孕吐啥时候结束

绝大部分孕妈妈在进入孕 14 周后，孕吐就会渐渐消失，有的孕妈妈的孕吐反应可能会持续到 18 周。虽然孕吐的滋味不太好受，但好在对大多数孕妈妈来说，都不会持续太长时间，而且基本都在可承受范围，所以刚刚怀孕的孕妈妈也不要太担心。

孕吐与普通的恶心不同，反胃时间比较固定，就是早晨或者下午，有那么一小会儿的时间会觉得恶心，待这段时间一过去，完全就和什么事都没发生一样。所以，孕妈妈就放心大胆地享受孕期生活吧，这点小孕吐也不足以影响快乐的孕期。

喝点水都吐，当心内分泌失调

有的孕妈妈孕吐反应比较强，喝点水都吐，这可能是由于怀孕后激素分泌改变引起的，孕妈妈没有别的办法，只能熬过这一段时间，待孕期的激素分泌以后，身体习惯了胎宝宝的存在，孕吐反应自然会渐渐消失。

但如果孕吐反应严重，孕妈妈一点东西也吃不下的话，应到医院通过补充营养液等方式缓解。

"平时以清淡食物为主，少吃多餐，远离油烟味，保持愉快的心情哦！"

孕期生活无小事

孕2月，孕妈妈在享受怀孕后的喜悦的同时，也要提醒自己开始小心谨慎，避免导致孕期危险的行为和动作。此外，由于此时胚胎正处于快速分裂时期，容易受外界环境的影响，在生活中，孕妈妈也要多加注意环境安全。

正确坐姿，省力又安全

孕2月，孕妈妈的身体变化还不大，但从此刻开始应注意坐姿、站姿等，有助于培养良好的习惯，为以后肚子变大时的坐、立、行、走打好基础。

孕妈妈坐时，最好将椅子高度调整到40厘米，椅面宜选稍微硬一些的，过软的椅子会让孕妈妈更累。

孕妈妈坐下时先稍靠前边，然后移臀部于中间，深坐椅中，后背笔直靠椅背，股和膝关节成直角，大腿呈水平状，这样坐着不易发生腰背痛。

孕妈妈不疲劳的站法

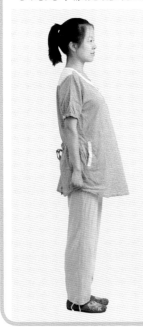

孕妈妈站立时，将两腿平行，两脚稍微分开，略小于肩宽，两脚平直，不要向内或向外。这样站立，重心落在两脚之中，不易疲劳。

若站立时间较长，则将两脚一前一后站立，并每隔几分钟变换前后位置，使体重落在伸出的前腿上，从而缓解久站的疲劳。

当然，最重要的是，怀孕时要尽量避免久站，孕2月，站立时间超过2小时，就要坐一坐或活动活动，以促进腿部血液循环。

长时间站立会使孕妈妈脑部供血不足，产生眩晕的感觉，还可使背部肌肉负担过重，造成腰肌疲劳而发生腰背痛，所以孕妈妈不宜久站。

行动要稳，避免滑倒

怀孕后，孕妈妈走路要稳当，每一步都要停稳了再走，不要着急快走。行走时要背直、抬头、紧收臀部，保持全身平衡，稳步行走，不要用脚尖走路。到了孕中期和孕晚期，腹部负担重，孕妈妈行走吃力时，也可利用扶手或栏杆行走。

走路过程中，要注意身边的人，最好避开匆忙赶路的人和奔跑玩耍的孩子，以免冲撞或碰到腹部。

为了肚子里的胎宝宝，还要注意生活中的小细节，应时刻保持家里地面的干燥，在容易滑倒的地方如浴室和厨房门口放上吸水防滑的垫子，减少孕妈妈滑倒的风险。而准爸爸拖地时，孕妈妈可以坐在一边休息，等待地面干燥后再下地行走。

宜淋浴，20分钟就够

怀孕后，就不宜泡澡了，最好选择淋浴，因为怀孕后内分泌发生了多方面的变化，使阴道里具有杀灭细菌作用的酸性分泌物减少，防御能力降低，如果坐浴，脏水里的细菌、病毒可能进入阴道、子宫，引起炎症，所以最好采取淋浴的洗浴方式，如果感到累或不舒服，可以稍坐会儿，休息一下。

不过，孕前喜欢洗澡洗很长时间的孕妈妈也要注意了，怀孕后洗澡时间不宜太长，尤其是在冬天。在浴室内，温度、湿度较高，氧气供应不足，再加上进行热水浴，全身表面血管扩张，会导致孕妈妈头部供血不足，出现头昏、眼花、乏力等症状，同时易致使胎宝宝缺氧，影响胎宝宝神经系统的发育。因此，孕妈妈洗热水澡以不超过20分钟为宜。

不穿紧身衣裤

怀孕后的衣着应尽量以宽松、舒适为主，不要再穿紧身衣裤了。过紧的衣裤会对子宫及输卵管的四周产生极大压力，引起血液循环不畅。当脱去过紧的衣裤时，输卵管的压力会减弱，但子宫仍会保持一段时间的压力。长期如此，会导致子宫内膜异位。

"注意生活小细节，坐、立、行、走要以稳为宜；保持愉悦的心情，做个快乐的孕妈妈。"

远离化妆品

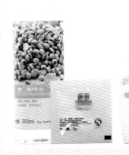

美白霜

很多具有美白作用的化妆品中都有铅。长期使用此类化妆品，铅透过皮肤进入体内，会对人体的消化道以及泌尿系统造成不可逆的伤害，孕妈妈要小心。

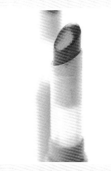

口红

口红中的羊毛脂成分会吸附空气中对人体有害的重金属微量元素，通过口腔进入体内，给孕妈妈和胎宝宝造成危害。

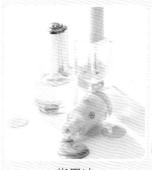

指甲油

指甲油中有一种物质叫作酞酸酯，这种物质进入身体，不仅对健康有害，还会增加流产和畸形胎儿的可能。

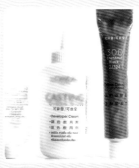

染发剂

染发剂中含有某些化学物质，不仅对人体健康有害，还可能导致生殖细胞变异，孕妈妈最好不要染发。

创造良好的工作环境

孕 2 月，孕妈妈的身体变化不大，基本还和孕前一样，仍可以胜任以往的工作。孕妈妈应在工作间隙适当加强保健，保护母子健康。此外，从现在开始，在未来几个月的工作计划安排上，也可以适当做些调整，以免孕晚期太过劳累，不利于孕妈妈和胎宝宝的健康。

保持办公区域整洁	① 养成良好的卫生习惯，每天工作之前，简单清理办公区域； ② 可用抹布擦拭一下灰尘比较多的地方，尤其要注意清洁一下电脑屏幕，这里容易积存灰尘及细菌； ③ 打扫完后，记得洗手。
办公桌上放一些绿色植物	工作间隙，看看这些绿色植物，能缓解视觉疲劳，为大脑舒压。
少与复印机打交道	① 座位尽量远离复印机、打印机等电器，如果孕妈妈所在的位置有，可以和同事商量，把它们放在一个空气流通比较好的地方； ② 有复印、打印的工作，请同事帮下忙吧； ③ 如果着急，不得不自己使用复印机、打印机，孕妈妈也不必太担心，偶尔用一两次也无妨。

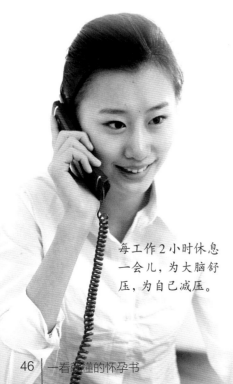

每工作 2 小时休息一会儿，为大脑舒压，为自己减压。

每工作 2 小时为大脑舒压

工作一忙起来，孕妈妈可能会忘记休息，但久坐或久站对孕妈妈的身体都不好，孕妈妈可以在手机或电脑上设置闹铃，每隔2小时提醒自己，花5分钟时间做一次大脑舒压的呼吸放松法，可大大降低体内压力。推荐1:4:2 呼吸法，即1拍吸气，4拍吞气，2拍吐气，更好的做法是3:12:6。深呼吸的同时什么都不去想，可以把焦虑的状况调回正常。

做个快乐孕妈妈

有心理压力的孕妈妈，要给自己找一个快乐的理由，多想些开心的事情，多做些自己感兴趣的事。如读小说、哼一段小曲、看喜剧片，或者给宝宝画一张画，打电话给个性积极的朋友，洗个舒服的澡，好好享受一顿美食，买一件自己很喜欢的东西，去电影院看一部浪漫喜剧，惬意地听放松心情的音乐，小睡一会儿，深呼吸，伸展一下手脚，这些都会缓解压力，放松心情。

怀孕也别太小心翼翼

很多孕妈妈怀孕后由于过于爱护胎宝宝，处处小心翼翼，生怕因为一点不慎，影响胎宝宝，因而活动大大减少，甚至停止做一切工作和家务。有些准爸爸将家务全包下来，什么也不让妻子干，甚至有的还不让妻子上班，担心被挤着、碰着。其实，这样做对母婴健康并不利。

孕妈妈孕期的生活要有规律，每天工作之余、饭后要到室外活动一下，散散步或做一些力所能及的家务活。经常做些舒缓的锻炼，对增进肌肉的力量、促进机体新陈代谢大有益处。

远离二手烟

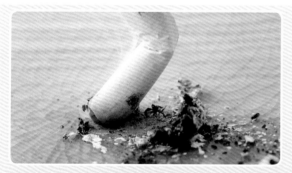

怀孕后，很多孕妈妈都知道要远离烟、酒，准爸爸也会戒烟、戒酒，但孕妈妈还要注意远离二手烟，在公共场合或者节假日的聚会过程中，尽量与大家说明情况，或者少参加聚会。如果不可避免，孕妈妈可以调整自己的座位，尽量坐在空气流通的位置，少吸二手烟。如果偶尔吸着一两次，也不用太担心，不会对胎宝宝造成影响。

别盲目保胎

从得知怀孕的那一刻起，孕妈妈就已经做好了改变的准备，由心底开始珍视胎宝宝，不过在孕早期，流产与异位妊娠也是很常见的，遇到这种情况，孕妈妈多多少少有保胎的冲动，其实保胎不能盲目，流产也并不一定都是负面的。

有些不成熟的胚胎会通过自然流产的方式脱离母体，这是因为胎宝宝生长不正常时，母体就会出现一些像流产这样的排斥反应，所以不是所有的先兆流产都需要保胎，有可能及时保住了，生出来的却是有缺陷的宝宝，届时父母和宝宝可能都要遭受痛苦。所以，保胎不能盲目，要视情况，并与医生沟通后，再做决定。

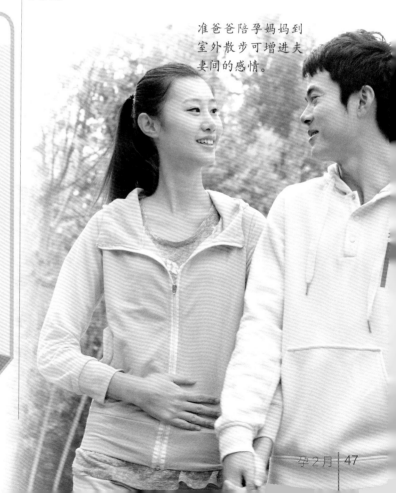

准爸爸陪孕妈妈到室外散步可增进夫妻间的感情。

饮食营养方案

孕 2 月是胎宝宝各器官形成的关键时期，此时神经细胞开始产生，充足的营养供应能为胎宝宝的发育打下良好的基础，孕妈妈在继续补充叶酸的基础上，还要注意蛋白质、矿物质、维生素等营养素的补充。

一表速查本月胎儿所需营养素

孕 2 月是胚胎器官高度分化和形成期，胎宝宝的头、手、脚，以及内脏等都处于萌芽阶段，这时的孕妈妈虽不需要额外补充大量营养素，但有针对性地摄入营养素，能为以后胎宝宝发育打下坚实的基础。

营养素	对发育的作用	常见食物	每天所需营养量
蛋白质	蛋白质是人体细胞最基本的构成物质，整个孕期都要保持持续的供应，以保证胎宝宝发育	本月孕妈妈饮食宜清淡，应选用容易消化、吸收、利用的蛋白质，且大豆及豆制品等植物蛋白要与鱼、肉、蛋等动物蛋白均衡摄入	每天的供给量以 80 克左右为宜
叶酸	本月是胎宝宝神经系统形成和发育的关键期，依然不能怠慢叶酸的补充	绿色蔬菜，以及大豆、坚果和动物肝脏等	每天摄入量跟上月保持一致即可，即每天 600~800 微克
碳水化合物	是人体重要的能量来源，是胎宝宝的"热量站"	各种主食，如米饭、馒头、包子、花卷、粥、面条，以及土豆、南瓜、红薯等粗粮	350~500 克，其中保证粗粮摄入 150 克左右
脂肪	为人体提供能量的重要物质，为日后胎宝宝的成长储备能量	各种肉类、坚果类，以及油中含有丰富的脂肪	25 克左右，除了严格节食的孕妈妈，正常饮食的孕妈妈脂肪摄入基本上是足够的
维生素	持续补充 B 族维生素和维生素 C	鱼、肉类、乳类、坚果及粗粮中含有丰富的 B 族维生素；新鲜蔬菜、水果含有丰富的维生素 C，孕妈妈适当多食	保证每天 500 克蔬菜，以及 200 克新鲜水果的摄入，基本上就能满足所需维生素

多样饮食保证均衡营养

怀孕后，每餐营养均衡很重要，孕妈妈应注意粗细搭配、干稀搭配、荤素搭配，能促进食欲，同时也能满足各种营养的需求，孕妈妈对五谷类、蛋、豆、鱼、肉类、奶类、蔬菜类、水果类、油脂类等，都要适量摄取。

蔬菜水果摄取不需要限量，在烹调技法方面，尽量不要油炸，以免摄取过多油脂。孕妈妈最好保证每天喝 500 毫升左右的牛奶，以补充身体对钙、蛋白质的需求。

孕 2 月科学膳食金字塔

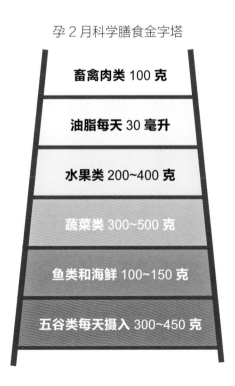

多吃天然食物

怀孕了，孕妈妈要多吃新鲜的食物，用新鲜食材烹制食物，营养更全。尽量少吃加工的半成品或者外餐，方便面、薯片、薯条等膨化食物和快餐食物，除了能填饱肚子外，在营养方面真的是非常少，而且还容易给胃肠代谢增加负担。所以，为了胎宝宝，也为了自己，最好多吃天然食物，多吃新鲜的蔬菜和水果、天然的五谷杂粮，这样既健康，又能获得充足营养。

在选择天然食物时，最好选择应季的，尽量少选择反季节的蔬菜、水果。

少吃盐、少吃调料、不吃味精

盐中的钠可加重孕妈妈水肿，使血压升高，每天应控制在五六克。

调料也要少吃。调味品里有一定的诱变性和毒性物质，如果多食可导致人体细胞畸变，形成癌症，还会诱发高血压、胃肠炎等多种疾病。味精更不要吃了，因其主要成分是谷氨酸钠，容易与胎宝宝血液中的锌结合，形成不能被身体吸收的谷氨锌而随尿液排出，从而导致胎宝宝缺锌。

孕妈妈一天进食的食物种类和数量：

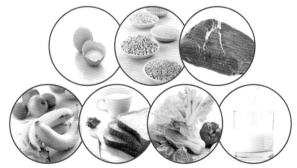

1 个鸡蛋 +50 克干豆类或者相当量的豆制品 +100 克瘦肉 +300 克水果 +350 克主食 +500 克蔬菜 +250 毫升牛奶或酸奶

自备小零食，长胎不长肉

怀孕后孕妈妈会时不时地感觉到饿，孕2月又经常出现孕吐，所以孕妈妈包里常备点小零食，不仅可以缓解孕吐、饥饿感，还能及时补充营养，而且稍微花点小心思，自备小零食，可以让孕妈妈长胎不长肉。

类别	常见自备食物	做法
水果	苹果、草莓、香蕉、樱桃、橘子、橙子等	提前洗好，切块，放到保鲜盒中，装在包里，时不时吃一块或一颗，好吃又营养
坚果	花生、瓜子、核桃、开心果、杏仁、松子等	随身携带，方便营养，饿了就吃，还可以缓解孕吐
蔬菜	芹菜、黄瓜、西红柿	黄瓜、西红柿可以洗好，切好；芹菜提前择洗好，用盐水煮熟后，捞出，上下午茶时吃几段，清爽一天
乳制品	酸奶、牛奶	平常买小份装，放在包里，搭配水果、蔬菜一起吃，营养不长肉
其他	土豆、山药、南瓜、红薯等	提前去皮，洗净，蒸熟，捣成泥，放在小盒里，饿的时候搭配酸奶或果酱，吃2勺，可以补充膳食纤维，好吃又缓孕吐

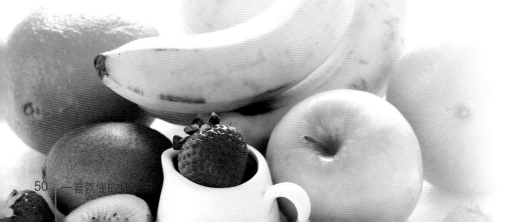

新鲜水果是孕妈妈必不可少的"小零食"。

一天5餐营养不长胖

"三餐两点心"的饮食模式是最适合孕妈妈的。早、中、晚三餐是必需的，不仅要吃，而且时间也要固定下来。然后分别在上午、下午加1餐，孕妈妈可以根据自己的需要，吃些小零食，如果汁、坚果、蔬菜、水果等。

有研究显示，少吃多餐会让孕妈妈肠胃更健康，让营养吸收得更充分，而且一天吃4餐以上的人，比一天三餐的人更不容易长肉。

孕妈妈可以一天三餐照样和家人一起吃，除了早餐外，午餐和晚餐吃八分饱就好，然后一天中任何时候饿了都可以再吃一点，吃的东西也不必局限于米饭或者点心，像苹果、香蕉等水果，或者红薯、牛肉、三明治、南瓜米糊等都可以。

这样孕妈妈一天都不会觉得饿，也不会因为吃得太多而反胃，肠胃功能更健康，营养吸收也更好，更利于胎宝宝的生长发育。

孕 2 月明星菜谱

孕 2 月，孕妈妈常常因为不知道吃什么而发愁，此时因为孕吐的关系，心思常常变化，不如就按照胎宝宝此时所需的营养素来做菜吧。下面这些菜营养又爽口，非常符合此阶段孕妈妈的口味呢。

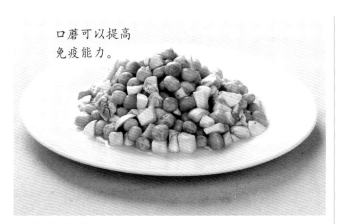

口蘑可以提高免疫能力。

口蘑炒豌豆

原料 口蘑 15 朵，豌豆 1/3 碗，高汤、盐、水淀粉各适量。

做法 ❶ 口蘑洗净，切成小丁；豌豆洗净。❷ 油锅烧热，放入口蘑和豌豆翻炒，加适量高汤煮熟，用水淀粉勾薄芡，加盐调味即可。

营养功效：富含维生素和优质蛋白，能为胎宝宝神经细胞发育提供助力，好吃又营养。

琥珀核桃

原料 核桃仁 500 克，蜂蜜、白糖、水各适量。

做法 ❶ 核桃仁洗净，控干水分，放入微波炉，调至中高火 1 分钟，取出晾凉。❷ 取适量蜂蜜，放入白糖，调入小半碗水，搅拌均匀，放入冷锅中，小火慢熬至糖溶化，关火。❸ 放入核桃仁拌匀，晾凉即可。

营养功效：核桃有益于胎宝宝大脑发育，可以当零食吃。

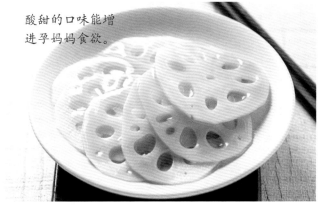

酸甜的口味能增进孕妈妈食欲。

糖醋莲藕

原料 莲藕 200 克，料酒、盐、白糖、醋、香油各适量。

做法 ❶ 将莲藕削皮，切成薄片，用清水漂洗干净。❷ 油锅烧热，倒入藕片翻炒，加入料酒、盐、白糖、醋，继续翻炒，待藕片熟透，淋入香油即成。

营养功效：口味非常清爽，而且简单易做，是缓解孕吐的一道佳肴。

杂粮饭

原料 黑米、薏米、荞麦、糙米、燕麦各 20 克，大米 100 克，红豆 30 克。

做法 ❶ 将除大米外的所有材料洗净，放入清水中浸泡 1~3 小时。❷ 大米淘洗干净，浸泡 10 分钟。❸ 将所有食材一起放入电饭锅中，倒入适量水，启动"煮饭"程序。❹ 电饭锅显示蒸好米饭即可。

营养功效：早餐或午餐时吃半碗，搭配小份蔬菜炒肉、豆腐汤，就是完美的一餐。

常见不适，专家来支招

从孕 2 月开始，孕妈妈的身体开始有了一些能感觉到的小变化，还会出现一些不适症状，很多时候这都是正常的生理变化，是身体时时刻刻在传递小生命存在的信息。所以孕妈妈要尽力保持心情平静，了解本月可能会出现的症状，做好准备。

总是困怎么办

本月孕妈妈会觉得很疲惫，总也睡不够似的。其实这是体内激素分泌变化的影响，一般延续到孕 4 月以后才会缓解。上班的时候，孕妈妈本身就会劳累，再加上犯困，会更加辛苦，这就需要孕妈妈提高晚上的睡眠质量，尤其不能再熬夜了。

如果条件允许，孕妈妈最好能在午休的时间小睡一会儿，补充体力。

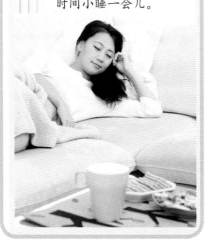

孕妈妈可以在午休时间小睡一会儿。

说说便秘这件尴尬事

怀孕后，便秘成为孕妈妈生活的一大困扰，它可能出现在孕早期，并持续到产后。便秘虽然是小事，但对孕妈妈的身体健康影响很大，所以孕妈妈一定要重视。

孕期便秘可以通过饮食调节，平常可多吃一些粥、面条等汤水多的食物，补充肠道内的水分，也可多吃些通便的蔬菜和水果，其中香蕉是不错的选择。

香蕉含有丰富的淀粉质，有清热润肠、促进肠胃蠕动的作用，不过直接吃香蕉润肠作用不明显，孕妈妈可以把香蕉和蜂蜜或冰糖一起蒸，早起空腹食用，通便效果很好。香蕉本身就很软，所以蒸的时间不宜太久，10 分钟左右即可，连续食用 2 天，就可以看到效果。

如果孕妈妈嫌麻烦，可以每天用牛奶冲泡一碗麦片，加 1 根香蕉，当早餐食用，加餐时可以吃 1 个苹果，也有较好的通便效果。

孕妈妈日常饮食中多吃含膳食纤维的食物，如玉米、红薯、芹菜、胡萝卜等，每天进行适当的运动。

需要注意的是，此时孕妈妈绝不可随便使用泻药，一则有的泻药可直接导致流产，二则长期服用泻药会导致营养物质的流失，引起其他并发症，对胎宝宝和孕妈妈都有不利影响。所以，使用前一定要与医生确认无危险后才可服用。

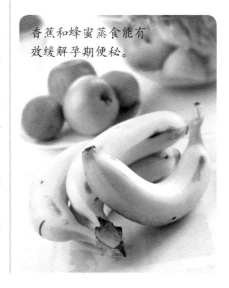

香蕉和蜂蜜蒸食能有效缓解孕期便秘。

高度警惕宫外孕

如果孕妈妈怀孕 30 天后，出现不规则流血、腹痛，而平时就有妇科的一些炎症，如盆腔炎、附件炎、子宫内膜炎等，就应该高度警惕是否为宫外孕了。

宫外孕又称异位妊娠，也就是在子宫以外的其他位置妊娠。正常的妊娠，应该是精子和卵子在输卵管相遇而结合形成受精卵，然后游向子宫，在子宫着床发育成胎儿。如果由于某种原因，受精卵在子宫腔以外的其他地方"安营扎寨"，便是异位妊娠。

宫外孕可归纳为 3 大症状，即停经、腹痛、阴道出血。如果怀疑为宫外孕，应立即到医院确诊治疗，通常要进行急诊手术。

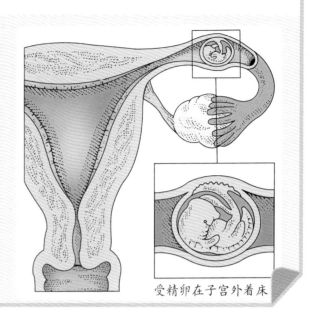

受精卵在子宫外着床

得了甲亢，还能继续怀孕吗

有些孕妈妈孕期产检时发现自己有甲亢，十分担心甲亢对胎宝宝的影响，焦虑不安。其实，孕妈妈在查出甲亢后，不要过于紧张。通常情况下，妊娠不会加重甲亢，一般也不必终止妊娠。

只需在妊娠期及产后，在对母亲和胎宝宝无影响的条件下，使孕妈妈的甲状腺功能恢复正常即可。孕妈妈首先要适当休息，保持良好的心情，避免精神紧张；注意补充足够的热量和营养，包括糖、蛋白质和 B 族维生素。

由于怀孕后内分泌的变化，甲亢往往会发生在怀孕前 3 个月，如果孕妈妈有甲亢病史或者怀疑有甲亢，应及时检查，在医生指导下用药。需要注意的是，孕早期得过甲亢的孕妈妈，在整个孕期都要定时监测甲状腺功能，以便及时发现异常。

出现流产征兆怎么办

流产是指孕 28 周以内，由于某种原因而发生妊娠终止的现象。如果发生在孕 12 周以内称为早期流产，如果发生在孕 12 周以后，则称为晚期流产。流产最主要的信号就是阴道出血和腹痛（主要是因为子宫收缩而引起腹痛），出血的颜色可为鲜红色、粉红色或深褐色，主要根据流量和积聚在阴道内的时间的不同而有所变化。

如果孕妈妈发现自己阴道有少量流血，下腹有轻微疼痛和下坠感或者感觉腰酸，可能就是流产的先兆，也是胎宝宝传递的"危险信号"。这时孕妈妈不必太紧张，最好的方法就是卧床休息，不要再走动。如果情况没有改善，反而严重，则需要及时就医。

孕 2 月体重管理小帮手

在孕 2 月，孕妈妈的体重与孕前没有什么大变化，由于孕吐反应，孕妈妈可能还会出现体重下降的情况，别担心，这是正常的，不会影响到胎宝宝。了解些孕期体重增长知识，能让孕妈妈更了解自己的身体，更加健康地孕育胎宝宝。

孕期体重都长在哪儿了

在整个孕期，孕妈妈的理想体重是增加 10~14 千克，体重增加过快和过慢都会影响母子健康。不过体重增加这回事也是因人而异，不能一概而论。孕妈妈不要以为所有增长的重量都是自己身上的肉，也不要以为增加的重量就等同于胎宝宝的重量。

在整个孕期，孕妈妈的体重应是逐渐稳步增加，而不是突然猛增的。如果在孕期，出现体重猛增的情况，孕妈妈要注意了，可以适当控制下饮食，并多做一些适合的运动。在怀孕的前 3 个月里，体重增加不明显时，孕妈妈不要着急，这时胚胎很小，对脂肪和能量的需求基本可以忽略，所以此时体重没有增加也是正常的。

早了解孕期各阶段体重增长速度	
孕期	增加体重
孕 1 月 ~ 孕 3 月	每月增加 0.5 千克左右，孕 2 月、孕 3 月可能会因妊娠反应，体重有所下降，属于正常现象
孕 4 月 ~ 孕 7 月	每月增加 1.5~1.8 千克
孕 8 月 ~ 孕 10 月	每周增加 0.5 千克左右，3 个月期间体重共增加 9~12 千克

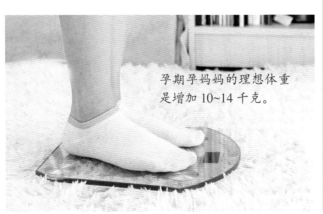

孕期孕妈妈的理想体重
是增加 10~14 千克。

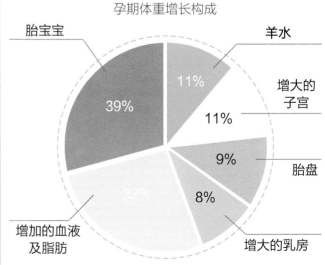

孕期体重增长构成

胎宝宝 39%
羊水 11%
增大的子宫 11%
胎盘 9%
增大的乳房 8%
增加的血液及脂肪 32%

双膝靠胸运动，减重又防静脉曲张

孕2月，胚胎着床还不够稳固，不宜做大幅度动作的运动以及剧烈运动。舒缓的运动完全不会影响胚胎。孕妈妈时常做做运动，不仅有益健康，还能调节心情，缓解孕吐。

孕妈妈可以尝试做做双膝靠胸运动，有助于保持全身血液循环，促进胃肠蠕动，缓解便秘，还能预防下肢静脉曲张。

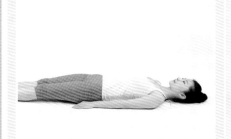

① 仰卧于床上，双腿平放伸直。

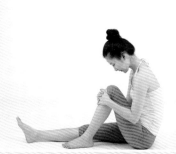

② 弯曲左膝，并用双手抱住，慢慢向胸部靠近，然后还原。

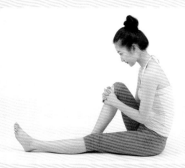

③ 弯曲右膝，做相同动作。上下午各做4次。

注意运动细节，安全第一

虽说运动对孕妈妈和胎宝宝都很有益处，但是也要注意细节，提前了解安全注意事项，避免危险的发生。

不宜运动太久。长时间运动易使孕妈妈身体过度疲劳，体力不支，导致危险。孕期运动应以适量、适度为原则，以身体感觉舒适、能够承受为宜，不可勉强，更不可盲目运动，以免造成无法挽回的后果。

空气污染时，不适合做运动。据有关资料统计表明，城市中下午4点到7点之间空气污染相对严重，孕妈妈外出锻炼要注意避开这段时间，以利于自身和胎宝宝的身体健康。

应高度重视运动安全。孕早期是自然流产的相对高发期，胎盘发育不完善，跳跃、扭曲或快速旋转这样的运动千万不能做，以免发生危险。在进行运动的时候，还要注意衣服样式要宽松，穿合脚的平跟鞋。

散步是整个孕期最适合孕妈妈的运动。

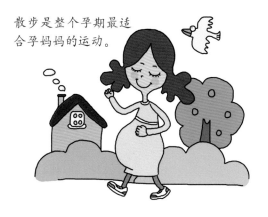

贴心小叮咛

孕2月

孕2月是胎宝宝器官形成的关键期，很容易受外界环境影响，孕妈妈的身体也正处于怀孕适应阶段，所以要格外注意。

以下是孕2月孕妈妈需要注意的关键事项，准爸爸可以对照孕妈妈的日常生活，监督孕妈妈。

别忘记继续补充叶酸。 怀孕的前3个月是胎宝宝神经管发育的关键期，服用叶酸能积极预防胎儿神经管畸形，所以一般说来，怀孕的前3个月孕妈妈都要额外补充叶酸，孕妈妈别忘记。

尽量避免生活中的各种不良因素。 如烟酒环境、有害化学物质、新装修的房间，以及空气不流通的环境等，孕妈妈尽量避开这些有害环境。

不要擅自进补。 孕2月，孕吐可能会在一定程度上影响孕妈妈的胃口，所以此时不必过度关注营养，以孕妈妈的饮食喜好为主就好，想吃什么就吃什么。等进入孕中期，孕吐反应消失，这时再补营养也来得及。

适当运动。 孕早期由于胚胎还不够稳固，孕妈妈生活中处处宜小心，但也不能过于谨慎，正常生活就好，该工作就工作，保持适当的运动，不仅可以促进身体血液循环，让胚胎更加强壮，还有助于孕妈妈孕期管理体重。

让自己休息好。 怀孕初期，孕妈妈很容易感到疲倦、劳累，而得不到休息的身体会影响胎宝宝的生长发育，所以孕妈妈需格外注意休息，避免劳累、剧烈运动。中午的时候，利用午休时间，稍微小睡一会儿对身体健康更有益。

备忘录

在确认成功怀孕的那一天，欣喜吧，还记得上个月排卵的日子吗？怀孕的日期确认后，就来算一算宝宝的预产期大概是在哪个月吧 _____；宝宝的准生证准备好了吗？确认怀孕后就可以开始着手准备了，这是宝宝将来的第一个证件，也是宝宝降临到这个世界的合法"通行证"，以后宝宝的出生、上户口及其他福利都和它有关，所以从现在开始着手准备办理吧。所需材料：

夫妻双方的户口本 ☐

夫妻双方身份证 ☐

夫妻双方的初婚初育证明（可让工作单位或所在居委会开具证明） ☐

其他所需材料：

《医疗保险手册》及复印件 ☐

定点医院开具的《妊娠诊断证明》 ☐

妊娠实验化验单（盖生育章） ☐

孕妈妈 1 寸免冠照片 1 张 ☐

准备好这些材料，就可以到户口所在地的街道办事处办理准生证啦。

这个月，孕妈妈和准爸爸在孕育胎宝宝方面又学到了哪些知识？有哪些细节是应该谨记的？也写在这里吧。

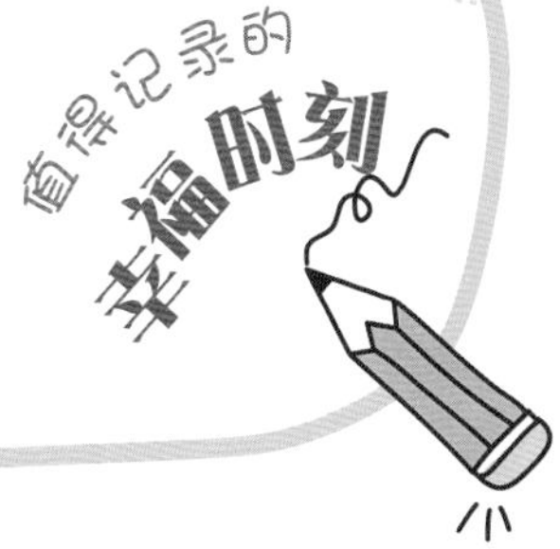

值得记录的 幸福时刻

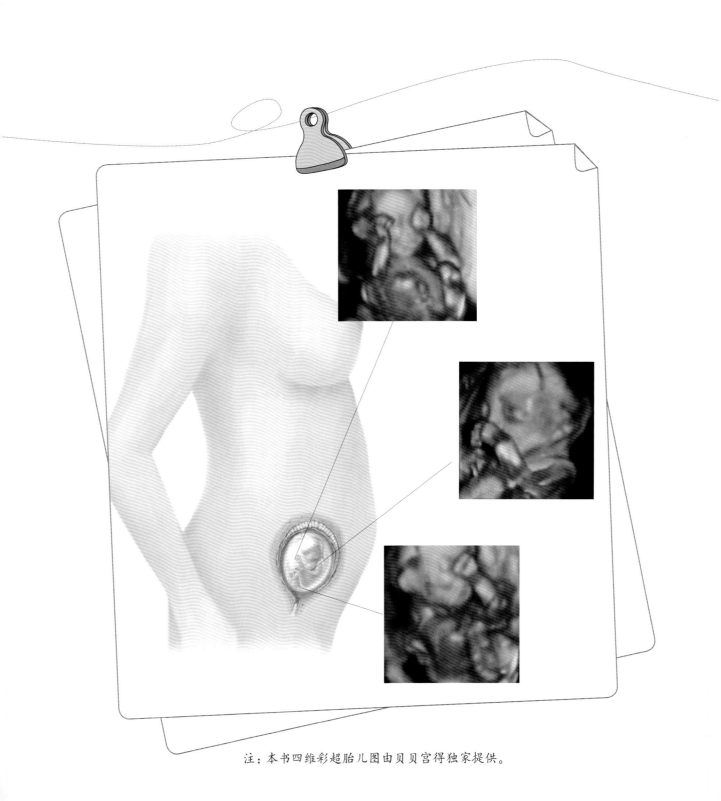

注：本书四维彩超胎儿图由贝贝宫得独家提供。

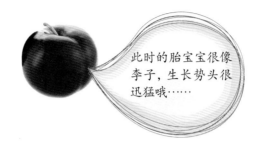

此时的胎宝宝很像李子，生长势头很迅猛哦……

孕3月

　　孕3月也是胚胎器官形成的关键期，在这个月里，胎宝宝的发育速度依然很快，但绝对重量还是很小，所以孕妈妈的肚子一般不会发生大变化。不过，妊娠反应可能更明显了。孕妈妈再坚持一下，等孕3月平安度过，进入孕中期，孕妈妈就轻松多了。

一图读懂你和宝宝变化

孕3月，胎宝宝的身长和体重都增加了一倍，发育更加细化了，四肢、心脏、肝、肾、肠道、脑、肺等重要器官已经完全形成并开始工作，重要的器官都已经发育完全，算是度过了发育的关键期，所以药物影响、受感染或患有各种先天性畸形的概率也大大降低了。

到本月末，胎宝宝已经发育得人模人样了，手、脚、四肢完全成形，手指和脚趾已经分开，可以"手舞足蹈"了，大脑和各器官仍在发育，骨头在硬化，指甲和毛发也在生长，声带也开始形成了，可以称之为真正的"胎宝宝"了。

本月胎宝宝的五官也继续发育，眼皮、虹膜、鼻尖、头发等更加细致的部分开始形成，并逐渐清晰可见。生殖器官也开始呈现出性别特征了。

孕妈妈要注意

本月孕妈妈的体重依然没有大变化，但是身体会持续对怀孕做出反应，乏力、身体不适、恶心呕吐等情况在本月仍将继续。由于孕3月仍是胎宝宝神经发育敏感期，孕妈妈生活中依然要注意下面这些内容：

☞ 尽量多吃些水果、蔬菜、豆制品或坚果类小零食，缓解孕吐，保证自己和胎宝宝的健康。

☞ 乳房可能会有发胀的感觉，可以更换更舒适的内衣，让自己更舒适一些。

☞ 腹部可能出现一条深色竖线，不要担心，这是正常现象。

☞ 有些孕妈妈开始出现尿频、便秘、下肢水肿等症状，可以采取调整饮食、按摩等方式缓解。

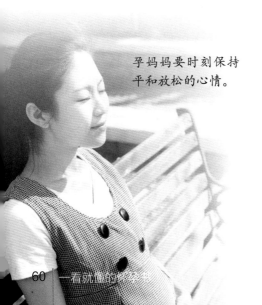

孕妈妈要时刻保持平和放松的心情。

孕妈妈情绪变化

由于激素分泌，以及恶心、呕吐、乏力等妊娠反应的困扰，孕妈妈的情绪波动会比较大，这就需要孕妈妈适时调节情绪，学会放松和平衡，要知道，一切都是为了腹中的胎宝宝。

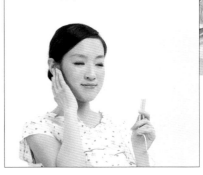

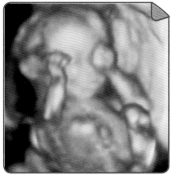

内脏器官慢慢成形

各大器官，如心脏、肝、肾、肠道、脑等都在继续发育，功能逐渐完全。

♥ 头部和躯体已经摆脱了先前的弯曲状态。

♥ 心脏已经分成四个腔，开始供血了。

♥ 脐带和胎盘开始进行血液交换。

♥ 肝脏、脾脏、骨髓开始制造血细胞。

♥ 肝脏开始分泌胆汁。

♥ 已形成完整的肺。

♥ 甲状腺和胰岛腺已完全形成。

脐带和胎盘开始血液交换

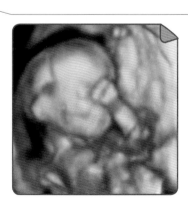

五官更清晰了

本月胎宝宝的五官和大关节部位都明晰可辨了。

♥ 眼睛和鼻子清晰可见。

♥ 眼皮已经覆盖双眼。

♥ 虹膜开始发育，视神经正在形成。

♥ 鼻子长出鼻尖了。

♥ 牙齿也开始成形，到本月末，将会长出20颗小牙苞。

♥ 手指甲、脚趾甲、最初的毛发都依稀可见。

本月常见不适

随着腹中胎宝宝的成长，孕妈妈可能出现尿频等不适症状，而且会随着时间的增加而加重，这都是正常的生理反应，不必太过担心。

明明白白做产检

在本月,大多数孕妈妈都会进行一次系统的产检,此次产检的项目较全,也比较多,所以最好准爸爸陪着一起去,在缓解孕妈妈紧张情绪的同时,也能对母子的健康状况有一个了解。

孕 3 月产检项目

第一次产检项目会包括孕妈妈身体的基础检查,如血压、体重、血型、血常规、空腹血糖、肝功能、肾功能、腹部检查等,以全面了解孕妈妈的健康状况。

产检项目	检查内容和目的	标准值
血常规检查	检查孕妈妈是否有贫血、感染等情况	血红蛋白计数 110~160 克 / 升
乙肝五项检查	乙肝病毒携带者所生的婴儿,出生 1 年内将有 25%~40% 成为乙肝病毒携带者。若女方是表面抗原阳性,通过婚前卫生指导,告知其怀孕后进行乙肝"三阻断",可以有效地预防母婴传播	表面抗原(HBsAg)、表面抗体(HBeAb)、e 抗原(HBeAg)、e 抗体(HBeAb)、核心抗体(HBcAb) 皆呈阴性,打过预防针的表面抗体会呈阳性,为正常
尿常规检查	尿检有助于肾脏疾患早期的诊断	肾功能正常值:尿素氮8~21毫克/分升;肌酐 0.9 毫克 / 分升
体重检查	便于孕妈妈进行体重管理	最理想的怀孕体重是怀孕前 3 个月以内增加 2 千克
多普勒听胎心音	怀孕第 12 周和第 13 周时,已经能听胎心音	120~160 次 / 分钟
"四毒" 检查	检查内容包括:风疹病毒、巨细胞病毒、弓形虫病毒、单纯疱疹病毒	正常:均为阴性
艾滋病病毒检查	孕妈妈感染艾滋病,病毒可以通过胎盘感染胎儿或分娩时经产道出生后经母乳感染新生儿	正常:阴性
梅毒血清学检查	梅毒可造成流产、早产、新生儿先天性梅毒等	正常:阴性
丙肝抗体检查	丙肝的孕妈妈,可将病毒传给胎儿,应及时做阻断	正常:阴性

注:以上产检项目和标准值可作为孕妈妈产检参考,具体产检项目以各地医院及医生提供的建议为准。

专家详解你的产检报告

这次产检要进行抽血，目的是检查有无传染病、肝肾功能不全以及是否贫血等。如果发现红细胞和血红蛋白的数量减少到一定程度，则是贫血。报告单上箭头朝下，表明低于正常值；箭头朝上则表明高于正常值。

此外，在抽血检查中还会检查孕妈妈的抗体三项，即梅毒螺旋体抗体、艾滋病抗体和丙型肝炎抗体，化验单上通常会用字母标注，梅毒螺旋抗体为 TP-Ab；艾滋病为 HIV；丙型肝炎则为 HCV，正常为抗体阴性，检查单上会有"-"标，或者"阴性"标注，如果出现抗体阳性，通常会标注为"+"或者"阳性"，阳性则意味着可能有病毒感染，届时医生会解释或提出解决办法。

补充产检项目说明

① 在第一次产检中，之前没有做过婚检、孕检的人，还要增加地中海贫血的筛查。

② 如果夫妻中有一方有家族遗传病，医生还会建议在孕 9~11 周期间做人绒毛膜采样检查。因为此次检查项目较多，关系到家族病史等问题，准爸爸最好一起去。

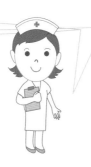

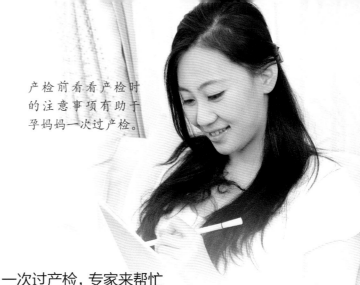

产检前看看产检时的注意事项有助于孕妈妈一次过产检。

一次过产检，专家来帮忙

☞ 抽血检查

1 抽血的前一天，最好洗个澡或将双手手臂洗干净，这样抽血时，消毒会更好，可避免伤口感染。

2 抽血当天，不要穿袖口过紧的衣服，避免抽血时，衣袖卷不上来，或抽血后衣袖过紧，引起手臂血管血肿。

3 对不同的化验项目要问清医生，区别对待。

4 需要空腹抽血的项目，孕妈妈尽量将产检安排在上午。另外，空腹血通常是指清晨未进餐，距前一餐约 8~12 小时抽的血。

5 抽血前 2 天最好不要进行持续时间较长的运动，如长跑、骑车等，否则对化验结果影响较大。

6 抽血前别大量服用维生素，否则会导致一些结果失真。

7 采血适用于血量小于 0.1 毫升的检验项目，如末梢血糖等。通常选择左手无名指指尖的侧面，因为这个部位的血管比较丰富，而且有破口后不会影响手指继续接触物体。

本月特别关注：二胎孕妈妈不要掉以轻心

随着单独二胎政策的颁布，很多家庭都准备为家中的宝宝添个弟弟或妹妹。对二胎孕妈妈来说，虽然是过来人，但生育第一胎的经验不一定适用于第二胎，孕妈妈不能掉以轻心，孕前检查、产检、关心大宝……一个都不能少。

以快乐的心情迎接二宝的降临

有计划要二胎的妈妈，相比较而言，比较有经验了，对于排卵期的到来和最佳受孕时机都有所了解，对孕期的期待和将来宝宝出生后的甜蜜，会让孕妈妈比较平静。但要安抚好大宝，跟他（她）提前沟通一下，让他做好心理准备，而不要忽视了大宝的感受。带孩子的辛苦，相信妈妈们都有所体会了，别太有负担，要相信有两个娃会更好带。调整好心情，别太劳累，为即将到来的二宝努力吧。

大龄怀二胎，别忽视检查

大龄妈妈不要盲目怀孕生二胎，孕前一定要进行细致的检查，了解自己的健康状况，让医生来判断是否适合再次怀孕。而且大龄妈妈怀孕后，要增加产检次数，因为超过35岁孕期危险会比年轻时多。

如果年龄超过35岁，还宜增加一项羊水穿刺检查。羊水穿刺能确诊胎儿是否有染色体异常、神经管缺陷以及可在羊水中反映出来的某些功能性遗传代谢疾病。医生会建议大龄或者有家庭遗传史的孕妈妈做这项检查。

此外，大龄孕妈妈还宜积极预防妊娠并发症，按时产检，生活中对于糖、盐、脂肪的摄入都必须适当、适量，坚持合理分配，科学饮食。

别忘了办二胎证

二胎妈妈还记得当时给大宝办理出生前后证件的过程吗？二宝出生前后，包括准生证、出生证、上户口、预防接种证这些证件都要准备齐全，除此之外，还有一个证件——二胎证也是必需的。

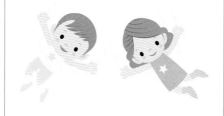

二胎证的办理程序与准生证差不多，遵从以下程序：

准备基本证明材料：

夫妻双方的身份证 ☐

户籍证明 ☐

婚姻状况证明 ☐

已有子女状况的证明（该证明文本由计生科提供）☐

地区计生科提出的相关证明材料 ☐

↓

需经区、镇（街道）两级计划生育部门审核同意之后才可以生育

↓

向女方户籍所在地的镇人民政府或者街道办事处的人口计生科申请生育二胎。

妊娠反应不一样，怎么回事

怀二胎的孕妈妈可能会发现妊娠反应与第一胎时完全不一样，别担心，这也是正常的。

孕妈妈的妊娠反应大小，与体内 HCG 水平的高低有关。可能是因为妈妈生二胎时年龄增长，孕激素的分泌跟以前不一样，因此引起的反应也不一样。另外多胎、巨大儿、羊水过多、胚胎不正常（如葡萄胎）等，也会使孕激素分泌过度旺盛而引起剧烈妊娠反应。怀二胎的孕妈妈，如果妊娠反应较第一次时剧烈，记得跟医生沟通，排查各类病变因素。

宜小心保护腹部

每位孕妈妈都应小心保护腹部，尤其是剖宫产后再次怀二胎的孕妈妈。

因为剖宫产后子宫壁的刀口处是结缔组织，缺乏弹力，而胎宝宝的发育使子宫不断增大，子宫壁变薄，因此，必需注意腹部不能受到挤压，预防瘢痕处裂开。孕妈妈也要注意控制胎宝宝体重，不能过大，以预防瘢痕处裂开。

1 在日常生活中，乘车、走路等要避开拥挤的人群。

2 家务劳动要适当，避免提重物。

3 孕晚期睡眠最好侧卧。

第一胎剖宫产，第二胎能顺产吗

一般说来，第一胎剖宫产，第二胎是有顺产机会的。如果孕妈妈孕育二胎没有上次剖宫产的指征，那么第二胎就可以根据医生的建议做顺产准备。如果在怀第二胎时出现以下几种情况之一，则需要选择剖宫产：

剖宫产的指征依然存在	如骨盆狭窄、头盆不称、胎位不正、软产道畸形或狭窄，以及有内外科合并症，如心脏病等
怀孕时有严重的产科并发症	如重度先兆子痫、前置胎盘、胎盘早剥等
第二次怀孕时胎宝宝存在问题	如胎宝宝宫内缺氧、多胎妊娠、宫内感染、胎宝宝过大等
第一次剖宫产的子宫切口愈合不良	如子宫切口厚薄不匀，切口瘢痕处过薄，有子宫切口硬化或破裂；第一次手术切口为子宫纵切口、⊥形切口或子宫切口有严重裂伤，进行过修补手术等情况
第二次怀孕自然分娩产程不顺	有子宫切口可疑（或已经）破裂的情况，需紧急进行剖宫产手术

此外，第一胎剖宫产的孕妈妈再次怀孕后，一定要遵医嘱，多做几次产检，特别是多关注子宫瘢痕状态和胎宝宝的状况。生活中一旦出现腹痛、出血症状，最好联系医生或者到医院进行检查，寻找原因并就诊。

"二胎孕妈妈千万别大意，孕检、二胎证、保护腹部、分娩方式决定，一个都不能少。"

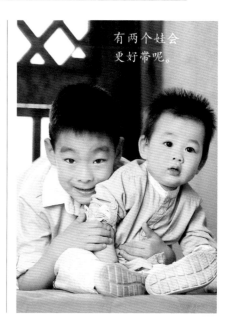

有两个娃会更好带呢。

孕期生活无小事

孕 3 月，孕妈妈的妊娠反应比较强烈，也容易激动或多愁善感，这种情绪可能会使孕妈妈忽略孕 3 月生活中的小事，进而影响自己和胎宝宝的健康。怀孕是件快乐和幸福的事情，孕妈妈负责快乐，让准爸爸多了解孕期生活细节，以便提醒孕妈妈吧。

该到医院建档啦

到了孕 3 月，孕妈妈和准爸爸就要考虑建档问题了。建档是指选定医院，进行定期产检，这是一件很重要的事情，同时关系到宝宝和妈妈的健康，也关系到宝宝的未来，所以一定不可以马虎。

大部分医院都是在孕 3 月进行建档，有的医院还需要提前预约才能建档，所以孕妈妈要提前问清楚，带全相关证件，及早建档。

孕妈妈宜多晒太阳

孕 3 月孕妈妈宜适当多晒太阳。阳光中的紫外线可促使合成维生素 D，有助于体内钙质的吸收。此外，紫外线还具有杀菌、消毒作用，所以孕妈妈适当晒太阳，不仅可以促进健康，还可提高抵抗力，预防感染性疾病，有益于胎宝宝发育。

1 只要天气允许，保证每天晒太阳。冬天每天不少于 1 小时，夏季每天不少于 30 分钟为宜。

建档的要求

① 一般只要第一次检查结果符合要求，医院就会允许建病历（此病历不同于门诊的病历即为建档）。

② 不同地区的医院建档要求不一样，孕妈妈和准爸爸可以提前打电话或上网咨询各个医院。

③ 如果中间需要更改产检医院，要带着原来医院的化验单，但不全的项目，必需要在新医院重新补做，合格后才可以建病历。

④ 建档的时候需要做很多检查，所以这个月的产检一定要让准爸爸或其他家人相陪。

2 夏季尽量避免直晒，冬季则要视情况而定。南方的孕妈妈需要注意避免直晒，北方的孕妈妈可尽情享受阳光。

3 最佳晒太阳时间为上午 9~10 点和下午 16~17 点。北方冬季可以在阳光好的中午小晒 1 小时。

4 最好到室外晒太阳。紫外线无法进入室内，无法起到良好的效果。

不过，孕妈妈也不宜多晒，过度晒太阳可能会加重孕妈妈皮肤色素沉积。

该买孕妇专用内衣了

孕 3 月孕妈妈受激素影响，乳房开始增大，以往的内衣可能已不适合孕妈妈穿了。此时孕妈妈宜更换合适的内衣。需要注意的是，孕妈妈应选择纯棉质地的内衣。孕 3 月孕妈妈的腰围也会变粗，以前穿的内裤可能也不太适合了，宜购买孕妇专用的内衣裤。

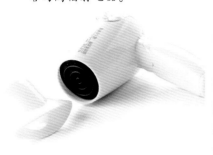

电吹风是最易被忽略的高辐射电器。

不必担心安检时的辐射

孕妈妈在乘坐地铁、飞机等交通工具时需要过安检，很多孕妈妈担心安检会对胎宝宝造成影响。正常情况下，地铁、飞机场里进行安检的都是金属探测仪，不会对人体造成影响，而只有行李才需要X线安检，且辐射量很微小，不会给孕妈妈造成影响。所以孕妈妈可以安心过安检。

不过，国外有些机场采用X线安检，要在这样的机场乘坐飞机时，孕妈妈应向工作人员说明情况，走绿色通道。

"日常生活中大多数电器的辐射都是安全的，所以孕妈妈也不必太担心。"

仍要小心致畸因素

虽然怀孕已经进入第3个月了，但胎宝宝对致畸因素依然敏感，此时孕妈妈依然要重视周围环境中的致畸因素。

常见致畸因素	周围环境中的高辐射电器	远离复印机、打印机、电热毯、吹风机等
	对胎儿有明确危害的岗位	暂时调离需要接触化学制剂等污染物的岗位
	药物	不随意自行用药，不乱吃补药和补品
	食物和饮品	尽量选择天然的、无添加剂的食物和饮料
	铅、汞、镉等物质	远离新装修的房间，不用有美白祛斑作用的化妆品，忌食受污染的海鲜等

孕妈妈在工作、生活中无意中接触了有害物质，也先不要慌，及时向医生咨询，以便能控制接触时间，做好防范工作，保护好胎宝宝。

常用家电辐射排名	五星	微波炉、电热毯、吸尘器、加湿器、无绳电话、电磁炉
	四星	吹风机、手机、家庭影院、低音炮音箱、红外管电暖气、电熨斗
	三星	等离子电视、台式电脑主机、无线鼠标和键盘、空气净化器
	两星	油烟机、跑步机、复印机、洗衣机
	一星	液晶显示器、笔记本电脑、冰箱、空调、消毒柜、电饭煲

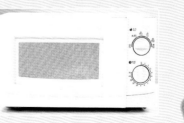

孕妈妈应尽量远离微波炉。

孕妈妈出行应注意安全

孕3月还没有度过怀孕的危险期,不适合长途旅行,也不宜长时间乘坐交通工具。

孕妈妈不宜骑自行车。骑自行车的姿势使腹部受压,易导致盆腔充血,不利于胎儿发育。而且若路面不平坦,骑车上下颠簸,还会增加子宫震动,不利于胎儿在子宫内的稳定。

孕妈妈乘坐公共交通出门时,最好避开交通高峰,提前出门。交通高峰时,车内人多,有可能会使孕妈妈腹部受到冲撞,而过于拥挤的环境空气污浊,也不利于孕妈妈呼吸新鲜空气。若在车内遇到人多拥挤的情况,孕妈妈可提前下车,换乘下一辆或者改乘其他交通工具。

孕妈妈乘私家车时,应注意车内清洁、保持空气流通,最好不要自己驾驶。

轻松购物需谨慎

购物会使孕妈妈的心情舒畅,感到放松,而且走路等于散步,也是一种很好的锻炼,但应注意不要行走过多,行走速度不宜快,更不要穿高跟鞋。一次购物物品不宜多,最好不要超过5千克;不要在人流高峰时间搭乘公交车;不宜到人群过于拥挤的商场去。

以正确的方式做家务

孕3月孕妈妈可以从事不需要连续蹲起的家务劳动,比如擦抹家具,扫地、拖地等,但不能登高,也不要搬抬笨重家具。擦抹家具时,尽量不要弯腰。

做家务时也不宜用力过猛,尽量避免使用冷水。洗衣服时最好使用洗衣机,即使是手洗也要保持站姿,用温水洗涤。晾晒衣服时不要向上用力伸腰,可以借助撑衣杆,或找准爸爸帮忙。

做家务要搬抬东西时应采用以下方法:

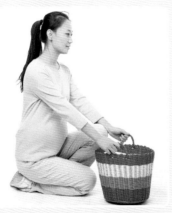 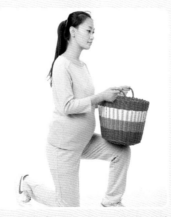 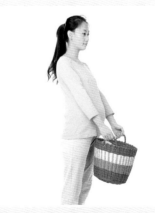

① 要先屈膝蹲下,保持腰背平直。　② 然后慢慢直起腰身,将东西放置在腿上。　③ 最后再慢慢站起。

要小心"空调病"

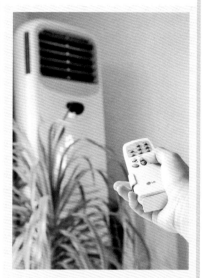

空调屋里凉爽舒适，但是在里面待久了，孕妈妈可能会像许多人一样，出现头昏、疲倦、心情烦躁等不适症状。这多半是身体在提醒你：小心空调！

一项研究显示，长期在空调环境里工作的人50%以上有头痛和血液循环方面的问题，而且特别容易感冒。这是因为空调使得室内空气流通不畅，负氧离子减少。担负着两个人的健康责任的孕妈妈要特别小心。

预防的办法很简单，定时开窗通风。在天气不太热的情况下，可以使用电风扇，但不宜直吹。

暂时告别隐形眼镜

怀孕之后，孕妈妈戴隐形眼镜会使眼睛出现异物感、干涩感，如果此时勉强戴隐形眼镜，容易造成眼球新生血管明显损伤，所以最好暂时告别隐形眼镜，等产后3个月再配戴。

如果孕妈妈是高度近视，就用框架眼镜。如果并不是高度近视，那么在日常生活中，可以果断地把眼镜摘下来。一般来说，高度近视的孕妈妈要提前咨询医生是否需要做眼底检查，以检查视网膜的情况。很多专家认为，高度近视的孕妈妈在自然分娩时容易使眼角膜脱落，所以要根据眼底检查的情况来确定分娩方式，并不是一定不可以自然分娩。

如果孕妈妈非戴隐形眼镜不可，可使用日抛型隐形眼镜，用完就扔。如果稍有不适，就要尽快找眼科医生诊治。

改变坐姿，不要再跷二郎腿啦

孕妈妈想要坐下时，要先确定椅子是否稳固，不能眼不看就一屁股往后坐。可以将手作为探测器，确定椅面的位置后慢慢地由椅边往里靠，直到后背笔直地倚靠在椅背上。最好选择有靠背，且有薄垫子的木椅，以上半身和大腿呈90°的坐姿为宜。太往后仰肚皮肌肉会绷紧，易使胎宝宝缺氧；太往前倾，又容易压迫胃部从而引起胃部不适。可以在脚下垫个矮凳，让双腿呈45°角抬起，这样还有利于下半身血液循环，不易造成水肿。

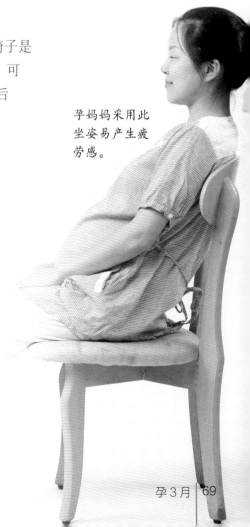

孕妈妈采用此坐姿易产生疲劳感。

饮食营养方案

这个月是胎宝宝脑细胞发育非常活跃的时期, 应大量摄取有益于促进大脑发育的食物。孕妈妈本身也要开始储备营养, 在这阶段, 黄豆、芝麻、萝卜、菠菜、瓜子、虾、鱿鱼等都是不错的选择。

一表速查本月胎儿所需营养素

本月是胎宝宝大脑发育的关键期, 孕妈妈的营养补充应该以质取胜, 而不是量。孕妈妈可重点补充多种维生素和矿物质, 尤其要补充维生素 A、维生素 E 和钙、镁等。

营养素	对发育的作用	常见的食物	每天所需营养量
维生素 A	有维护细胞功能的作用, 可保持皮肤、骨骼、牙齿、毛发的健康生长, 还能促进胎宝宝视力和生殖器官的良好发育	维生素 A 大量存在于动物肝脏、鱼肝油、牛奶、禽蛋、芒果、柿子、杏以及胡萝卜、菠菜、豌豆苗等黄绿色蔬菜中	每天摄入量为 0.8 毫克, 80 克鳗鱼、65 克鸡肝、75 克胡萝卜、125 克紫甘蓝中的任何一种, 就能满足孕妈妈的每天所需
维生素 E	保护细胞, 促进大脑发育	花生、核桃、芝麻, 以及瘦肉、乳类、蛋类和未精制的谷类, 如麦芽、糙米等	每天摄入 14 毫克
DHA	如果缺少 DHA, 胎宝宝的脑细胞膜和视网膜中脑磷脂质就会不足, 对胎宝宝大脑及视网膜的形成和发育极为不利	核桃、松子、瓜子、杏仁、榛子、花生等坚果类, 还包括海鱼、鱼油等	孕妈妈从现在开始就要一周内至少吃一两次鱼及坚果类食物, 以吸收足够的 DHA
镁	本月胎宝宝肌肉的健康至关重要, 而且也有助于骨骼的正常发育	色拉油、绿叶蔬菜、花生、核桃、全麦食物等	每天约为 400 毫克。每星期可吃两三次花生, 每次 5~8 颗便能满足对镁的需求量
钙	有助于胎宝宝骨骼、牙齿的发育	含钙丰富的食物有瘦肉、鸡肉、牛奶、鸡蛋黄、豆腐等	本月每天需补充 800~1000 毫克。每天 1 杯牛奶、适量豆制品就可以满足需要

低钠饮食，预防水肿

体内钠含量较多，易引起水肿，并会导致血压升高，这会增加孕妈妈患妊娠高血压的风险，使孕妈妈更加辛苦，同时也不利于胎宝宝发育。孕3月，孕妈妈的肾脏功能开始生理性减退，排钠量相对减少，与身体相对应的是孕妈妈应适度减少钠的摄入，尤其是那些基础血压原本就偏高，或者家族中有高血压、糖尿病等遗传病史的孕妈妈。

尽量选择低钠饮食。钠不仅存在于食盐中，糖、鸡精中也含有大量的钠，所以孕妈妈要少吃甜食，烹饪时也应少放鸡精、白糖等富含钠的调味品。

清淡饮食，不需忌口

一般来说，孕妈妈无需忌口，可多吃些蛋类、奶、鱼、肉、动物肝脏、豆制品、蔬菜、水果等，还应注意粗细粮搭配。这样既增进了食欲，增加了孕妈妈本身的营养供给，又为胎宝宝大脑的发育提供了物质基础。

同时，适当的体育锻炼也能促进孕妈妈的食欲。如果胃口好转，可适当加重饭菜滋味，但仍需忌辛辣、过咸、过冷的食物，以清淡、富含营养的食物为主。

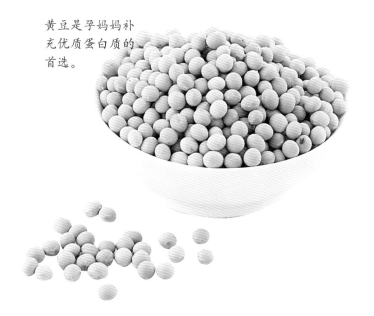

黄豆是孕妈妈补充优质蛋白质的首选。

继续补充蛋白质和矿物质

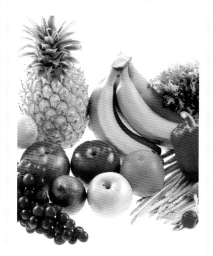

胎儿大脑、骨骼、肌肉发育需要优质蛋白和钙、镁、磷、铁等矿物质，孕妈妈应及时为胎宝宝提供这类营养素。孕妈妈可以通过进食蛋类、鱼、新鲜蔬菜、牛奶等获取这些营养。

均衡的营养来自多样的食物源和平衡的饮食结构，所以孕妈妈本月饮食宜多样，不宜有所偏颇。由于本月的孕吐反应，孕妈妈可能会食欲不振，而富含维生素和矿物质的新鲜水果、蔬菜能缓解孕吐反应，孕妈妈可适当多吃一些。

此外，孕妈妈还可适量吃些鱼，尤其是海鱼，海鱼中所含的矿物质更为丰富，一周吃一两次即可满足所需。

适当吃些抗辐射的食物

在工作和生活中，电脑、电视、空调等各种电器都能产生辐射，因此孕妈妈应多食用一些抗辐射食物。

常见的抗辐射食物	所含抗氧化成分	作用
西红柿、西瓜、葡萄柚等红色水果	类胡萝卜素	抗氧化能力最强的类胡萝卜素，它的抗氧化能力是维生素E的100倍，具有极强的清除自由基的能力，有抗辐射、预防心脑血管疾病、提高免疫力、延缓衰老等功效
各种豆类、橄榄油、葵花子油和十字花科蔬菜，如西蓝花、油菜、白菜等	维生素E	可以减轻电脑辐射导致的过氧化反应，就像给孕妈妈的皮肤穿上了一层"防弹衣"，从而减轻对皮肤的伤害
鱼肝油、动物肝脏、鸡肉、蛋黄和西蓝花、胡萝卜、菠菜等	维生素A和β-胡萝卜素	能合成视紫红质，还能使眼睛在暗光下看东西更清楚
海带	海带胶质	是放射性物质的克星，可促使侵入人体的放射性物质从肠道排出

每周吃2~4次猪肝

猪肝富含铁和维生素A。为使猪肝中的铁更好地被吸收，建议孕妈妈坚持少量多次的原则，每周吃2~4次，每次吃25~30克。因为大部分营养素摄入量越大，吸收率越低，所以不要一次大量食用。

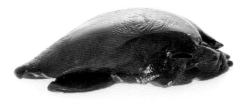

最好将猪肝冲洗干净后浸泡半小时再烹制。

别过量食用豆制品

本月孕妈妈不宜过量食用豆制品。因为本月是胎儿性腺形成和发育的关键期，此时母体摄入过多的激素可能会影响胎儿性腺发育，而大豆和豆制品中含有大豆异黄酮，这是一种植物的"类雌激素"，过量摄入这种"类雌激素"，可以起到部分雌激素的作用。

此外，孕妈妈还应注意避免过多食用激素含量高的肉类食物，这些隐藏在肉类中的激素也会对胎宝宝的发育造成影响。

偏素食孕妈妈这样吃

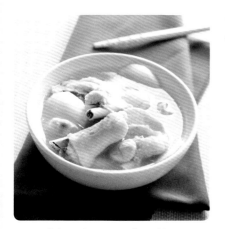

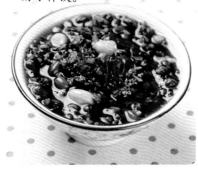

黑米黑芝麻红枣粥可补铁。

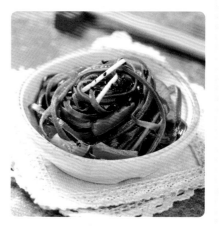

多摄取奶、蛋、黄豆制品

肉类是比较理想的蛋白质来源，偏素食孕妈妈实在吃不下肉，可多摄取奶、蛋及黄豆制品等。

注意补铁

多食用黑米、黑芝麻、木耳、樱桃、红枣、紫菜等富含铁的食物。

适当补充海产植物

动物内脏、动物血、动物肉中富含维生素，但素食者往往无法获得，可多吃些海藻、紫菜、海带等，同时服用一些复合维生素。

大量研究表明，素食对身体很有好处，但由于怀孕后身体需要额外的营养，不仅要维持自己的需要，还要供给胎宝宝生长发育的需要，所以最好调整一下饮食习惯。

不吃鸡蛋和牛奶的纯素食孕妈妈则要选黄豆、豆腐及其他黄豆制品，因为这类食物所含的蛋白质是植物蛋白中最好的，其中的氨基酸构成与牛奶相近，而胆固醇含量比牛奶低，并含有不饱和脂肪酸。如有可能还应补充蛋白质粉。

另外，纯素食孕妈妈可以多吃如紫甘蓝等含钙量丰富的蔬菜，也可以在医生的建议下服用钙剂。

本月起少吃西瓜和橘子

孕妈妈不宜多吃西瓜、橘子。西瓜中含有大量糖分，孕妈妈大量吃西瓜有可能会影响血糖含量，增加怀孕期间出现高血糖的风险，不利于胎宝宝发育，也不利于分娩。而且西瓜性凉、利尿，体质虚弱的孕妈妈吃太多，易损伤脾胃。

橘子性温，有补阳益气的作用，孕妈妈吃太多橘子，易引起燥热，引发口腔溃疡、咽喉炎，所以孕妈妈每天吃橘子不宜超过 2 个。

"均衡的饮食是保证孕妈妈健康的前提，少吃多餐，每种食物都要吃一点。"

每天6杯水，排毒又养身

孕妈妈容易感觉燥，每天保证摄入足够的水，能帮孕妈妈清除体内毒素，维持较好的新陈代谢，还能缓解便秘。不过，补水也有讲究，在合适的时间喝水，才能让身体更好地吸收。

时间	喝水	备注
6：30	起床后，先喝杯温开水，可帮助肾脏及肝脏排毒	也可以换成蜂蜜水，在温水中加勺蜂蜜，不要喝热水
8：30	孕妈妈上班时间总是特别紧凑，情绪也较紧张，无形中身体会出现脱水现象，所以到了办公室后，先喝杯温热水	经过了一路的奔忙，这时喝杯稍微热一点的水，整个人都很舒服
11：00	工作了一上午，这时起身动一动，趁着休息的时喝1杯温水吧	也可以用蔬菜汁或果汁来代替
12：50	用完午餐半小时后，喝一些水，可以加强身体的消化功能	小口小口喝，会让水更好地被吸收
15：00	喝杯健康矿泉水，补充矿物质	喝完水可以活动活动，促进血液循环
17：30	下班离开办公室前，再喝1杯水，让身体休息一下	这次也要喝点温热的水
20：00	喝杯温开水	可以大口喝水，或者用牛奶代替也很好，有助于睡眠

别忘记每天吃个苹果

在孕早期，孕妈妈的妊娠反应比较严重，口味比较挑剔。这时候不妨吃个苹果吧，不仅可以生津止渴、健脾益胃，还可以有效缓解孕吐，对胎宝宝的健康也是非常好的。

孕妈妈吃苹果最好选择新鲜的饱含水分的，这样的苹果口感好，营养流失少。如果要连果皮一起吃，最好提前用盐水泡10分钟，然后用清水冲洗干净后再吃。

吃苹果的时间也宜选择在上午10：30左右或者下午15：30左右，还可以搭配牛奶泡燕麦片一起吃，对缓解便秘是非常有效的。

不宜吃桂圆和人参

桂圆属热性食物，食用过多，孕妈妈易出现阴道流血、腹痛等先兆流产症状，所以不要以为越高级、越滋补的食物就越该多吃。其实，科学的饮食才会让孕妈妈和胎宝宝都健康。

人参属大补元气的中药，孕妈妈也不可乱用。在孕早期，体弱的孕妈妈可少量进补，以提高自身免疫力并增进食欲。但人参有抗凝作用，临产及分娩时服用可能导致产后出血，而且热性的食物过多食用也会扰动胎宝宝，孕妈妈要食之有道。

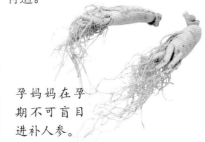

孕妈妈在孕期不可盲目进补人参。

孕 3 月明星菜谱

孕 3 月，孕妈妈的妊娠反应依然存在，胃口可能不太好，这时清淡的、爽口的食物更符合孕妈妈的口味。不过既要保证孕妈妈的口味，又要营养，还是需要费点心思，不妨试试下面这些好吃又清爽的菜。

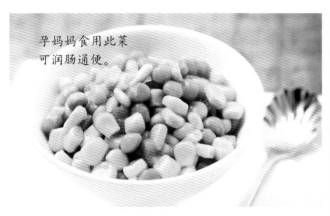

孕妈妈食用此菜可润肠通便。

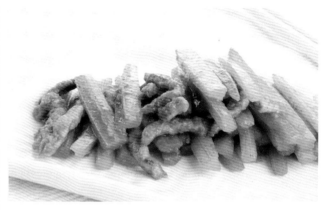

松仁玉米

原料 鲜玉米粒150克，胡萝卜丁、洋葱丁各50克，豌豆、松仁各30克，葱花、盐、白糖、水淀粉各适量。

做法 ❶ 豌豆、松仁洗净。❷ 锅中放油烧热，下葱花煸香，放胡萝卜丁、鲜玉米粒翻炒，再下洋葱、豌豆炒至熟，加盐、白糖调味，加松仁翻炒几下，出锅前淋少许水淀粉。

营养功效：能满足胎宝宝骨骼和大脑快速发育的需求。

芦笋西红柿

原料 芦笋 6 根，西红柿 2 个，盐、香油、葱末、姜片各适量。

做法 ❶ 西红柿洗净，切片；芦笋洗净，放入锅中焯 10 分钟，捞出切段。❷ 锅中倒油烧热，煸香葱末和姜片，放入芦笋、西红柿片一起翻炒。❸ 翻炒至八成熟时，加适量盐、香油，翻炒均匀即出锅。

营养功效：强抗氧化餐，口味酸甜，对本月胎宝宝大脑发育非常有益。

香芹肉丝

原料 芹菜 50 克，猪瘦肉丝 200 克，葱花、淀粉、料酒、生抽、盐各适量。

做法 ❶ 芹菜洗净，切段；猪瘦肉丝加生抽、料酒、淀粉、盐腌片刻。❷ 起油锅，炒熟猪瘦肉丝，再倒入少许油，将葱花爆香，下芹菜段翻炒至八成熟，加入猪瘦肉丝，最后用盐调味即可。

营养功效：能改善孕妈妈便秘，有助于缓解孕吐。

虾仁蛋炒饭

原料 熟米饭1碗，水发香菇3朵，虾仁5个，胡萝卜丁、莴苣丁各50克，鸡蛋1个，盐、葱花、蒜末各适量。

做法 ❶ 水发香菇洗净切丁；鸡蛋打入碗中。❷ 锅倒油烧热，放鸡蛋液炒成蛋花，盛出。❸ 锅中倒油，下蒜末炒香，倒入虾仁翻炒至七成熟，下香菇丁、胡萝卜丁、莴苣丁、米饭炒匀，调入盐、葱花，翻炒几下入味即可。

营养功效：有利于本月胎宝宝骨骼、牙齿和头发健康生长。

常见不适，专家来支招

孕 3 月，孕妈妈除了孕吐症状外，可能还会出现其他不适症状，其中有些是因怀孕产生的生理反应，需要及早治疗。孕 3 月的孕妈妈可能会遇到哪些不适呢？听听专家的说法。

腹痛、阴道流血警惕葡萄胎

葡萄胎是指女性怀孕之后，子宫内没有胎儿生长，只在胎盘内生长一粒粒水泡。这种胚胎因类似葡萄而得名，所以又称为水泡状胎。如果阴道持续或间歇性地见红，还伴有腹痛，这是葡萄胎自然流产的症状。

鼻出血，不可大意

怀孕后血中的雌激素量要比怀孕前增加 25~40 倍，在雌激素影响下，鼻黏膜肿胀，易于破损出血。鼻出血时，孕妈妈要镇静，因为精神紧张，会使血压增高而加剧出血，如果血液流向鼻后部，一定要吐出来，不可咽下去，否则会刺激胃黏膜引起呕吐，呕吐时，鼻出血必然增多。

如果孕妈妈反复发生鼻出血，需到医院进行详细检查，化验是否存在局部或全身性疾病，以便针对原因，彻底治疗。

患了脚气，能用药吗

孕期患上脚气，主要是因为内分泌变化的缘故，要靠自身的调理，短期内很难恢复。怀孕期间除了要承担自身的营养需求外，还要承担胎宝宝的营养供给，对孕妈妈营养的均衡摄入提出了更高的要求，同时很多孕妈妈由于妊娠反应导致营养供给不足，尤其是维生素 B_1 的缺乏极易引起脚气。

孕期脚气一般是不会影响胎宝宝的，不需要担心。孕妈妈可以适当外用达克宁，但是注意用药后要洗手，尽可能避免接触脚部。此外，孕妈妈还可以采用以下 2 种较为安全的方法：适量盐和姜或黄豆，加热至沸，不烫时洗脚；或用米醋泡脚或浸洗，简单有效。

平时饮食注意补充 B 族维生素，适当吃些杂粮饭、红豆饭，喝红豆汤等，有助于缓解脚气症状。

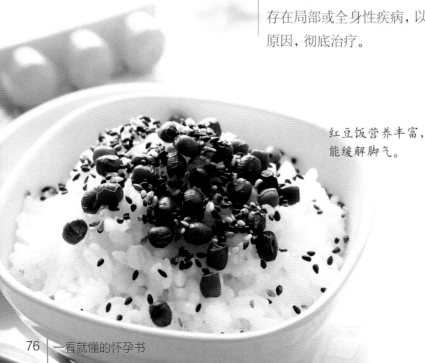

红豆饭营养丰富，能缓解脚气。

肚皮痒是怎么回事

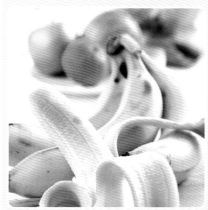

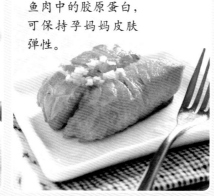
鱼肉中的胶原蛋白，可保持孕妈妈皮肤弹性。

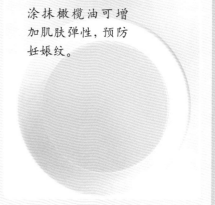
涂抹橄榄油可增加肌肤弹性，预防妊娠纹。

多吃富含维生素的食物
苹果、香蕉等水果及绿色蔬菜中含有丰富的维生素，孕妈妈适当多吃，可提高皮肤的弹性。

吃点鱼肉
鱼肉中含有丰富的蛋白质和胶原蛋白，能令皮肤细胞更饱满，有助于缓解妊娠纹的产生。

涂点橄榄油
每次洗澡后，用手指蘸取点食用橄榄油涂在肚皮上，以及痒的位置，可以缓解痒痒的感觉。

孕妈妈肚皮痒，大多是由于这时子宫开始增大，肚皮有一定幅度的拉伸造成的，是开始长妊娠纹的前兆。不过每个孕妈妈的皮肤弹性和个人体质不同，所以出现妊娠纹的时间也不同，孕妈妈可以多吃一些富含维生素的蔬菜、水果，控制下体重的增长，或者用西瓜皮、黄瓜片等擦一擦，也可以缓解。

孕期痘痘横行，有好的祛痘方法吗

怀孕后受激素的影响，孕妈妈皮肤的皮脂腺分泌量会增加，有些孕妈妈脸上就会长痘痘，但是不可随意涂抹祛痘药膏，因为再好的祛痘霜也不可能与"毒"隔绝，怀孕时应尽量避免使用，以免影响胎宝宝神经系统的生长发育。

孕妈妈平时多吃蔬菜水果，注意补充水分，适当运动，以改善新陈代谢和便秘，痘痘自然会消下去的。

尿频怎么办

进入孕3月，有的孕妈妈会出现尿频现象，这主要是由孕激素的影响，以及增大的子宫上移至骨盆腔内压迫膀胱，影响其贮存尿液所致，是孕期的正常现象，孕妈妈不要太担心。只要没有尿急、尿痛、尿不尽的症状，就不必紧张。

建议孕妈妈别憋尿，多上几次卫生间即可。在饮食方面，口味不要太重，睡前排空尿液。有流产史的孕妈妈，孕早期尽量多卧床休息，不要过分紧张。

孕3月体重管理小帮手

孕3月有的孕妈妈体重不增反降，孕妈妈可能会有点担心。但其实，这是正常现象，孕妈妈不必过于担心。对现代孕妈妈来说，孕期出现营养不良的现象很少，更多的问题反而是过度摄入营养，所以从怀孕开始，孕妈妈每个月都要关注体重，为生育健康宝宝加油。

孕期增长体重胎宝宝占多少

孕期孕妈妈身体发生一系列变化，增加的体重不仅是胎宝宝的重量和自身的脂肪组织，其他方面的变化也会导致增重，具体情况可参看下表。不过，这只是一个平均值，仅供参考。

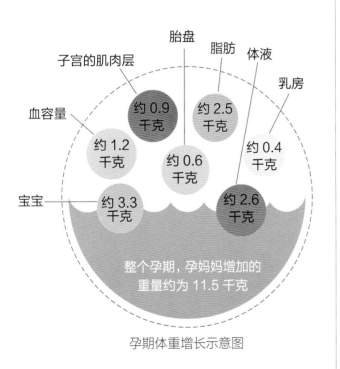

子宫的肌肉层　胎盘　脂肪　体液　乳房

血容量

约0.9千克

约2.5千克

约1.2千克　约0.6千克　约0.4千克

宝宝

约3.3千克　约2.6千克

整个孕期，孕妈妈增加的重量约为11.5千克

孕期体重增长示意图

这个月体重降低了怎么办

通常随着胎宝宝的增长，孕3月的孕妈妈体重会比孕前略有增长，但有的孕妈妈因为妊娠反应严重，食欲缺乏，也会出现体重不增反降的情况。遇到这种情况，只要孕妈妈没有出现明显的营养不良症状，就不需要采取特殊措施。待孕妈妈度过这段妊娠反应期，胃口渐好时，适当增加营养摄入，体重很快就会增上来。

不必担心长得太快

怀孕前3个月的孕妈妈体重一般不会发生较大的变化，所以在孕3月大多数孕妈妈都不必担心体重增长过快。由于此时还有孕吐反应，孕妈妈不必在饮食上过于在意，想吃什么就吃什么，在能吃的时候，尽量多吃一些，以免孕吐来了，吃不下。

如果有个别孕妈妈在孕3月中体重增长很快，那么就要控制下饮食，每天吃完晚饭后，散步1小时，以控制体重增长速度。

三餐有时，瘦身更容易

科学合理的就餐时间，符合身体的活动规律能为身体的新陈代谢助力，让身体变成易瘦体质。

营养专家推荐了最佳的三餐时间，孕妈妈可以根据自己的生活规律，参考一下。

早餐：最佳时间 7：00~7：30。这时胃肠道已完全苏醒，消化系统开始运转，这时吃早餐能高效地消化、吸收食物的营养。

午餐：最佳时间 12：00~12：30。中午 12 点后是身体能量需求最大的时候，这时需要及时补充能量。

晚餐：最佳时间 18：00~18：30。如果吃得太晚，与就寝时间离得过近，食物消化不完就睡，不仅睡眠质量不佳，还会增加胃肠负担，也容易诱发肥胖，导致多种慢性病。

除了一日三餐外，孕妈妈还需要加餐，营养专家也给出了最佳时间。

上午加餐在 10：30 左右。上午 10：30 左右，人体新陈代谢速度变快，大部分人往往会隐隐感到有些饿，这个时间需要加餐来补充能量。

下午茶在 15：30 左右。下午茶要合理搭配，可以像正餐那样搭配，挑选两三种具有互补作用、可以保证营养均衡的食物，如饼干配 1 杯牛奶，或者 1 块蒸红薯配 1 小份沙拉。别担心下午茶会增加热量，这时候吃得好，晚餐就会吃得少了。

有的孕妈妈在晚上可能也会饿，如果想要瘦身，最好睡前 4 小时不要吃东西，孕妈妈可适当忍一忍。若实在忍不了，最好在 21：00 之前吃，而且最好控制食物的量，宜选择流质的食物，如牛奶、蔬菜汁等。

散步还是最主要的运动

只要天气和身体允许，孕妈妈最好坚持去户外散步。散步的地点适宜选择在林荫道、江边、公园或郊外等空气新鲜人又少的地方。这样，孕妈妈不仅可以欣赏风景，还可促进身体的血液循环，增强腹部肌肉及骨盆肌肉和韧带的力量。

孕 3 月适宜做的运动

适宜运动	益处	运动要点
游泳	帮助肌肉放松，缓解疲劳	最好有家人陪同
散步	放松身体、调节心情	最安全的孕期运动，只要身体允许，随时都可以做
慢舞	增加对身体的控制力和柔韧性	避免难度大的动作，最好在专业人士的指导下进行

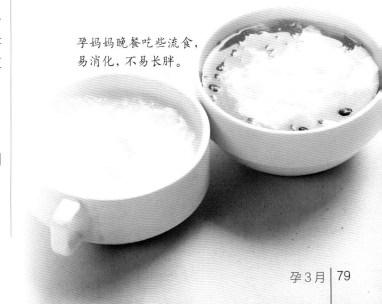

孕妈妈晚餐吃些流食，易消化，不易长胖。

贴心小叮咛

孕 3 月

孕早期的 3 个月是喜悦、紧张与不适并存的 3 个月。

在孕 3 月，孕妈妈和胎宝宝会有哪些变化，产生什么样的状况，生活中需要注意哪些方面，如何让胎宝宝在肚子里安心住下去呢，一起来看看吧。

- **总是吐也要吃**。因为妊娠反应，这个月孕妈妈可能总是吐，不想吃东西，孕妈妈要告诉自己，为了胎宝宝，即使吐也要吃。平常适当多吃些清爽的蔬菜和水果，也会缓解孕吐。

- **别忘记产检建档**。尤其是想要在大医院建档的孕妈妈，尽量及早搞定这件事，因为大医院的床位一向很紧张，如在医院的期限之内还没有办理，孕晚期若孕妈妈出现意外时，医生会因无法获得孕妈妈以往的产检状况而可能延长确诊时间。

- **建档医院可以考虑离家近的**。选择就医条件和环境相对较好的，这样在产检时，孕妈妈更方便，家人也比较省力。

- **仍然要小心致畸因素**。孕 3 月还是胎宝宝神经系统发育的关键时期，外界因素仍然很容易影响到胎宝宝，所以孕妈妈要格外小心，避免重金属、化学物质以及电磁辐射等致畸因素的影响。

- **从这个月开始，孕妈妈会发现阴道分泌物变多**。孕妈妈可能还会出现灼热、瘙痒，这是因体内孕激素持续旺盛分泌所致的，孕妈妈不必惊慌。此时可使用清水清洗外阴，缓解症状。但如果分泌物增多，并伴有异味，则可能是炎症，宜及时就医采取治疗措施。

备忘录

孕妈妈开始第一次系统的产检了，领到《母子保健健康档案》了吗？将这个特别的日子记下来吧 _____

第一次做 B 超检查了吧？第一次听见胎宝宝的心脏怦怦跳动的声音，有什么感觉？写下来吧，以后可以制作成胎宝宝成长日记，等宝宝出生后，给宝宝一份惊喜：____
_____

从本月开始，孕妈妈就要开始每月一次的产检了。孕妈妈和准爸爸一起做一个产检日期提醒吧！孕 4 月的产检是哪一天呢？写下来，提醒下自己：_____
_____

因为孕吐以及内分泌的变化，孕妈妈的情绪波动可能比较大，多想想这 3 个月来有趣的事情吧。想出 5 件事，写下来：

1._____   2._____

3._____   4._____

5._____

心情是不是变得好些了呢？从现在开始，每天都要找到 5 件令自己感动的、美好的事写下来，孕妈妈会发现每天都过得非常精彩。

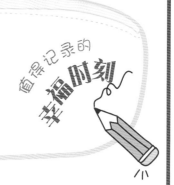

值得记录的
幸福时刻

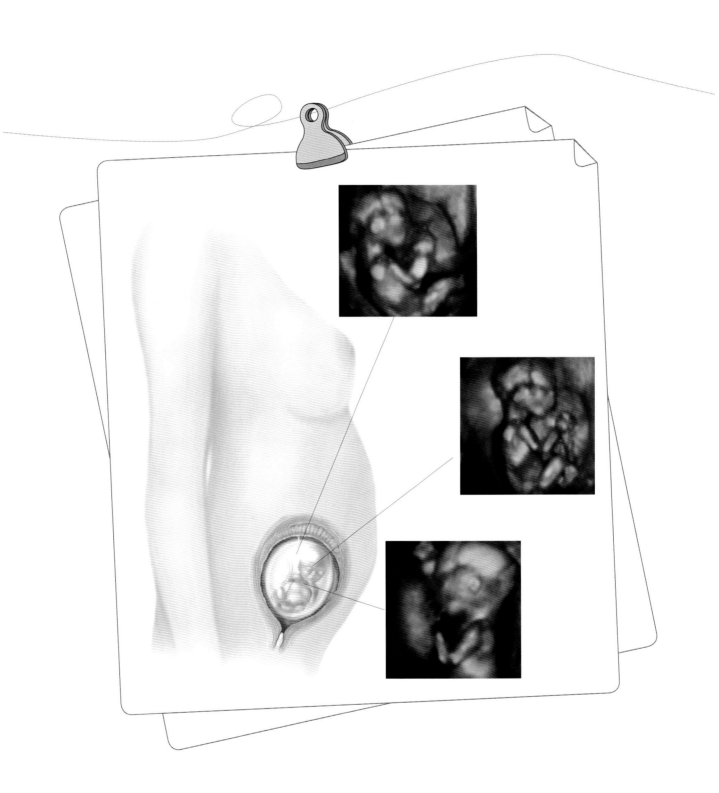

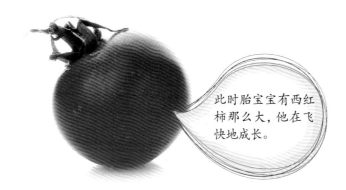

此时胎宝宝有西红柿那么大，他在飞快地成长。

孕4月

进入孕4月，孕吐消失了，胃口也渐渐好了，孕妈妈轻松、甜蜜的日子正式开始啦！从这个月起，胎宝宝已经非常稳固地在妈妈的肚子里"安营扎寨"了，外界环境对他的影响变小了，孕妈妈终于度过了孕早期的危险期，开始进入相对舒适、稳定、安全的孕中期了。

一图读懂你和宝宝变化

孕4月，胎宝宝的生长势头可是非常迅猛，体重会达到100克以上，大小会像一个西红柿那么大，骨骼开始发育，软骨逐渐开始硬化，原来偏向两侧的眼睛开始向前集中，看起来更漂亮了。

此时胎宝宝已经初具人形了，但是小细节方面还在持续发育，胎毛已经布满全身了，头发也已经开始生长，小胳膊和小腿已经长成，而且能够活动了，比如翻身、翻跟头、踢脚等，到了月末，孕妈妈就能感受到胎动了，孕妈妈和准爸爸准备好迎接这神奇的一刻了吗？

从这个月开始，男宝宝和女宝宝的身体发育开始不一样了，如果是女宝宝，子宫输卵管都已经各就各位，如果是男宝宝，生殖器已经清晰可见了。孕妈妈可以给宝宝取个小名了。

孕妈妈要注意

这个时期，妊娠反应基本上已经消失了。孕妈妈的肚子已经大了起来，开始显山露水了。此时不必遮遮掩掩，穿上孕妇装，你就是一个孕味十足的孕妈妈。

☞ 本月子宫变得如成人的拳头大小了，肚腹开始鼓起。

☞ 孕妈妈不再孕吐了，胃口渐渐好转，注意补充均衡的营养。

☞ 胎盘已经形成，外界对胎宝宝的影响减小，孕妈妈如有旅行等计划，谨慎准备后，也可以去实施了。

孕妈妈情绪变化

虽然此阶段妊娠反应的停止、呕吐的消失使孕妈妈的身体好转，但怀孕还是会给孕妈妈带来许多不适。很多孕妈妈会出现精神不适现象，表现为烦躁、情绪难以控制等，孕妈妈要有意识地多调整，准爸爸也要体贴孕妈妈。

此时，准爸爸可多陪伴在孕妈妈身边，多和她聊聊天，多照顾她，帮她缓解烦躁的情绪，让她保持放松、愉快的心情。

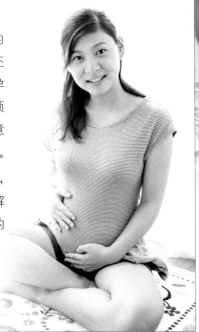

胎宝宝能听见声音了

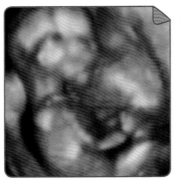

虽然胎宝宝的耳朵还没有发育完全，但是他已经能够聆听声音了。所谓的聆听，就是感受，如果皮肤有了震动，他就会有所反应。

❤ 大脑区域更加细分了，有了嗅觉、味觉、听觉、视觉以及触觉的细分。

❤ 听觉神经已经建立，但依然在持续发育。

❤ 视网膜开始形成。

❤ 耳朵正向两边移动，越来越像小人了。

胎宝宝开始自主"练习"呼吸了

胎宝宝能动了

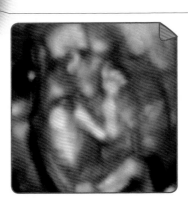

在近3个月的神经快速发育基础上，胎宝宝的神经网络基本建立了，并开始工作，胎宝宝能动手动脚，弯曲、伸展手和脚的各个关节了。

❤ 胎宝宝的骨骼成为像橡胶一样的软骨，并开始硬化。

❤ 神经系统已经能指挥他协调运动了。

❤ 胎宝宝能自己翻身、翻跟头、踢脚了，但由于羊水的缓冲作用，孕妈妈的感觉不那么明显。

❤ 小胳膊和小腿已经长成，各个关节能灵活运动了。

本月常见不适

孕4月，增大的子宫会压迫孕妈妈器官，从而产生不适。孕妈妈可能会出现便秘、小腿静脉曲张等症状。针对孕期不适，孕妈妈可提前了解，做到心中有数。

明明白白做产检

这个月，需要做的检查项目很多，除了血压、体重、血常规等基本检查外，本月还有一项重要的唐氏筛查要做，孕妈妈最好提前了解一下，以便提前做好准备。另外，由于子宫的增大，从本月起，孕妈妈可能要进行宫高、腹围的例行检查，孕妈妈也可以自己学习测量方法，自己也能测量。

孕 4 月产检项目

由于本月要做唐氏筛查，需要抽血检验，所以孕妈妈最好是在上午检查，因为经过一夜的休息与代谢，血液中各种成分更稳定，这样检查出的结果比较准确。

产检项目	检查内容和目的	标准值
体重检查	若妊娠期间体重增加平均每周超过 0.5 千克时，多有水肿或隐性水肿	14 周以前每周可增加 0.1 千克；15 周以后，每周可增加 0.45 千克
血压检查	检测孕妈妈是否患有高血压或低血压	平均血压在 110/70~120/80 毫米汞柱为正常
水肿检查	如果出现下肢水肿，指压时有明显内陷，休息后水肿不消退时，建议赶紧测量血压	指压时下肢不内陷且血压不偏高即为正常
唐氏筛查	唐氏筛查是化验孕妈妈血液中的甲型胎儿蛋白（AFP）、人绒毛膜促性腺激素（HCG）、游离雌三醇(uE3)和抑制素 A（Inhibin -A）的浓度，并结合孕妈妈的年龄，运用计算机精密计算出每一位孕妈妈怀有唐氏综合征胎儿的概率	甲型胎儿蛋白（AFP）一般范围为 0.7~2.5 MOM；人绒毛膜促性腺激素的正常值 <10mIU/mL；游离雌三醇参考值：孕早期 0~300 纳克 / 升；孕中期 1000~8000 纳克 / 升；孕晚期 5000~27000 纳克 / 升
测量宫高、腹围	测宫高和腹围是最直接获得胎宝宝生长数据的方式	从孕 16 周开始，宫高每周增长 0.8~1.0 厘米；腹围平均每周增长 0.8 厘米
尿常规检查	便于医生了解肾脏的情况	正常：尿蛋白、糖及酮体均为阴性
血常规检查	检查母亲是否贫血和有感染等	血红蛋白计数 110~160 克 / 升

注：以上产检项目和标准值可作为孕妈妈产检参考，具体产检项目以各地医院及医生提供的建议为准。

唐氏筛查检查内容	作用
HCG（人绒毛膜促性腺激素）	主要检查 HCG 的浓度，医生会将这些数据连同孕妈妈的年龄、体重及孕周通过计算机测算出胎宝宝患唐氏综合征的危险度
AFP（甲胎蛋白）	是女性怀孕后胚胎肝细胞产生的一种特殊蛋白，起保胎作用，这种物质在怀孕第 6 周就出现了，随着胎龄增长，孕妈妈血中的 AFP 含量越来越多，最多时可达 1 毫克 / 毫升。胎宝宝出生后，妈妈血中的 AFP 含量会逐渐下降至 0.02 毫克 / 毫升（相当于健康人的正常含量）
危险度	是一个比值，例如报告单中显示的是 1:40000，表明在 40000 个具有相同数据的孕妈妈中，仅有一人的胎宝宝具有患唐氏综合征的危险。一般来讲，这个比值低于 1/270，就表示危险度较低，胎宝宝患唐氏综合征的概率很低。但筛查也有假阴性
结果	孕妈妈在拿到报告单后最需要关注的就是结果了，"低风险"即表明低危险，孕妈妈大可放心。但万一出现"高危"字样，孕妈妈也不必惊慌，因为高风险人群中也不一定都会生出唐氏儿，这还需要进行羊水细胞染色体核型分析来确诊

专家详解你的产检报告

☞ 看懂唐氏筛查报告单

一般在怀孕第 15~20 周会进行一次唐氏筛查，即唐氏综合征产前筛选检查。唐氏综合征是一种最常见的染色体疾病，一般是通过检查孕妈妈血清中甲型胎儿蛋白（AFP）和人绒毛膜促性腺激素（HCG）的浓度，结合孕妈妈预产期、年龄、体重和采血时的孕周，计算出唐氏儿的危险系数。

其实，唐氏筛查只能判断胎宝宝患唐氏综合征的概率，不能明确是否患上，即使化验指数正常，也不能保证胎宝宝肯定不会患病。

另外，值得一提的是唐氏筛查有假阴性，一般唐氏筛查会结合孕 3 月或孕 4 月做的 B 超检查一起来协同诊断，会大大提高唐氏筛查的准确性。一般在孕早期或孕 4 月，胎宝宝的皮肤还是透明的，通过 B 超可以看见胎宝宝颈部后侧脂肪厚度，唐氏儿的颈部脂肪厚度与正常胎宝宝厚度会有明显差别，因此，孕妈妈每月的产检一定要按要求做，这是确保生育健康宝宝的前提。

一次过产检，专家来帮忙

唐氏综合征的发病率有很大的随机性，年龄超过 35 周岁的孕妈妈，发病率高，但正常育龄女性也有这种可能。因此，每个孕妈妈都应该在孕 15~20 周做唐氏筛查。

做唐氏筛查时无需空腹，但与月经周期、体重、身高、准确孕周、胎龄大小有关，最好在检查前向医生咨询其他准备工作。另外，有些医院并没有做唐氏筛查的资质，需提前了解。

本月特别关注：谁说孕期不能旅行，现在可以了

经过了前3个月的小心翼翼，到了孕4月，憋了3个月的孕妈妈终于可以外出旅行了。此时胎盘已经完全形成，并扎根于子宫中，胎宝宝现在很稳定，所以孕4月到孕5月，是最适合孕妈妈外出旅行的时间。有外出计划的孕妈妈，趁着这段美好的孕期，赶紧出行吧。

制定合理的旅行计划

孕妈妈出行毕竟与孕前出行不一样，考虑到身体因素，出行还是要谨慎，并做好出行计划才好。

1 孕妈妈旅行不宜过度疲劳，所以行程不宜紧凑，旅行团一般不适合孕妈妈参加，定点旅行、半自助式的旅行方式则比较适合。

2 在旅行地点的选择上，宜选择人少，天气比较好的，而且不要安排爬山等活动，宜提前了解旅行地的交通、医疗与社会安全等状况。

3 在旅行时间的安排上，宜选择非节假日。通常节假日出行，各地旅行的人都比较多，交通、饮食都比较乱，不适合孕妈妈。

此外，孕妈妈在计划出行前，最好向自己的医生咨询一下自己的身体情况是否适合出行，医生也会根据孕妈妈的情况给出出行建议。

孕妈妈旅行准备宜充足

孕妈妈容易疲劳，旅途不宜太长，最好选择车程较近的，有青山绿水、新鲜空气的地方。

旅行除了准备宽松舒适、方便替换的衣服外，最好多带一个小型的海绵枕头或软垫，可以让孕妈妈在乘坐飞机、火车、汽车时靠着休息。行李、食物不需要带太多，以免增加旅途负担。

每个旅行者都要准备些药品在身边，孕妈妈除了遵守以上规则外，还要考虑药物在怀孕期间的安全性，所以出发前，请教医生是很重要的。另外，准备一些对胎宝宝无伤害的抗腹泻药、抗疟疾药及复合维生素，也是非常必要的。

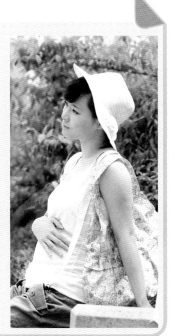

最好和家人一起出行

孕妈妈旅行途中最好全程有人陪同，可以是准爸爸、家人或姐妹等关心、爱护自己的人，这样不但会使旅程较为愉悦，而且当孕妈妈觉得累或不舒服的时候，可以得到照顾，或视情况改变行程，这样可以使孕妈妈有个安全快乐的旅行。

孕妈妈旅行注意事项

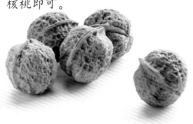

每天吃 3~5 个核桃即可。

别忘记带上小零食

孕妈妈容易饿，外出时可能无法及时找到餐馆，因此在旅行中常备一些小零食，以备不时之需。孕妈妈可以准备些如坚果、水果、芝士、酸乳酪等营养又好吃的食物。

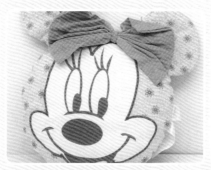

准备个小靠垫

旅行中久坐或者久站会令孕妈妈腰部酸痛，所以提前准备个小靠垫是非常有必要的。坐着时可以垫在孕妈妈腰后，久站之后，也可以垫上靠垫随时坐下休息。

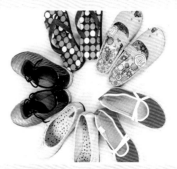

要穿宽松舒适的平底鞋

旅行时难免要走路，而且孕妈妈到下午时，脚可能会有些肿，所以一双合脚的舒适的平底鞋也是必需的。

需要注意的是，孕妈妈在旅行过程中一定不要憋尿。从孕 3 月开始，随着子宫的增大，孕妈妈可能会出现尿频的现象，旅行中可能会遭遇找不到卫生间的情况，所以孕妈妈要充分利用休息停顿的时间方便，如果没有发现公共卫生间，也可以暂时去附近的餐馆。

此外，旅行时也要注意饮食安全，要按时吃饭，不要吃不熟的食物，也应避免进食生冷、不干净的食物。

孕妈妈乘飞机须知

一般航空公司对孕 8 月以内的健康孕妈妈乘机没有限制，但孕妈妈选择飞机旅行时，还是要注意：

1 孕妈妈在办理登机牌时可向工作人员说明情况，看是否能够换到靠前及靠近过道的位置。

2 安检时告知工作人员，请他们帮忙拎行李，安排登机。

3 若座位不舒服，可向工作人员要靠垫。

4 行李安放可请工作人员帮忙。

出行安全是第一原则

孕妈妈的出行一定要以安全为大前提，不要选择快艇或摩托车等刺激性交通工具。在游玩的过程中，一些剧烈的、需要大体力完成的项目也不要参加。整个旅行都要量力而行，若感觉疲劳则要稍事休息。

若孕妈妈要出国旅行，在注射疫苗之前，一定要询问医生，经过医生的认可和确认后再注射。

"和家人一起自驾出游，孕妈妈一定要系好安全带，每隔 90 分钟就停下来走一走。"

孕期生活无小事

孕 4 月很多孕妈妈的妊娠反应开始消退，孕妈妈可以大大地松口气了，但由于身体的变化，生活上的一些细节问题该注意了，比如牙齿、妊娠纹等，孕妈妈及早做好措施，会让孕晚期的生活轻松很多。除此之外，孕妈妈还要注意保持身心的平静，以及注意衣食住行的小细节。

摆放花草需谨慎

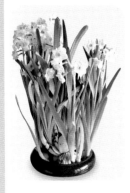

有些花草可能会让孕妈妈产生不适，所以孕妈妈的居室不宜出现这类花草。

常见花草	对孕妈妈的伤害
茉莉、丁香、水仙等具有浓郁香味的花卉	易引起孕妈妈食欲下降，甚至恶心、呕吐、头痛
万年青、五彩球、洋绣球、迎春花等	可能导致孕妈妈皮肤过敏
夜来香、丁香	这些花草吸进氧气，呼出二氧化碳，会与孕妈妈抢夺氧气

孕妈妈应保护好视力

怀孕后，孕妈妈会发现自己眼睛特别容易累，经常出现眼睛酸涩的情况，此时应注意保护眼睛。

孕妈妈不宜随便使用眼药水，以免对胎宝宝造成影响。最好的方法是每连续工作 2 个小时后，就抽空闭目养神 5 分钟。若觉得眼睛酸涩或疲劳，就站起来活动或者眺望远处的绿景。孕妈妈也可以在自己办公室摆放一些绿色植物，在工作间隙看一看，不仅能缓解视觉疲劳，还能净化空气。

选择孕妇专用内衣

怀孕时，乳房是从下半部往外扩张的，增大情形与一般文胸比例不同，因此，应该选择专为孕妇设计的文胸，这类文胸多采用全棉材料，肤触柔软，罩杯、肩带等都经过特殊的设计，不会压迫乳腺、乳头，造成发炎现象。

从怀孕到生产，乳房约增加原先罩杯的两倍，孕妈妈应根据自身乳房的变化随时更换不同尺寸的文胸，不能为了省事而一个尺码用到底。

外出游玩穿出漂亮孕妈妈造型

外出游玩时可以穿连体衣，连体衣利落有型，简约的设计和大面积的色彩会让孕妈妈一出现就成为全场的焦点。条纹基调的连体衣还能摇曳出动感的节奏，配上简单的人字拖鞋，休闲而时尚。

A 字形的中长款上衣，可以有效遮盖隆起的腹部，搭配长裤穿，可以从视觉上让孕妈妈显得高而瘦。此类衣服也是上班族孕妈妈的选择。

及早关注牙齿

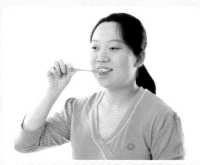

勤刷牙

除了正常的早晚刷牙之外，如果午饭后要小睡，最好再补刷一次。吃完东西要记得把食物残渣清理干净，不让细菌有可乘之机。

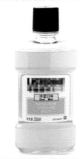

勤漱口

除了一天三次刷牙，每次吃完东西都要用温水漱口，或用医生专门指定的漱口水漱口。

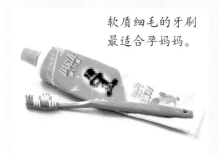

软质细毛的牙刷最适合孕妈妈。

选择好牙刷和牙膏

选择软质、细毛、刷头很小的牙刷，并且每 3 个月务必更换。不需要用药物牙膏，使用具有一般清洁功能的牙膏就可以。

怀孕会带来很多改变，包括牙齿，孕妈妈可能会发现自己的牙龈经常出血。这是因为怀孕之后内分泌的变化使得牙齿格外脆弱，极易让一些病菌和毒素乘虚而入，再加上孕妈妈可能一天吃好多东西，致使口腔不洁造成。因此，除了要勤刷牙、勤漱口外，从备孕时期就要进行口腔检查，这也是保证孕期口腔健康的重要方法。备孕时期开始检查口腔、牙齿，如有牙齿问题，及早进行治疗。

孕妈妈要注意腰背痛

孕 4 月，孕妈妈逐渐增大的子宫开始给周围器官和肌肉带来压力，加上孕妈妈工作需要久坐等情况，使孕妈妈容易感到腰背酸痛。而随着胎宝宝的成长，这种疼痛还会放射到下肢，引起一侧或两侧腿痛。

防止出现这类疼痛最好的方法是保证充分休息，尽量避免长久站立，或经常弯腰。同时孕妈妈还宜穿柔软轻便的低跟鞋或平底鞋，以缓解孕妈妈脊椎的压力，减轻腰背痛的症状。若腰痛厉害，孕妈妈可多摄入钙质丰富的食物，或者用热水袋热敷的方法来缓解腰痛。

"别太担心，孕育是一件非常自然的事，大多数孕妈妈最终都会平安生下健康宝宝。"

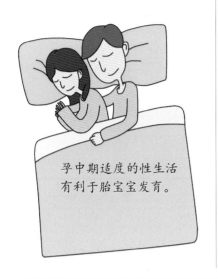

孕中期适度的性生活有利于胎宝宝发育。

孕期性生活讲究多

孕 4 月后，孕妈妈不必对性生活敬而远之了，适度的性生活有利于胎宝宝的发育。不过，还需要注意细节。

1 最好使用安全套。可以减少体液的接触，避免引起孕妈妈阴道感染、子宫颈发炎以及早期破水等情况。

2 孕妈妈及准爸爸在房事前要排尽尿液、清洁好私处，选择不压迫孕妈妈腹部的姿势。

3 动作宜轻柔，不宜深入，频率不宜太快，每次时间不超过 10 分钟。

4 性生活后，孕妈妈也要做好私处卫生，并排尿，以防感染。

5 性爱过程中，如果孕妈妈感到腹部发胀或疼痛，应暂时中断休息一会儿，等胀痛感消失后，再继续。

如果体位让孕妈妈很不舒服，准爸爸要关注孕妈妈的反应，双方配合，才会让孕期性生活更快乐。

孕期喝水宜谨慎

因为尿频和内分泌变化，孕期水分的需要比平时要多，孕妈妈要掌握安全饮水的原则，以保障孕期及时补充水分，避免不良水质的危害。

不能口渴才喝水	口渴说明体内水分已经失衡，孕妈妈饮水应至少每隔 2 小时一次，每天共 1600 毫升
不喝没有烧开的水	水中的氯与水中残留的微生物、残质会对身体造成损害，应烧开后再饮用
别喝久沸的开水	水在反复沸腾后，水中的亚硝酸银、亚硝酸根离子以及砷等有害物质的浓度相对增加。长期喝久沸的开水，会导致血液中的低铁血红蛋白结合成不能携带氧的高铁血红蛋白
不喝在热水瓶中贮存超过 24 小时的开水	随着瓶内水温的逐渐下降，水中含氯的有机物会不断地被分解成为有害的亚硝酸盐，对身体的内环境极为不利
不饮浓茶	茶叶中含有咖啡因，不利于胎宝宝的生长发育，孕妈妈最好不喝

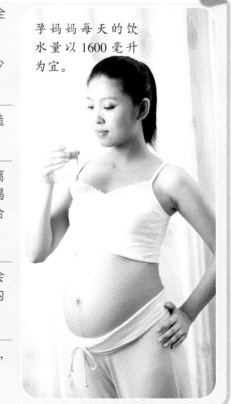

孕妈妈每天的饮水量以 1600 毫升为宜。

养成定时大便的习惯

大多数孕妈妈都有便秘的问题，为预防这类不适的产生，孕妈妈最好养成定时大便的习惯。可在早上起床后、早餐后或睡觉前，不管有没有便意，都按时去厕所，慢慢就会养成按时大便的习惯。

此外，除了定时以外，孕妈妈一有便意也要马上去厕所，及时应答身体的信号不至于让肠道越来越"懒"，否则会使便秘愈加严重，甚至引起痔疮等问题。孕妈妈排便时最好使用坐式马桶，以减轻下腹部血液的淤滞和痔疮的形成。

别在空调房待太久

空调房里凉爽舒适，但是在里面待久了，孕妈妈可能会像许多人一样，出现头昏、疲倦、心情烦躁的现象。

一项研究显示，长期在空调环境里工作的人50%以上有头痛和血液循环方面的问题，而且特别容易感冒。这是因为开空调需要关闭门窗，这使得室内空气流通不畅，负氧离子减少，而且空调本身也特别容易堆积灰尘，滋生真菌。所以孕妈妈若经常使用空调，建议定期清洗空调防尘网，时刻保证空调清洁。

另外还要定时开窗通风，使室内流入新鲜空气。还有，天气不太热的情况下，可以使用电风扇，但不宜直吹。

"对于生活中的小细节，孕妈妈不可掉以轻心，仍旧要细心、谨慎，避免危险的发生。"

夏季吹空调别贪凉

随着孕周的增长，孕妈妈会越来越怕热，如果是夏季，更让孕妈妈感到难熬。孕妈妈可以用空调，但一定要注意避免过凉导致感冒，将空调的温度定在24~28℃，最好不低于26℃，室内感觉微凉就可以了，切忌温度太低，和室外温差太大。孕妈妈皮肤的毛孔比较疏松，容易受风，并且孕妈妈要避免自己正对着空调的冷风。

在空调房待一两个小时后，要提醒自己打开窗户，开窗通风15~20分钟，以免空调房中空气不流通，导致病菌积聚过多，引起感冒等。

注意腹部保暖

夏天，孕妈妈的卧室要注意空气流通，在保证空气流通的同时，睡觉时应用薄被盖好腹部，以防胎宝宝受凉。此外，在办公室的时候，孕妈妈也应该备一条毛巾毯，午睡或感觉有点凉的时候盖上。

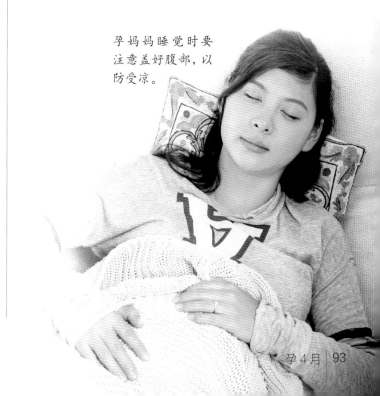

孕妈妈睡觉时要注意盖好腹部，以防受凉。

饮食营养方案

进入孕 4 月,大多数孕妈妈的妊娠反应逐渐消失,胃口也渐渐变好,而胎儿的发育开始加速,
所需营养大大增加,孕妈妈需要摄入的营养也应逐步增加。孕妈妈在保证蛋白质、维生素、
矿物质等营养的摄入外,还宜注重多摄入促进大脑发育的食物。

一表速查本月胎儿所需营养素

这个月胎儿的发育加速,对各种营养的需求都在增加,孕妈妈在保证各营养素均衡摄入的基础上,还宜
增加以下各营养素的摄入。

营养素	对发育的作用	常见的食物	每天所需营养量
蛋白质	蛋白质是构成细胞的基本物质,在整个孕期都要保证合理、均衡的蛋白质的摄入	肉、蛋、奶,黄豆及豆制品	80~100 克
脂肪	是胎宝宝生长发育的必需营养,本月由于胎宝宝进入急速生长阶段,孕妈妈要格外关注一下脂肪的补充	日常生活中食用的豆油、菜子油、花生油、芝麻油等植物油和核桃、松子、花生等坚果以及鱼、虾、动物内脏等都富含脂肪	每天摄入约为 60 克(包括烧菜用的植物油 25 克和其他食物中含的脂肪)。切忌不可摄入过多,以免引起孕妈妈体重增加过快
β-胡萝卜素	本月胎宝宝腿的长度会超过胳膊,这就意味着孕妈妈要适当摄取 β-胡萝卜素了,它能保障胎宝宝视力和骨骼的正常发育	存在于深绿色或红黄色的蔬菜和水果中,如胡萝卜、西蓝花、菠菜、空心菜、红薯、芒果、哈密瓜及甜瓜等	每天摄取 6 毫克 β-胡萝卜素,相当于每天食用 1 根胡萝卜,基本上就可以满足身体所需
多种维生素	为了帮助身体对铁、钙、磷等营养素的吸收利用,这个月要相应增加维生素 A、维生素 B_1、维生素 B_2、维生素 C、维生素 D、维生素 E 的供给	可以尽量多地选择各种蔬菜和水果,比如西红柿、胡萝卜、茄子、白菜、葡萄、橙子等	只要孕妈妈每天多摄入不同的蔬菜和水果,即可保证胎宝宝先天体质和智力发育良好,健康又聪明
钙	本月胎宝宝的骨骼正在硬化,并快速发育,需要补充大量的钙	奶、蛋、虾、鱼、瘦肉,黄豆及豆制品中含有丰富的钙	1000~1200 毫克

多摄入促进大脑发育的食物

孕妈妈除了注意饮食多样，均衡营养外，还要注意多摄入促进大脑发育的食物，如亚麻酸和"脑黄金"。

亚麻酸是不饱和脂肪酸的一种，是构成人体细胞的核心物质，孕妈妈摄入亚麻酸后，在人体多种酶的作用下，亚麻酸会成为机体必需的生命活性因子DHA 和 EPA。DHA 和 EPA 又称"脑黄金"，是大脑细胞的主要成分，也是大脑发育、成长的重要物质。因亚麻酸和"脑黄金"对大脑的特殊作用，孕妈妈宜多摄入。

营养素	最佳食物来源
亚麻酸	食用油中的核桃油、菜子油、大豆油中含量丰富，孕妈妈也可以通过多吃核桃、芝麻等食物来获取
"脑黄金"	多源于鱼类食物中，尤其是海鱼类，如黄花鱼、秋刀鱼、鲔鱼、带鱼等

全面增加营养，妈妈补宝宝壮

孕 4 月，孕妈妈的孕吐症状减轻，可以解放自己，全面地摄取各种营养，吃各种平时喜欢但因为担心发胖而不敢吃的食物。

不过，再好吃、再有营养的食物都不要一次吃得过多，以免造成胃胀或其他不适。一连几天大量食用同一种食物，这也是不可取的，会导致营养摄入的单一化，不利于胎宝宝的健康成长。

减少在外就餐次数

孕妈妈一定要注意控制外出就餐的次数，因为大部分餐厅提供的食物，都是多油、多盐、多糖、多味精的，不太适合孕妈妈的进食要求。若不得不在外面就餐时，饭前应喝些清淡的汤，减少红色肉类的摄入，用餐时间控制在 1 个小时之内。

多吃补钙食物，促进胎宝宝骨骼发育

食补是最好、最安全的补钙方法，每天保证摄入 250 毫升的牛奶，酸奶或配方奶也可。同时多吃富含钙的食物，如豆腐 100 克，鸡蛋一两个，鱼 200 克，虾 100 克，菠菜 150 克，海带 150 克，白菜 150 克，或排骨 200 克，至少保证每天从食物中摄取 600~800 毫克的钙。

此外，孕妈妈每天至少晒太阳 30 分钟，适度的运动也有助于钙质的吸收。如果孕妈妈有腰痛、腿抽筋等缺钙症状，也可以在医生的指导下每天吃钙片，一般 600 毫克就可以。注意看好包装上钙的含量，不同的钙片每片的含量也不同，不能多吃。

虾是补钙的极佳选择，每餐吃 3~5 个即可。

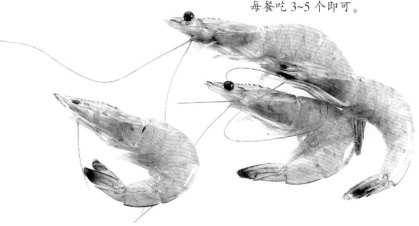

每天吃 2 个猕猴桃就能满足孕妈妈对膳食纤维和维生素 C 的需要。

别把辣椒拒之门外

很多孕妈妈在整个怀孕过程中都不食用辛辣的食物，但万事无绝对，孕妈妈不要因为怀孕，就把辣椒等辛辣的食物拒之门外。适量地食用辣椒对孕妈妈也有一定的好处。

辣椒含有丰富的营养成分，蛋白质、脂肪、碳水化合物、维生素、矿物质通通都包含。辣椒可以给孕妈妈提供全面的营养素，而且适量地食用辣椒还可以增强孕妈妈的食欲，改善孕妈妈的心情。因为辣椒可以刺激口腔及肠胃，增加消化液分泌量，使孕妈妈看见食物后食欲大增，不再愁眉苦脸。

此外，食用辣椒还可以缓解感冒症状以及促进血液循环，改善孕妈妈怕冷、怕风等症状。不过，吃辣椒是把双刃剑，有利也会有弊，尤其是对于孕妈妈来说，一定要控制好辣椒的食用量。如果实在怕辣，也可以通过多吃些彩椒来弥补。

此外，有痔疮、溃疡病、急性或慢性咽炎或经常便秘的孕妈妈最好不吃或少吃辣椒，因为辣椒有刺激血管扩张的作用，会加重不适症状。

补充水果宜适量

不少孕妈妈喜欢吃水果，甚至还把水果当蔬菜吃。有的孕妈妈为了生个健康、漂亮、皮肤白净的宝宝，就在孕期拼命吃水果，她们认为这样既可以充分地补充维生素，将来出生的宝宝还能皮肤好，其实这是片面的、不科学的。

虽然水果和蔬菜都有丰富的维生素，但是两者还是有本质区别的。水果中的膳食纤维成分并不高，但是蔬菜里的膳食纤维成分却很高。过多地摄入水果，而不吃蔬菜，直接减少了孕妈妈膳食纤维的摄入量，还可能引发妊娠糖尿病。

孕妈妈每天水果摄入量保持在 200~300 克即可，即吃 1 个苹果或者 2 个猕猴桃的量。孕妈妈可以每天只吃一种水果，也可以保证每天两种水果的摄入，但每种水果摄入量不宜超过 150 克。

孕妈妈每天吃一两个苹果就足够了。

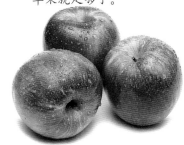

孕 4 月明星菜谱

孕 4 月,孕妈妈在积极补充多种营养的基础上,还宜注意饮食的均衡和热量的摄入,下面这些菜营养美味,而且热量不高,非常适合本月的孕妈妈和胎宝宝。

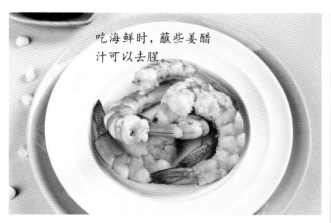

吃海鲜时,蘸些姜醋汁可以去腥。

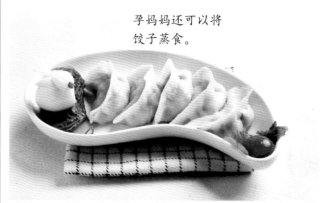

孕妈妈还可以将饺子蒸食。

清蒸大虾

原料 大虾 6 只,葱花、姜、料酒、醋、酱油、香油、高汤各适量。

做法 ❶ 大虾洗净,去脚、须、皮,择除虾线;姜洗净,一半切片,一半切末。❷ 将大虾摆在盘内,加入料酒、葱花、姜片和高汤,上笼蒸 10 分钟左右;拣去姜片,然后装盘;用醋、酱油、姜末和香油调成汁,供蘸食。

营养功效:有利于胎宝宝此阶段各个器官的快速发育。

银耳花生仁汤

原料 泡发银耳 2 朵,花生仁 6 颗,红枣 4 颗,蜜枣 3 颗,白糖适量。

做法 ❶红枣去核;蜜枣洗净。❷锅中注入清水,煮开,放入花生仁、红枣同煮,待花生煮烂时,放银耳、蜜枣同煮 5 分钟,出锅时加白糖调味即可。

营养功效:孕妈妈经常饮用此汤,不仅可以滋补脾胃,还能为胎宝宝本月软骨的形成提供充足的能量和营养。

猪肉菜心水饺

原料 面粉 1 碗,五花肉 100 克(约 1/3 碗),菜心 150 克,冬笋末、香油、盐各适量。

做法 ❶菜心洗净、切碎,挤掉水分;五花肉洗净,剁碎,加盐、菜心、香油、冬笋末拌成馅。❷面粉加水揉成面团,略醒,揉匀,揪剂,擀成饺子皮,包入馅料成饺子。❸入开水中,浮起后再煮约 3 分钟,开锅点冷水煮熟即可。

营养功效:可滋阴、养胃,有利于胎宝宝大脑的发育。

紫薯山药球

原料 紫薯 1 个,山药半根,炼奶适量。

做法 ❶紫薯、山药洗净,去皮,蒸烂后压成泥。❷在山药泥中混入适量蒸紫薯的水,然后分别拌入炼奶混合均匀,揉成球形即可。

营养功效:山药含有氨基酸、胆碱、维生素 B_2、维生素 C 及钙、磷、铜、铁、碘等多种营养素,能满足胎宝宝本月身体发育所需。

常见不适，专家来支招

进入孕中期，胎宝宝更加稳定，孕妈妈体重也进入了快速增长期，然而随着子宫增大也带来了一些孕期不适的症状，如静脉曲张等，还有孕前没有注意的一些小问题，在此时可能也会找上来，孕妈妈要及时采取措施。

牙痛怎么办

怀孕期间，由于内分泌的改变，雌激素需求增加使孕妈妈的牙龈多有充血或出血，同时由于饮食结构不当，有可能引发牙周炎，孕妈妈口腔常出现个别牙或者全口牙肿胀、牙龈充血及牙龈明显增生等现象，造成牙痛。

出现牙痛，孕妈妈别着急，宜先到口腔医院检查牙齿健康，听从医生的建议。一般性的疼痛，医生会建议孕妈妈用些小方法来缓解，比如咬住花椒，用盐水漱口等，如果疼痛严重，医生可能会根据孕妈妈的身体情况先做简单的处理，进入孕4月以后，待身体状况平稳，再进行修牙、补牙。

为了避免孕期出现牙痛的问题，孕妈妈在备孕前，就宜先到口腔医院检查牙齿，待牙齿问题都解决后，孕期养成良好的口腔卫生习惯，就不用在孕期忍受牙痛之苦了。

总感觉排不净尿怎么办

随着子宫逐渐增大，孕妈妈的膀胱、直肠受到压迫，会出现排尿间隔缩短、排尿次数增加、总有排不净尿的感觉。这是一种正常的生理现象，并不是疾病引起的，孕妈妈可以放心。不过，孕妈妈不要因为总想去厕所就刻意不喝水或憋尿，这样会造成尿路感染。

出现静脉曲张别着急

本月孕妈妈可能总会感觉小腿胀胀的，有的孕妈妈还会在小腿的皮肤下看到淡紫色的血管，这是静脉曲张的前兆。趁着此时还不严重，积极采取措施，可以预防孕晚期静脉曲张及腿部疼痛。

静脉曲张多发生于小腿，是因为庞大的子宫压在下腔的血管和骨盆的静脉上，使小腿的血液潴留造成的。

出现静脉曲张应注意：

① 避免久坐或站立，提醒自己每隔2小时活动活动。

② 坐着时不要跷腿，适当做足部运动。

③ 坐着时可在脚下垫个小凳子，抬高小腿，缓解小腿血液循环压力。

④ 穿护腿的长袜，但不能高过膝盖，可以给小腿适当的压力，以促进血液循环。

除此之外，孕妈妈还要注意不要用力揉或搓那些可见的血管，否则可能损坏静脉或引起血栓。

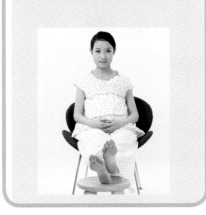

孕妈妈口腔溃疡吃什么好

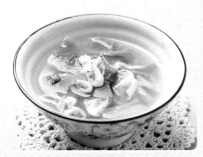

多补水

多喝稀饭，多饮水，以利于修补微循环通道。孕妈妈可以适当喝一些蔬菜汤，每顿喝一两碗，也有补水的功效。

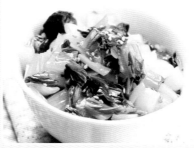

多吃蔬菜

注意营养搭配，多吃绿色带叶蔬菜，以清理肠胃。孕妈妈保证每天吃500克炒青菜，连续吃两天，会大大缓解口腔溃疡。

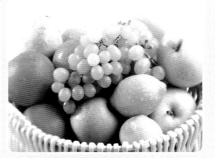

保证新鲜水果

孕妈妈每天保证苹果、梨、猕猴桃、草莓、香蕉等新鲜水果的摄入，能补充体内维生素，大大增加黏膜的愈合能力，缓解口腔溃疡的痛苦。

除此之外，孕妈妈还宜注意避免口香糖、巧克力、烟酒、咖啡、烫的食物、辛辣烧烤及油炸食物的摄入。生活中要注意保持口腔、皮肤卫生，坚持刷牙、漱口、洗澡。如果口腔溃疡比较严重，也可以将维生素 C 片研碎撒于溃疡处或直接整片放于患处，每天 2 次。一般三四次即可痊愈。也可以用口腔科医生开的口腔溃疡散剂撒于患处，或在医生指导下服用一些 B 族维生素药剂。

小腹胀痛是怎么回事

在孕 3 月或者孕 4 月里，有些孕妈妈会有小腹胀痛的感觉，孕妈妈可以轻轻按压腹部，如果不痛，这是自然现象，是由于子宫胀大而出现的肌肉痛，慢慢就会缓解，孕妈妈不用担心。

不过，如果小腹偏右侧部位疼痛，而且伴有发冷、发热、寒站等表现时，可能是阑尾炎发作。在孕期发生急性阑尾炎并不少见。怀孕期间，孕妈妈盆腔器官充血，阑尾炎发展迅速，炎症容易扩散。

孕妈妈应对阑尾炎需提高警惕，若出现右下腹或者右侧腹持续疼痛，难以忍受，按压右侧腹肌有明显疼痛，腹肌也较硬时，可能是阑尾炎，孕妈妈宜立即去医院检查，并在医生指导下采取措施。如果炎症严重，容易造成胎宝宝缺氧，应及时采取手术治疗。

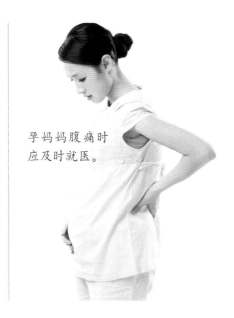

孕妈妈腹痛时应及时就医。

孕 4 月体重管理小帮手

孕 4 月，孕妈妈的胃口终于好了，家人开始让孕妈妈补身体了，说怀孕就必需多吃，能吃多少就吃多少，千万别饿着。然而，现在孕妈妈多有体重增长过快的问题，孕期千万别胖太多。但如何能吃得好，又不太长肉呢？

自制孕期体重增长表

心理学研究发现，将所知的内容制作成可视化的直观图像，能发挥更有效的提醒效果。比如，在每天都能看到的地方摆放喜欢的模特的海报，更有利于控制体重。

现在孕妈妈了解了体重指数（BMI），也知道自己在孕期最好应该增长多少体重，但如何将这些知识化作可视化的内容呢，制作一张孕期体重增长表是个不错的方法。

孕妈妈先测试下体重指数，看孕期宜增长多少体重。如一位孕妈妈的孕前 BMI 指数为 21 左右，并决定在孕期将体重增长控制在 12 千克以内。那么孕期不同阶段应增长的体重为：

- 孕 1~3 月：每月增加 0.5 千克左右
- 孕 4~7 月：每月增加 1.5~1.8 千克
- 孕 8~10 月：每周增加 0.5 千克左右

将增长的体重细分到每一周，就可以做一张孕期体重增长表（见右侧的表格）。"孕周"是指怀孕时间，"标准值"是指按照 BMI 指数预测孕期体重增加重量，"我的体重"是指实际上该孕周的体重。

体重管理关键期，每两周 1 千克

孕 4~6 月是胎宝宝稳步增长的时期，无论在身长，还是体重方面，所以孕妈妈在体重方面也会稳步增长。在这段时间里，孕妈妈的血液量、胸部、腰部都会增加，此时一般是控制体重的关键期，每两周增加 1 千克左右最好。

孕期体重增长表

孕周	标准值（千克）	我的体重（千克）	孕周	标准值（千克）	我的体重（千克）
9W			25W		
10W			26W		
11W			27W		
12W			28W		
13W			29W		
14W			30W		
15W			31W		
16W			32W		
17W			33W		
18W			34W		
19W			35W		
20W			36W		
21W			37W		
22W			38W		
23W			39W		
24W			40W		

孕妈妈也可以将此表制作成曲线表，看起来更清楚哦！

体重增加过快看这里

若孕妈妈体重增加过快，宜调整饮食，适当增加和缓的运动量。

造成孕妈妈体重增加过快的原因大多是摄入营养太过丰富，孕妈妈可适当调整饮食，减少油腻食物的摄入，适当多吃一些清淡的蔬菜、水果，不要挑食，也不要刻意节食，以保证胎宝宝获得均衡的营养。

孕期肾脏功能生理性降低，体内水潴留，也会造成体重增加过快的假象，孕妈妈宜多加注意。发觉自己体重增加过快时，可以用手指在全身按一按，如果凹进去后恢复缓慢，可能是水潴留较重，孕妈妈可通过多吃利尿食物或向医生咨询解决。

孕 4 月体重管理宜与忌

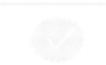

增加和缓的运动量
少吃多餐
多吃新鲜水果、蔬菜
荤素搭配，营养合理
按时就餐

不运动，静养
过度进食
饮食油腻
挑食，偏食
刻意节食，暴饮暴食

从本月开始记录宫高腹围

宫高、腹围是了解不同阶段胎宝宝宫内发育最直接的办法，也是衡量孕妈妈体重增长是长到胎宝宝身上了，还是长到了自己身上的途径，如果每个月宫高、腹围稳定增长，且体重也符合胎宝宝月份逐渐增长，那么表明胎宝宝在健康成长，孕妈妈摄入的营养和消耗是均衡的，有利于管理体重。

测量宫高的方法：孕妈妈排尿后，平躺或者站立，用软尺测量耻骨联合上缘中点至子宫最高处的距离。

腹围的测量方法：孕妈妈排尿后，平躺或者站立，用软尺沿着肚脐围绕腹部一周即腹围。

需要注意的是，如果孕妈妈在家自测宫高和腹围是平躺着，那么以后测量都平躺着，如果是站立的，以后测量都站着测，这样得到的数据有对比性。

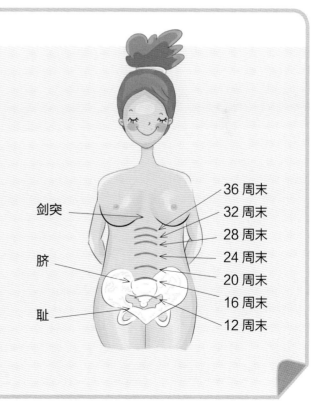

剑突
脐
耻

36 周末
32 周末
28 周末
24 周末
20 周末
16 周末
12 周末

贴心小叮咛

孕4月

孕4月，是孕妈妈感到最舒服、最甜蜜的时期。

虽然已经明显感觉到身体不一样了，但肚子还没有完全隆起，妊娠反应也已经消失，趁着这段时间做一些自己想做的事是最好的了，要知道到了孕晚期，身体变得笨重就没有现在这么自由了。不过，生活中也要多注意下面这些细节。

穿合适的衣裤。 到了这个月，孕妈妈会感觉以前穿的一些衣服已经不合适了，尤其是以前觉得特别合身的衣裤。现在不妨找出以前觉得有些肥的裤子，或者穿上宽松的运动装吧，既舒服又好看。

从本月开始进行乳房护理吧。 如果有乳头内陷等问题，也可以从本月开始按照医生的示范进行纠正了。

如果想再体会一段甜蜜的二人世界，这个月可以安排计划或者出发了。 在出行前，一定要做好准备工作，对目的地的交通、饮食、医疗有一定的了解后再去。

准爸爸要多体贴孕妈妈。 每天都要问问孕妈妈的感受，如果孕妈妈感觉到疲劳，帮助孕妈妈轻轻按摩小腿、腰背，以缓解孕妈妈的疲劳。

孕妈妈的饮食口味可能会有变化。 以前喜欢吃甜食，现在可能喜欢酸味或者辣味，或者突然想要吃以前从来没吃过的东西，家人做饭时多体贴孕妈妈，让孕妈妈吃合意的饭菜，是此时对孕妈妈和胎宝宝最好的照顾。

养成规律的睡眠习惯，晚上在同一时间睡眠，早晨在同一时间起床。 除了睡觉和休闲看书躺在床上以外，其余时间尽量不要留恋床铺，尤其是早晨醒来以后，不要赖床。

4

备忘录

其实，敏感的孕妈妈从本月月末开始就能感觉到胎动了！你感觉到了吗？第一次感受到胎动是什么样的感觉？赶紧记录下来吧！

_____

_____

_____

从这个月开始，干性皮肤的孕妈妈可以采取措施，预防妊娠纹的出现了。按摩可以促进皮肤的血液循环，增加皮肤的抵抗力和弹性，从现在开始，制作一个预防妊娠纹的按摩时间表吧。

_____

_____

_____

在这个月里，准爸爸也很辛苦地在照顾孕妈妈，准爸爸都做了哪些贴心的事情呢？找出 5 件，记录下来吧！

1._____ 2._____

3._____ 4._____

5._____

值得记录的
幸福时刻

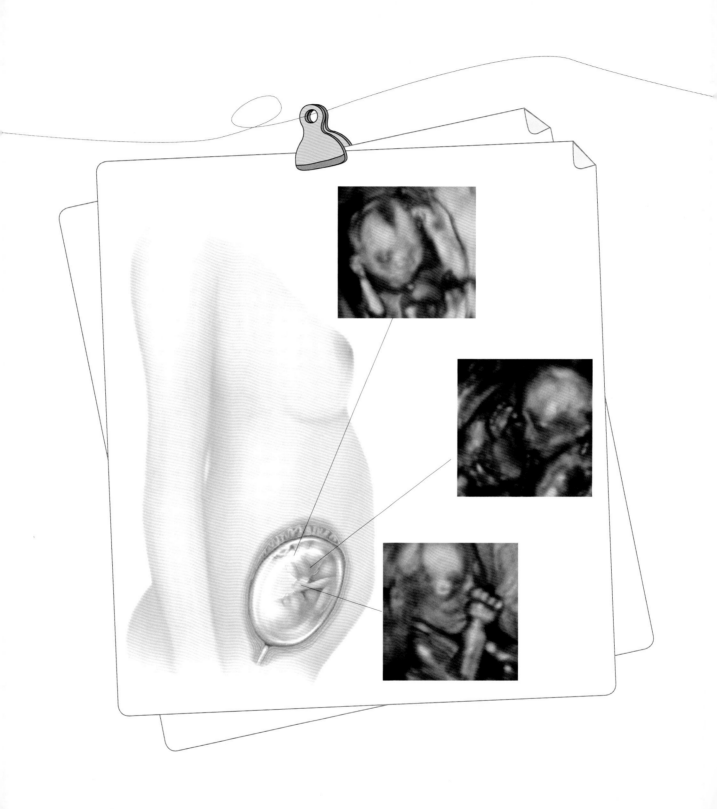

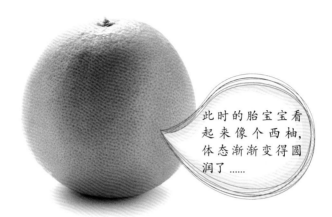

此时的胎宝宝看起来像个西柚，体态渐渐变得圆润了......

孕5月

　　孕5月，孕妈妈的身体和胎宝宝已彼此适应，孕妈妈和胎宝宝将开始一段"紧密相连"又"相安无事"的时光。从这个月起，胎宝宝能够听到子宫内外的声音了，胎动也越来越明显。孕妈妈和胎宝宝可以"交流"了！孕妈妈的腹部更大，体重也明显增加了，体态也更加"丰满"了。

一图读懂你和宝宝变化

孕5月的胎宝宝身长在25厘米左右，体重达到300克，看起来像个西柚了。胎宝宝的体态更加匀称，胎毛覆盖了全身，并且渐渐变得圆润了，这是因为皮下脂肪开始形成，皮肤呈现不透明的红色。

在本月，胎宝宝的头发、眉毛、睫毛又长出了很多，手指甲和脚趾甲也清晰可辨，胎宝宝的牙齿、骨骼、大脑、听觉、视觉、味觉进一步发育，可以较真切地听见外界的声响，对光线也有所反应，甚至可以尝到一些味道了。此时，因为胎宝宝感觉器官的发育，孕妈妈可以和胎宝宝进行互动啦！

在本月令人惊喜的另一件事是胎宝宝的动作幅度更大了，甚至可以做"翻滚"这样的高难度动作，孕妈妈可以感觉到胎宝宝的胎动了！

孕妈妈要注意

在本月，孕妈妈更有"孕味"了，下腹隆起明显，乳房、臀部更加丰满了，所以一些护理措施也该开始了。

- ☛ 出门要注意防晒，戴好遮阳帽或遮阳伞。

- ☛ 阴道分泌物继续增多，孕妈妈要注意私处卫生，每天用清水清洗。

- ☛ 适当吃新鲜蔬菜和水果，以补充维生素，缓解牙龈出血。

- ☛ 孕妈妈腰身变粗，动作也变得笨拙了，出门时要多加小心，看好路面再走。

孕妈妈情绪变化

此月孕妈妈的身心状况趋于稳定，开始沉浸在即将为人母的喜悦中，注意力也由关注自己而转移到胎宝宝的身上，并开始寻找途径了解胎宝宝，与胎宝宝建立感情。

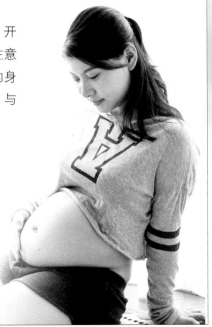

孕妈妈可以每天都和胎宝宝说说话，以增进和胎宝宝之间的感情。

感觉器官发育的重要时期

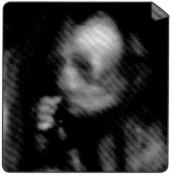

听觉、视觉、味觉、嗅觉、触觉等五感有了突破性的进展。

♥ 听觉、味觉、嗅觉、触觉、视觉等各个感觉的神经细胞已经入住脑部的指定位置。

♥ 能听见，并且能够分辨出妈妈的声音了。

♥ 能对听见的声音做出反应，比如胎动。

♥ 神经质——髓鞘开始产生，并保护胎宝宝的所有神经，这意味着胎宝宝的神经发育将要迎来第二个发展高峰了。

胎宝宝的手指甲已清晰可辨

内脏器官的快速发育

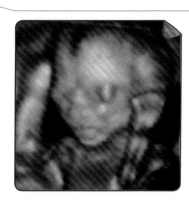

随着孕期的发展，胎宝宝的身体发育得更加完善、细致，内脏器官也纷纷开始工作。

♥ 胃已经开始工作了，如分泌胃液、吸收羊水等。

♥ 肠道也开始了运动。

♥ 肺迅速生长，这将是最后一个发育完善的器官。

♥ 男宝宝已经开始形成前列腺。

♥ 肾脏开始初步工作。

本月常见不适

日益增大的子宫，压迫静脉而影响其回流，容易导致血容量增加引起孕妈妈水肿。除此之外，孕妈妈腹部隆起，挤压坐骨神经，还会使腰部产生强烈的刺痛感。

明明白白做产检

随着胎宝宝的长大，孕检的例行项目也越来越多，从本月开始，有很多项目孕妈妈可进行自我监测，如胎动、听胎心及检查子宫底的高度等。这些项目，准爸爸可以和孕妈妈一起做。每天晚饭后一起来测量胎宝宝成长情况，不仅有利于胎宝宝健康，也是一种胎教。

孕 5 月产检项目

本月的产检项目除了体重、血压、血常规、尿常规等常规项目外，又增加了胎心音、宫高、腹围、胎动等例行项目。

产检项目	检查内容和目的	标准值
体重检查	通过孕妈妈的体重增长情况对孕妈妈进行合理的饮食指导	孕 15 周以后至分娩，每周可以稳定增加 0.45 千克，每周又以不超过 0.5 千克为原则
血压检查	检测孕妈妈是否患有高血压或低血压	平均血压在 110/70 毫米汞柱到 120/80 毫米汞柱为正常
尿常规检查	便于医生了解肾脏的情况	正常：尿蛋白、糖及酮体均为阴性
听胎心音	贴在孕妈妈的腹部听胎心音，取脐部上、下、左、右四个部位听。孕妈妈的亲人、家人也可听胎心音	正常胎心跳一般为每分钟 120~160 次
胎动	胎动的次数、快慢、强弱等可以提示胎宝宝的安危	如果 12 小时内胎动少于 10 次，或 1 小时内胎动少于 3 次，往往提示胎儿缺氧
测量宫高、腹围	参考这两项数值，来了解胎宝宝的大小及增长情况	宫高正常值：18（15.3~21.4）厘米 腹围正常值：82（76~89）厘米
血常规检查	如果母亲贫血，不仅会出现产后出血、产褥感染等并发症，还会殃及宝宝，例如易感染、抵抗力下降、生长发育落后等	血红蛋白计数 110~160 克 / 升

注：以上产检项目和标准值可作为孕妈妈产检参考，具体产检项目以各地医院及医生提供的建议为准。

宫高正常值标准表（单位：厘米）			
孕周	下限	上限	标准
20W	15.3	21.4	18
24W	22	25.1	24
28W	22.1	29	26
32W	25.3	32	29
36W	29.8	34.5	32
40W	30	34	33

腹围正常值标准表（单位：厘米）			
孕周	下限	上限	标准
20W	76	89	82
24W	80	91	85
28W	82	94	87
32W	84	95	89
36W	86	98	92
40W	89	100	94

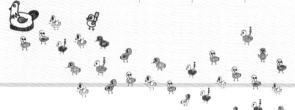

专家详解你的产检报告

测量宫高和腹围，是最直接的获得胎宝宝生长数据的方式。宫高和腹围的增长是有一定规律和标准的，每次产检都要测量宫高及腹围以估计胎宝宝的发育情况。孕晚期通过测量宫高和腹围，还可以估算胎宝宝的体重。如果连续 2 周宫高没有变化，孕妈妈需警惕。

一次过产检，专家来帮忙

☞ 正确测量宫高腹围的小秘密

测量腹围时可取立位，测量宫高一般是仰躺，这两项检查都没有疼痛感，孕妈妈不必紧张，要保持平稳的呼吸，以免影响测量结果。

不少孕妈妈自己在家量腹围后再跟标准表一对照，发现不对，就很紧张，担心胎宝宝发育不好，有的甚至特地为这个来趟医院。

实际上，腹围的增长情况不可能完全相同。这是因为怀孕前每个人的胖瘦不同，腹围也不同。有的孕妈妈孕后体重迅速增加，腰围、腹围增长都比别人快；有的孕妈妈妊娠反应较重，进食少，早期腹围增加不明显，等到反应消失，体重增加后腹围才开始明显增加。

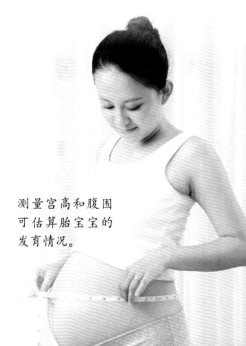

测量宫高和腹围可估算胎宝宝的发育情况。

本月特别关注：感受到胎宝宝"动"了

在前4个月的孕期生活中，孕妈妈的身体虽然在悄悄地变化，但很多孕妈妈都没有直接感觉到胎宝宝的存在，直到孕5月，孕妈妈感觉到胎动了，才真切地感觉到了胎宝宝。从这一刻起，孕妈妈的心情开始变得不一样了……

胎宝宝从孕11周就开始动了

到了孕5月末，基本上所有的孕妈妈都能感觉到胎动了。事实上，胎宝宝在孕11周器官基本形成时就已经开始轻微地动了，但此时因为胎宝宝动作幅度小，孕妈妈基本上感觉不到。

到了孕15周左右，敏感细心的孕妈妈会感觉到腹部"串气儿"，有的孕妈妈会以为这是消化不良引起的，其实这很有可能是最初能感觉到的胎动。到孕20周，孕妈妈会感觉到胎宝宝在子宫内"拳打脚踢"，孕妈妈在感受到胎动的那一刻，感觉会非常美妙。

胎动的感觉

经历过的孕妈妈都知道胎动很奇妙，有那么一刻，突然意识到是肚子里的宝宝在动时，那种感觉很复杂，就像一直珍藏的一个珍宝，突然某一天和你说了一句话一样。

对于胎动的感觉，有很多美好的描述。有的妈妈感觉就像小鱼儿在水里游动，还吐了一串串的泡泡，有的妈妈感觉就像蝴蝶在扇动翅膀一样。其实，胎动的感觉有许多种，肚子一跳一跳的、冒泡泡、像鱼在游泳、像虾在跳……这是因为胎宝宝在肚子里的动作千变万化，所以每个孕妈妈的胎动感觉会有所不同。

此外，不同时期胎动的感觉也不同。

孕周	胎动表现	胎动部位	胎动感觉
16W~20W	动作幅度很小、力量较弱，胎动不明显	下腹部，肚脐附近	最浪漫的时刻，感觉像鱼吐泡泡，像串气儿，像蝴蝶扇动翅膀
20W~35W	动作幅度日益增大、力量较强，胎动明显，次数增加	靠近胃部，向两侧扩大	感觉胎宝宝在腹内拳打脚踢，有时还能在肚皮上看见凸起的小手和小脚
35W至分娩	动作幅度大、力量强，但不如孕中期频繁	整个腹部	依然在拳打脚踢

自测胎动很重要

孕妈妈都知道应在家自觉测胎动，但实际上，真正坚持数胎动的孕妈妈少之又少。现实中，真的有孕妈妈因为感受到胎动异常及时就医，从而最终保住了宝宝的生命，也有粗心的孕妈妈直到产检的时候才得知胎儿已经在宫内窒息了。相信每个孕妈妈都是爱胎宝宝的，那么先从数胎动开始，这份爱要细化、落实到实际中。

监测胎动的方法

孕妈妈在了解胎宝宝一天内胎动情况后，有两种方法可以监测胎动。

固定时间内的胎动次数：孕妈妈每天测试 3 小时的胎动。在早上、中午、晚上各进行一次。将所测得的胎动总数乘以 4，作为每天 12 小时的胎动记录。如果每小时少于 3 次，则要把每天测量时间延长至 6 小时或 12 小时。

晚饭后计时监测：胎宝宝一般在晚上更加活跃，孕妈妈可在晚饭后 19~23 点间，测量宝宝的胎动次数，看看出现 10 次胎动所需要的时间。

累计每天的胎动次数：这是最简单的计算方法，可以做一个简单的表格，每天早上 8 点开始记录，每感觉到一次胎动，就在表格里做个记号，累计 30 次后，就说明胎宝宝一切正常，不用再做记录。如果从早 8 点到晚 8 点，胎动次数都没有达到 10 次的话，建议尽快去医院检查。

胎动时宝宝都在做什么

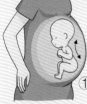
①常常会伸展背部。

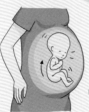
②有听到声音时会做出反应。

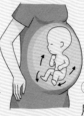
③有时候会尽力伸展四肢。

④有时只是呼吸，妈妈的肚子也跟着动。

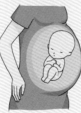
⑤有时候身体会缩成一团。

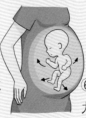
⑥生气或高兴时会用力踢妈妈肚子。

孕期生活无小事

孕5月，孕妈妈的肚腹渐渐隆起，腰身变粗，动作也开始变笨拙了，生活中的洗浴、睡卧，以及行走都要注意了。孕期生活无小事，面对胎宝宝成长的快乐与辛苦，孕妈妈宜细心、谨慎，但也不必太过小心翼翼了。

护理头发有诀窍

有的孕妈妈觉得孕期洗头发很麻烦，干脆直接剪成短发，方便打理，这不失为一个好办法。不过，长发的孕妈妈也不必纠结，不管头发长短，只要掌握正确的洗发和护发方法，都能在孕期拥有飘逸的头发。

问题	解决办法
选择合适的洗发水	① 要选择适合自己发质且性质比较温和的洗发水 ② 一般来说，怀孕前用什么品牌的洗发水，怀孕后继续使用即可 ③ 有些孕妈妈在怀孕时头发会变得又干又脆，这是因为头发缺乏蛋白质，如果使用能给头发补充蛋白质营养的洗发水和护发素，情况会得到改善
湿发的处理	洗发后，戴上吸水性强、透气性好的干发帽、干发巾，很快就可以弄干头发，不过要注意选用抑菌又卫生、质地柔软的干发帽、干发巾
正确洗头发	① 短发的孕妈妈，头发比较好洗，可坐在高度适宜、可让膝盖弯成90°的椅子上，头往前倾，慢慢地清洗 ② 长发的孕妈妈最好坐在有靠背的椅子上，请家人帮忙冲洗
备注	怀孕期间，千万不可染发，会影响胎宝宝的正常生长发育，少数孕妈妈还会对染发剂产生过敏反应

选对卧具睡得好

对于孕妈妈来说，过于柔软的床垫如席梦思床并不适合。应该用棕床垫或硬板床上铺9厘米厚的棉垫为宜，并注意松软、高低要适宜。

市场上有不少孕妇专用的卧具，可以向医生咨询，应该选购哪种类型的。千万不要舍不得换掉高级软床垫，因为这可是优质睡眠的一个重要保证。

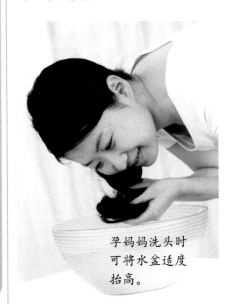

孕妈妈洗头时可将水盆适度抬高。

躺着不舒服？可试着左侧卧睡

进入孕5月，孕妈妈可能会觉得找不到舒适的睡姿，隆起的腹部让孕妈妈怎么躺都觉得不舒服，这时不妨试试左侧卧位的睡姿。因为在怀孕中晚期，子宫迅速增大，且大多数孕妈妈子宫右旋，采取左侧卧位睡眠，可减少增大的子宫对孕妈妈腹主动脉及下腔静脉和输尿管的压迫，改善血液循环，增加对胎宝宝的供血量，有利于胎宝宝的生长发育。

家里的地毯要收起来

家有孕妈妈，不宜铺地毯。长期没洗的地毯中藏着很多灰尘和细菌，不利于孕妈妈健康，灰尘中的小颗粒进入孕妈妈呼吸系统，易引起过敏。地毯还是螨虫栖身的处所，螨虫在这里排泄，排泄出的小颗粒极易被孕妈妈吸入，引发过敏性哮喘。为了孕妈妈有一个健康而安全的环境，室内的地毯应暂时拿掉。

上下楼梯注意安全

孕妈妈往上爬楼梯时，腰部要挺直，脚尖先踩地，脚后跟再落地，落地后立即伸直膝关节，并将全身的重量移到该脚上，这时再以同样的方式抬起另一脚。如果楼梯有扶手，最好扶着扶手慢慢爬梯而上，这样比较安全。下楼梯时，要踩稳步伐，手仍然要攀着扶手，不要过于弯腰或挺胸凸肚，看准脚前阶梯再跨步，看得准自然就走得稳。

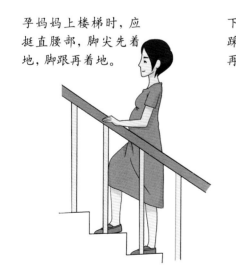

孕妈妈上楼梯时，应挺直腰部，脚尖先着地，脚跟再着地。

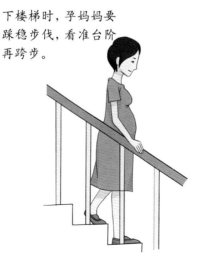

下楼梯时，孕妈妈要踩稳步伐，看准台阶再跨步。

穿带点儿跟的鞋

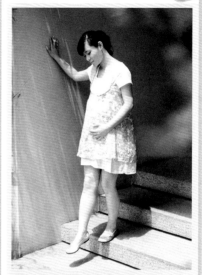

孕期不宜穿高跟鞋，宜穿平跟鞋，但在孕10个月中，孕妈妈可以平跟鞋和带点儿跟的鞋替换着穿。因为完全的平底鞋也并非最好。即使对于正常人而言，因为穿上平底鞋后身体4/5的重力都压在脚后跟上，容易造成足跟的损伤，而且平底的鞋减震功能差，会影响脊柱和大脑的健康，相对而言选择后跟2厘米高的鞋比较合适。

此外，这时弯腰系鞋带对于孕妈妈来说是一件很困难的事，过度弯腰不利于胎宝宝的健康，所以孕妈妈应选择穿不系鞋带的鞋子，这样就免去了弯腰的麻烦。

内裤选择包腹式

怀孕之后，那些三角束身的、紧身的、收腹的内裤都要退居二线了，现在有那种可以调节松紧带的内裤特别方便，肚子大一点儿，就将松紧带放得长一些。

还可选择包腹式内裤，能够包裹肚子，保护孕妇的腹部，具有保暖效果。当然，也有中腰及平口裤款式，方便搭配服装。

及早进行乳房护理

孕期对乳房多关注一点点，会让孕妈妈在母乳喂养之路上前行一大步，对，就是这么简单而神奇！适当的孕期乳房护理能够帮助孕妈妈的乳腺发育，疏通乳腺导管，从而促进分娩后的泌乳。同时孕期乳房护理能够改善皮肤弹性，防止乳房松弛下垂。

其实，从孕4月就可以开始进行乳房护理了。尤其是乳头平坦或内陷的孕妈妈。孕妈妈可以通过牵拉来改善乳房血液循环，增加乳头的韧性。在洗澡的时候，用湿毛巾擦洗乳头后，用手提拉、牵拉、捻转乳头，一直坚持到分娩。

孕妈妈可以给乳房按摩。每天早上起床和晚上睡觉前，分别用手由乳房周围向乳头旋转按摩

5~10分钟，至乳房皮肤微红时止，最后再提拉乳头5~10次。

花粉过敏妈妈要防过敏

孕妈妈要避免接触易引起过敏症状的花粉。因为一旦孕妈妈出现过敏症状，少不了用药治疗，然而，有些药物对胎宝宝的发育会造成影响。

此外，据调查发现，孕妈妈如果吸入花粉过多，所生的宝宝抵抗哮喘病的能力较弱。因此，孕妈妈要尽量避免接触花粉。如果在百花盛开的春季和夏季不得不外出，最好戴好口罩，减少花粉接触。

爱花的孕妈妈，这段时间还是尽量远离美丽的花朵吧。

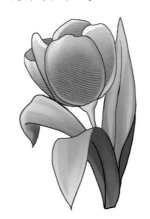

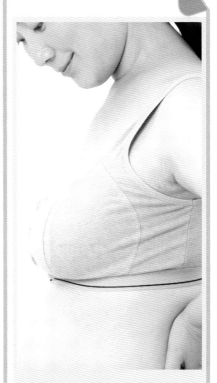

该换内衣啦

孕妈妈发现胸部有改变即可开始换穿孕妇文胸。无钢圈文胸或运动型文胸较舒适，也可以选择可调整背扣的文胸，因为它可以依胸部变化来调整文胸的大小。最好选择支撑力较强的文胸，以免在孕期胸部变大后会自然下垂。在怀孕晚期可以考虑选择哺乳型文胸，为产后哺乳做准备。

另外，孕妈妈选对文胸后也要正确地穿文胸，才能最大限度地保护乳房。

靓丽孕妈妈穿出时尚"孕"味

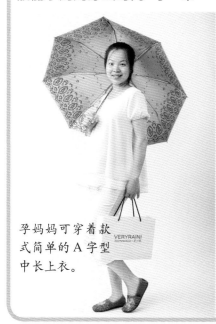

孕妈妈可穿着款式简单的A字型中长上衣。

怀孕后的女性依然可以美丽动人，只要选对了服饰，再加上合理的搭配，你将成为最漂亮、最有个性的孕妈妈，并以独特的孕味展示于职场与生活中。

孕妇装色彩以柔和、小清新为主，宜选择粉色、橙色、淡黄色、浅紫色、苹果绿色等，夏天可以选择凉爽的水蓝色。这些柔美的颜色让孕妈妈心情平静的同时，也增添了一份可人的气质。

家居孕妇装以易穿脱为主，门襟和开口都不要太复杂，选择简便的祥带即可，也可以选择套头设计的。

在服装风格上，孕妈妈可选择有格子或碎花的衣服，可以给家居生活带来轻松、闲适的气氛。夏季，孕妈妈也可以穿裙子美一美。可以选择韩式的高腰裙或蓬蓬裙等，显得可爱而洋气。最好选择有立体弧度的裙子，像胸腹部打褶的连衣裙。还可以选择前长后短或前短后长的裙子，无规则的裙摆会给孕妈妈增添风韵。

孕妈妈慎用暖宝宝贴

暖宝宝贴是一种新型方便的高科技取暖产品，使用时只需往相应部位一贴，立刻就能发热，温度最高可达68℃，而且持续的时间较长。但孕妈妈不适合用暖宝宝贴，因为其温度过高，孕妈妈如果在肚腹部位贴上暖宝宝，胎宝宝对温度比较敏感，会很不适应这一高温，易引起胎宝宝胎动不安，对胎宝宝发育不利。

按摩小腿缓解疲劳

进入孕5月，孕妈妈容易感觉疲劳，小腿、脚踝常有乏力酸胀的现象，严重的还会出现水肿。孕妈妈除了注意要避免久坐、久站外，还可以通过按摩或热敷的方法来缓解疲劳。

每天晚上临睡前，可以用热水浸泡毛巾，拧干后放到小腿上，热敷5~10分钟，用热水袋也有同样效果。

准爸爸也可以为孕妈妈做做小腿按摩，促进小腿、脚踝部位的血液循环，也有助于缓解疲劳。

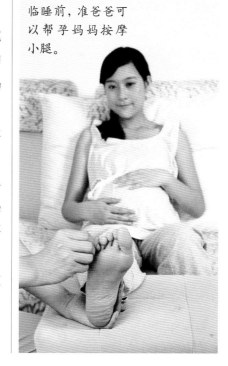

临睡前，准爸爸可以帮孕妈妈按摩小腿。

饮食营养方案

孕 5 月由于胎宝宝骨骼的发育，孕妈妈血容量的增加，需要增加更多的营养摄入，尤其是钙、铁、锌、硒等矿物质的摄入。所以本月孕妈妈的食物应多样化，荤素、粗细搭配要均匀，适当吃些海鱼，对孕妈妈自身和胎宝宝发育都有好处。

一表速查本月胎儿所需营养素

本月是胎宝宝骨骼和牙齿发育的关键期，除了要保证蛋白质、维生素、碳水化合物、矿物质的充分供给外，还要特别注意补充含钙的食物。

营养素	对发育的作用	常见的食物	每天所需营养量
钙	胎宝宝骨骼、内脏器官快速发育时期，需要大量的钙支持	每天早、晚各喝牛奶 250 毫升，可补钙约 600 毫克；多吃含钙丰富的食物，如鱼、虾等	补钙要讲究适度、适量、适时原则，孕中期每天需补充 1000 毫克
维生素 D	可以促进食物中钙的吸收，因此补充钙的同时也应补充足够的维生素 D，才能使钙真正地吸收并且沉积到骨骼中去	除了经常到户外晒太阳外，可补充维生素 D，还可适当摄取鱼肝油、鸡蛋、鱼、虾等	如果有足够的晒太阳时间，再加上 3~5 片鲱鱼片或鳗鱼片，就不必为每天的维生素 D 摄入而担心了
硒	是维持心脏正常功能的重要元素，保护胎宝宝心血管和促进大脑发育	动物肝脏、海产品（海参、海带、牡蛎、海蜇皮、墨鱼、虾、紫菜等）、蔬菜（西红柿、南瓜、洋葱、白菜、菠菜、芦笋等）、大米、牛奶和奶制品以及各种菌菇类中都含有丰富的硒元素	孕妈妈每天需要补充 50 微克硒，来保护胎宝宝心血管和大脑的发育。一般来说，2 个鸡蛋能提供 30 微克的硒，2 个鸭蛋则能提供 61 微克的硒
蛋白质	胎宝宝的肌肉、血液、毛发等都是由蛋白质构成。长期缺乏蛋白质，胎宝宝就会发育迟缓，出生时体重过轻	各种肉类、蛋类、豆类、牛奶，以及坚果类	每天应摄入 80~85 克的优质蛋白质

吃些鱼肉益处多

鱼肉含有丰富的优质蛋白质，还含有两种不饱和脂肪酸，即二十二碳六烯酸（DHA）和二十碳五烯酸（EPA）。这两种不饱和脂肪酸对大脑的发育非常有好处。这两种物质在鱼油中含量要高于鱼肉，而鱼油又相对集中在鱼头和鱼肚子上。所以，孕期适量吃鱼的这些部位有益于胎宝宝大脑发育。

合理安排餐次，吃得好

随着胎宝宝的生长，孕妈妈胃部受到挤压，食欲减少，因此应选择体积小、营养价值高的食物，要少吃多餐，可将全天所需食物分成五六餐进食。可在正餐之间安排加餐，当机体缺乏某种营养时可在加餐中重点补充。

热能的分配上，早餐的热能占全天总热能的30%，要吃得好；午餐的热能占全天总热能的40%，要吃得饱；晚餐的热能占全天总热能的30%，要吃得少。

每天1杯牛奶不能少

孕妈妈宜保证每天喝1杯牛奶，不仅能帮助孕妈妈补充钙质，促进胎宝宝骨骼生长，牛奶中的络氨酸还能促进快乐激素的增多，让孕妈妈每天都愉悦地度过。尽管牛奶对孕妈妈的身体有许多好处，但在饮用牛奶时还应注意以下细节：

1 不要空腹饮牛奶，最好先吃点食物，如粥、饼干等，而后再喝牛奶。

2 晚上饮牛奶时，在饭后两小时或睡前一小时饮用最好。

3 热牛奶时，温度最好不要超过80℃，否则牛奶的营养成分会受到影响。

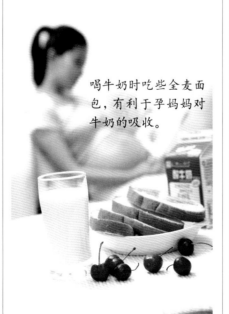

喝牛奶时吃些全麦面包，有利于孕妈妈对牛奶的吸收。

吃点野菜吧

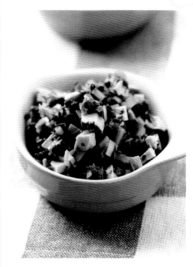

大多数野菜富含植物蛋白、维生素、膳食纤维及多种矿物质，营养价值高，而且污染少。孕妈妈适当吃野菜，可预防便秘，还可以预防妊娠糖尿病。

常见的野菜

野菜	作用
蕨菜	可清热利尿、消肿止痛
小根葱	可健胃祛痰
荠菜	可凉血止血、补脑明目，防治水肿和便血

常见食物绿色吃法

孕妈妈在孕期一人吃,两人养,尤其要注意饮食的健康。日常生活中,不仅要注意多选择新鲜的绿色食物,在吃法上也尽量注意,采取健康的绿色吃法。

种类	原因	绿色吃法
肉类	我们平时所吃的鲜肉,很容易受到微生物的侵蚀而造成变质现象,肉品很不卫生。但是排酸肉由于及时采用了冷却手段,一方面可降低肉的表面温度,另一方面也减少了表面水分,可抑制微生物的滋长	尽量去正规超市购买冷藏的排酸肉,正规超市进货渠道也比较可靠。另外,由于污染物多囤积在肉类的油脂中,所以尽量吃油脂少的肉,这是避免污染的好方法
鱼类	在大海不断受到污染的情况下,不少鱼类因处于食物链末端而囤积大量毒物	只要适量摄取,在正规市场买鱼,不特定只吃同一种鱼,就能将汞的摄入量降到最低
蔬菜和水果	选购时令蔬果,少吃或不吃反季节蔬果和长相奇异的蔬果	食用前要清洗干净,或适当浸泡,以免残留农药对人体造成危害。切过的菜不宜存放时间过长,以免产生有害物质亚硝酸盐

警惕维生素 A 补充过量

孕 5 月,孕妈妈宜补充维生素 A,但要注意避免维生素 A 补充过量。有新研究发现,孕妈妈维生素 A 补充过量会对胎儿肾脏、中枢神经系统产生影响,可能会导致神经系统畸形。一般说来,孕妈妈饮食均衡,就可以保证维生素 A 的所需量,不需要额外补充。

此外,维生素 A 可长期贮存于人体内,所以孕妈妈宜从孕前开始适量多吃富含维生素 A 的食物,如乳制品、肉类、蛋类等。

孕妈妈要警惕维生素 A 补充过量,但食补不会造成维生素 A 过量的,孕妈妈大可放心食用富含 β - 胡萝卜素的食物。因为 β - 胡萝卜素在人体内可转化为维生素 A。富含 β - 胡萝卜素的食物有胡萝卜、南瓜等。

注意别营养过剩

很多孕妈妈在孕期容易出现营养过剩情况,导致孕妈妈血压偏高,或者胎儿长成"巨大儿",不利于分娩。

因此,孕妈妈应警惕营养过剩,饮食宜粗细搭配、细嚼慢咽、少吃多餐,每天吃四五餐,或者在正餐之间加零食。每次食量要适度,不宜过饱。在身体允许的情况下,多进行有氧保健运动。

别喝长时间煮的骨头汤

很多孕妈妈习惯于在孕期喝汤，尤其是鱼汤、骨头汤，并觉得熬汤时间越长，对身体越好，但专家提醒，孕妈妈不宜喝长时间煮的骨头汤。因为动物骨骼中所含钙质不易分解，无论多高温，煮多久也不能将其融化，久煮反而会破坏其中的蛋白质，降低其营养价值。

孕妈妈在煮骨头汤时最好用高压锅。因为高压锅熬汤的时间不会太长，汤中的营养成分损失小，骨髓中所含的微量元素也易被人体吸收。

一般来说，熬骨头汤1个小时左右就可以了。骨头上总会带点肉，熬的时间长了，肉中脂肪析出，会增加汤的脂肪含量，过于油腻会让孕妈妈不适。

"长时间煮的骨头汤中含有过多的脂肪，不利于爱美的孕妈妈在孕期保持身材。"

这些食物宜少吃

孕期炒菜时尽量少放或不放花椒。

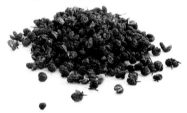

热性调料

调料中花椒、大料、辣椒粉、茴香、桂皮、五香粉等都属于热性调料，具有刺激性，很容易消耗肠道内的水分，减少肠胃腺体分泌，加重孕期便秘，孕妈妈不宜多吃。

体热的孕妈妈不宜吃桂圆。

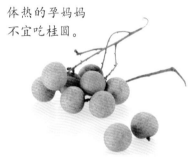

热补作用的食物

如荔枝、桂圆、芒果等，多有升阳作用，孕妈妈原本就有内燥、便秘等现象，大量吃这些具有热补作用的食物会加重孕妈妈的燥热感，也影响情绪。

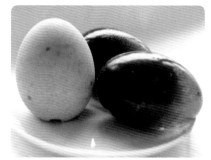

松花蛋及罐头

松花蛋及罐头食物等都含有铅，孕妈妈尽量不要食用。孕妈妈的血铅水平高，可直接影响胎宝宝正常发育，甚至造成先天性弱智或畸形，所以一定要注意食物安全。

除了上述食物外，孕妈妈还不宜吃得太咸。孕妈妈这个时期容易产生水肿，饮食过咸，会造成体内钠含量增加，加重水潴留情况。孕妈妈每天的盐摄入量以6克为宜，即普通的小调料匙半匙的量即可。此外，孕妈妈还要注意不要吃过甜的食物，因为糖中也含有大量的钠离子，过多吃糖会增加钠离子的摄入。

五谷杂粮都要吃

许多孕妈妈把精米、精面当成高级食物，在怀孕期间只吃精细加工后的精米、精面，殊不知这样容易导致营养失衡。长期食用精米或出粉率低的面粉，如富强粉，会使得维生素和矿物质缺乏，尤其是 B 族维生素的缺乏，可导致相应的疾病，影响孕妈妈的身体健康和胎宝宝的生长发育。

孕妈妈多吃些粗粮，无论对母体还是胎宝宝的发育均有益处。建议日常饮食要做到粗细搭配，精米、精面作为调剂生活的食物是可以的。一日三餐中，至少保证 1 餐的主食中有粗粮。孕妈妈也可以制作些粗细搭配的美食，比如二米饭、杂粮饭、豆饭，或者粗粮馒头等，既可以改善粗粮口感，又可以补充维生素和膳食纤维。

烹调动物肝脏有讲究

动物肝脏是非常好的补铁、补维生素 A 的食物。但由于肝脏是动物体内最大的解毒器官，容易聚集毒素，所以不能多吃。孕妈妈最好每周吃动物肝脏不超过 2 次，每次控制在 25 克以内。

动物肝脏在烹饪前一定要清洗干净。先将动物肝脏放在自来水下冲洗几分钟，再浸于冷水中浸泡 30 分钟，然后用清水洗干净。如果需立即进食，可将肝脏切成块，放在清水中用手轻轻抓洗，然后取出置于塑料或金属漏盆中，在自来水龙头下冲洗干净。烹调时一定要煮熟炒透，使肝脏完全变成灰褐色。

不爱吃蔬菜的孕妈妈这样吃

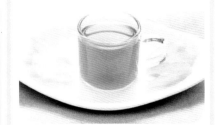

不少孕妈妈不爱吃蔬菜，虽然知道蔬菜很有营养，但总是在吃饭的过程中输给口味。建议不爱吃蔬菜的孕妈妈最好改掉这种偏食的习惯，实在不行可以采取下面的几种方法弥补：

❤ 把不喜欢吃的蔬菜榨成蔬菜汁来饮用。

❤ 把蔬菜和肉炒在一起，或者把菜拌在饭里面吃。

❤ 可以吃些高粱和燕麦，把它们作为早餐，以补充膳食纤维、B 族维生素和铁。此外还可以吃些全谷物粮食和坚果等。

❤ 在医生的指导下补充叶酸或复合维生素片。

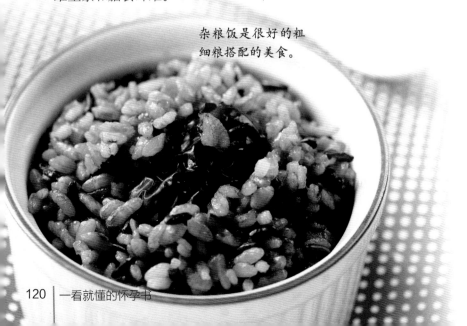

杂粮饭是很好的粗细粮搭配的美食。

孕5月明星菜谱

怀孕5个月，孕妈妈想要吃什么就吃什么，不需要控制饮食，如此才能为快速发育的胎宝宝提供能量，但孕妈妈也要注意自己的健康，多吃一些排毒养胎不长肉的食物。

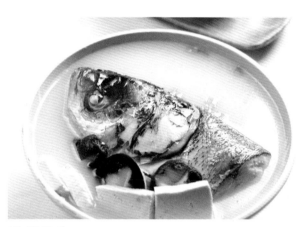

砂锅鱼头

原料 鱼头1个，冻豆腐块100克，鲜香菇3朵，香菜末、葱丝、姜丝、盐、料酒各适量。

做法 ❶鱼头洗净，劈开成两半，撒适量盐腌1小时；鲜香菇洗净。❷炒锅放油烧热，放葱姜丝煸炒出香味，下鱼头煎至金黄，放入料酒。❸将以上材料移入砂锅中，加水没过鱼头，放入香菇、冻豆腐块，大火煮开后转小火炖30分钟。❹调入盐，撒上香菜末即可。

营养功效：鱼头中富含鱼油，有利于促进胎宝宝大脑发育。

荠菜干贝汤

原料 荠菜2棵，干贝3只，鸡汤、香油、盐、葱末、姜末各适量。

做法 ❶荠菜洗净、切段。❷干贝泡发，用清水煮软后捞出，拆开干贝肉。❸锅内加鸡汤，加入荠菜和干贝肉，撒上葱末、姜末，用香油、盐调味即可。

营养功效：能为胎宝宝补充钙质，同时，孕妈妈适当吃些野菜，可开胃消积。

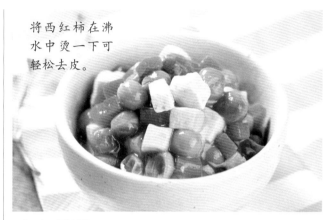

将西红柿在沸水中烫一下可轻松去皮。

三丁豆腐羹

原料 豆腐200克，鸡胸肉50克(体积如鸡蛋大小)，西红柿半个，豌豆10克，盐、香油各适量。

做法 ❶将豆腐切成块，在沸水中煮1分钟；鸡胸肉洗净；西红柿洗净、去皮，都切成小丁。❷将豆腐块、鸡肉丁、西红柿丁、豌豆放入锅中，大火煮沸后，转小火煮20分钟。❸出锅时加入盐，淋上香油即可。

营养功效：含丰富的蛋白质、钙和维生素C，有助于胎宝宝骨骼、牙齿和大脑的快速发育。

凉拌空心菜

原料 空心菜2棵，蒜末、盐、香油各适量。

做法 ❶空心菜洗净，放入沸水中焯1分钟，捞出，切段。❷蒜末、盐与少量水调匀后，浇入香油；再和空心菜拌匀即可。

营养功效：膳食纤维含量丰富，可为孕妈妈轻松排毒，同时富含胡萝卜素，能够为胎宝宝视力发育提供助力。

常见不适，专家来支招

本月，孕妈妈的身体可能会出现这样那样的不适，面对这些烦人的不适，孕妈妈所要做的就是坚强一些，放松心态，尝试能缓解不适的好方法。

水肿了怎么办

孕妈妈日益增大的子宫，压迫到静脉导致回流或孕期内分泌变化引起体内水潴留，导致血容量增加引起水肿。孕期注意下面这些生活细节，可帮你缓解水肿烦恼。

要定期产检，监测血压、体重和尿蛋白的情况，注意有无贫血和营养不良，必要时要进行利尿等治疗。

孕妈妈应注意休息，每天卧床休息至少 8 个小时，中午最好卧床休息 1 小时，左侧卧位利于水肿消退。已经有些水肿的孕妈妈，睡觉时把下肢稍垫高可缓解症状。

穿着舒适的鞋子和袜子；适当做些运动，如散步、游泳、台阶运动、按摩等。

遇到牙神经暴露、长智齿，怎么办

牙神经暴露不仅令孕妈妈疼痛难忍，因牙神经暴露引起的牙髓炎还会感染神经，直接对胎儿造成影响。所以孕妈妈若有深龋，最好在孕前进行治疗。若孕期遇到，待孕中期后，到医院询问医生，先采取封闭治疗，待分娩后再根治。

如果不是很严重，到医院上药冲洗、消毒即可，之后要注意牙齿健康，饭后及时刷牙漱口。如果已影响孕妈妈生活，可先向医生咨询暂时的解决办法，等到宝宝降生以后再将其拔掉。

如果孕期牙痛严重，孕妈妈也别硬扛着，可去医院，在妇产科医生和口腔科医生的指导下，口服或者输液控制炎症，通常两三天就可以消炎，并缓解疼痛。然后待宝宝出生后再进行处理。

头晕眼花是怎么回事

孕中期，导致孕妈妈出现头晕眼花的原因很多，主要有以下几个因素：

原因	作用机理	具体解决办法
血容量中血浆增加	血液被稀释，形成生理性贫血	宜多吃有补血功效的动物肝脏和瘦肉
血容量增加	引起孕妈妈血压升高	要低盐饮食，并及时到医院监测血压，听从医生指导
妊娠反应严重，并持续到孕中期的孕妈妈	可能会因为营养供应不足引发血糖低，导致头晕眼花	尽力多吃些食物，如果孕吐严重，也可以在医生指导下，通过输入营养液等方式缓解

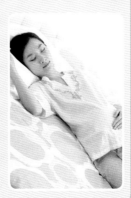

孕期胀气别担心

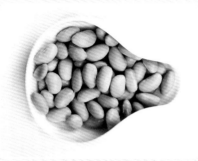

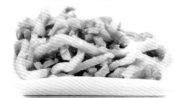

咸菜中有大量亚硝酸盐，孕妈妈尽量不要吃。

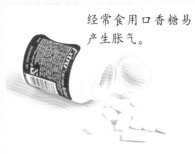

经常食用口香糖易产生胀气。

少吃易产气食物

豆类和十字花科蔬菜,如黄豆、青豆、西蓝花等含有一种复合糖,这种糖很难被人体吸收,当它在肠内就会产生副产品气体。

少吃含盐量多的食物

一次性吃盐过量会让身体存水,从而产生胀气。因此要尽量避免高盐食物,如咸菜、包装食品、油炸薯条等,尤其是罐装浓汤或方便面。

少吃含糖醇高的食物

糖醇是一种甜味剂,多存在于口香糖或其他无糖食物中。糖醇能够部分被消化,同时也会产生气体。

不少孕妈妈不管吃什么都胀气。其实这是孕期的正常生理反应,且只是暂时的,孕34周后这种现象会渐渐消失。孕期感觉到胀气时,可以少吃多餐,减轻肠胃消化的负担。孕妈妈胀气严重时,不妨从一天吃3餐的习惯改至6~8餐,用每餐分量减少的方式来进食。注意每餐不要进食太多种类的食物,应多选择半固体食物进食。多吃蔬菜,水果等膳食纤维含量高的食物。此外,适当运动也可以促进肠胃蠕动。若孕妈妈有便秘,胀气会更加严重,应多喝温开水,促进排便。

出现头痛别忽视

怀孕时血压发生改变,体内分泌激素量也和原来不同,有时孕妈妈会感到眩晕和疼痛。在怀孕初期,充足的睡眠和适当的休息可以减少头痛的发生。如果怀孕5个月以后,头痛日益加重,同时伴有眼花、耳鸣、心悸、水肿或高血压,应警惕妊娠高血压综合征的发生。

腰部总痛怎么办

孕中期,孕妈妈腹部隆起,背部压力增加,挤压坐骨神经,会使腰部以下到腿的位置产生强烈的刺痛。出现此症状,孕妈妈可以这样做:

不要以同一姿势站着或坐着超过半小时。别走太多的路,每次步行路程都宜控制在30分钟以内。

坐时,将椅子调到舒服的高度,并在腰部、背部放舒适的靠垫。适当做熟悉的腰部拉伸动作,缓解腰背部肌肉的紧张。

"睡前用热水袋、热毛巾热敷腰背部,可减轻疼痛。"

孕 5 月体重管理小帮手

孕 5 月，是孕妈妈体重管理的关键期，很多体重过重的孕妈妈都是因为在孕 4~6 月没有管理好体重，导致体重增长过快。所以，为了孕妈妈的健康，为顺产提供助力，孕妈妈孕 5 月别放松体重管理。

孕期所需能量早知道

孕妈妈之所以会长胖，很大部分原因是孕妈妈和家人总担心营养不良，影响胎宝宝发育，让孕妈妈多吃。其实，很多时候孕妈妈补充的营养，没有补到胎宝宝，反而让自己长了很多肉。孕妈妈都需要多少能量呢？

不同阶段	所需能量
孕前	每千克体重每天所需的能量是 30~38 千卡
孕早期	与孕前所需能量基本相同，每千克体重每天所需的能量是 30~38 千卡
孕中晚期	每天需要能量为额外增加 200 千卡的能量

孕妈妈也可以根据自己身高、体重状况，来计算每天所需能量。

孕期每天能量需求计算公式：

孕早期（千卡）:（身高 -105）×35

孕中晚期（千卡）:（身高 -105）×35+200

常见食物热量

每天控制热量摄入是一件麻烦的事情，孕妈妈可以了解常见食物的热量，这样在进食时，心里就有谱了。

一般说来，一个煎荷包蛋的热量在 120 卡左右。

1/4 碗米饭、半碗稀饭或者半碗面条的热量都有 80 卡左右。

100 克炒青菜的热量为 44 卡，如果调料中多加了油或糖等，热量会增加。

37 克瘦肉，相当于炒肉片时，正常大小的肉片 1 片半，就有 80 卡热量。

20 克肥肉，相当于薄薄的肉片，就有 80 卡热量。

100 克左右的未烹炒的海鲜有 80 卡左右热量，煎、炒、烹、炸后，热量会大大提高。

孕妈妈每天吃饭前，可大约换算一下。

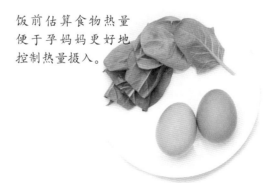

饭前估算食物热量便于孕妈妈更好地控制热量摄入。

每天称下体重，给自己提个醒

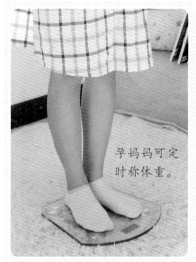

孕妈妈可定时称体重。

在体重管理过程中，最容易出现不能坚持的情况，孕妈妈可每天称下体重，详细了解每天的体重变化，能给自己提个醒。

称体重最好在每天固定的时间，比如清晨排尿后，空腹称体重，最好穿同样的衣裤，这样就能比较准确地了解每天的体重变化。

如果孕妈妈觉得每天称体重很麻烦，也可以每周称一次，然后将体重数值填到体重增长表中。根据一周体重变化，与本应增长的标准体重进行对比，调整饮食，及时运动。

总结下容易让自己长胖的原因

大多数孕妈妈在孕期都会快速长胖，孕妈妈可以总结下容易让自己长胖的原因。如果孕妈妈有每天记录饮食、体重的习惯，很容易发现哪天体重突然增长较多，第二天就适当吃得清淡些，使体重保持一个比较合理的增长速度。

管理体重也不需要严格控制饮食，其实孕妈妈只要吃得合理，适当增加坚果、虾、鱼等优质蛋白的摄入，控制下饼干、米饭等的摄入量，保持一个合理的孕期体重增长速度是很容易的。

喜欢吃饼干的孕妈妈也不必非要戒掉，可以将饼干都换成苏打饼干或粗粮饼干，平时少吃就可以了。

管住嘴，迈开腿

孕妈妈也要管住嘴，迈开腿。从定下孕期体重增长计划的那刻起，就要开始执行了。

对家里的零食存货进行清理。将高油、高盐的零食，以及甜食都送人，或者让家人吃；平时喜欢的口味重的小零食，也尽快送人，可以留下一些健康的零食，比如原味坚果、粗粮饼干等，以备不时之需。

高糖的水果少买，比如荔枝、芒果等，可以多准备一些苹果、猕猴桃、火龙果、桃子、梨等比较平和的水果。

三餐可以正常吃，而且由于身体的需要，孕妈妈可能还需要加餐，这都可以正常食用，以保证胎宝宝生长发育所需。

管住嘴后，还得迈开腿。坚持每天晚饭后散步30分钟以上，白天也可以散步，如果有做瑜伽的习惯，也可以每天做1个小时瑜伽。这样的活动量既有助于顺产，还能帮助孕妈妈控制孕中期的体重过快增长。

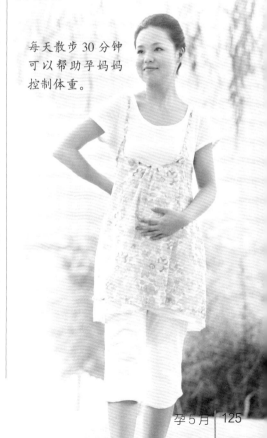

每天散步30分钟可以帮助孕妈妈控制体重。

孕 5 月，其实是一个平静而放松的月份。

在这个月里，孕妈妈会明显地感觉到胎宝宝的存在，还可以与胎宝宝进行交流。不过，在这个月里，孕妈妈可能也会遇到一些需要解答的小问题。

到月末大多数孕妈妈都能明显地感觉到胎动，但也有部分孕妈妈还没有感觉到胎动。这时也不要着急。可能是由于羊水很多，胎宝宝动作幅度不够大引起的，一般到孕 6 月就能感觉到了。

孕 5 月是体重管理的关键时期。很多孕妈妈都是从这个月开始长胖的，所以每天或每周称一下体重，了解体重的变化也是很有必要的。

有的孕妈妈可能在本月就进行了 B 超大排畸检查，有的孕妈妈却没有。没有进行此项检查的孕妈妈也不要着急，一般大排畸检查都在孕 22~28 周做，但有的胎宝宝发育比较好，医生就会在孕 5 月安排。

准备孕妇专用内衣裤及孕妇装。到了本月，大多数孕妈妈都宜换上孕妇专用的内衣裤，既舒适又有助于孕妈妈身材的保持。孕妈妈记得，提前为自己准备好。从本月起，孕妈妈也可以根据自己的喜好，准备孕妇装了。穿着孕妇装出门，在公共场合别人更容易照顾孕妈妈。

别忘记多吃点新鲜蔬菜、水果。孕 5 月随着孕妈妈子宫的长大，便秘可能会更加严重，日常生活中多吃点蔬菜、水果，以及多吃富含膳食纤维的食物，有助于缓解孕妈妈便秘，减轻孕期痛苦。

5

备忘录

孕 5 月，肚子里胎宝宝常会动来动去，耳朵也能清楚地听到声音，有时还会因为外面的声音太大而吓一跳呢！孕妈妈的心情也会明显不一样了，从感觉到胎动的那刻起，孕妈妈的生活就开启了另一段旅程，那么把这一个月难忘的这些时刻、感觉都记录下来吧！

这个月有测量宫高和腹围吗？将 4 次测量的数字记录在这里吧！

孕 17 周：宫高：_____ 腹围：_____

孕 18 周：宫高：_____ 腹围：_____

孕 19 周：宫高：_____ 腹围：_____

孕 20 周：宫高：_____ 腹围：_____

孕妈妈感受到胎动了吗？从本月开始记录每天的胎动吧！

胎动时间：_____ 胎动次数：_____

胎动时，孕妈妈有什么感觉呢？像蝴蝶扇动翅膀，还是像饭没有吃好时的串气儿？将胎动的感觉记录下来，孕妈妈也会发现，这是一个美妙的过程呢。

_____

孕妈妈每天都按时起床睡觉了吗？制定一个作息表吧，把作息表贴在床头，可以提醒孕妈妈早睡早起哦！

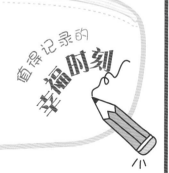

值得记录的
幸福时刻

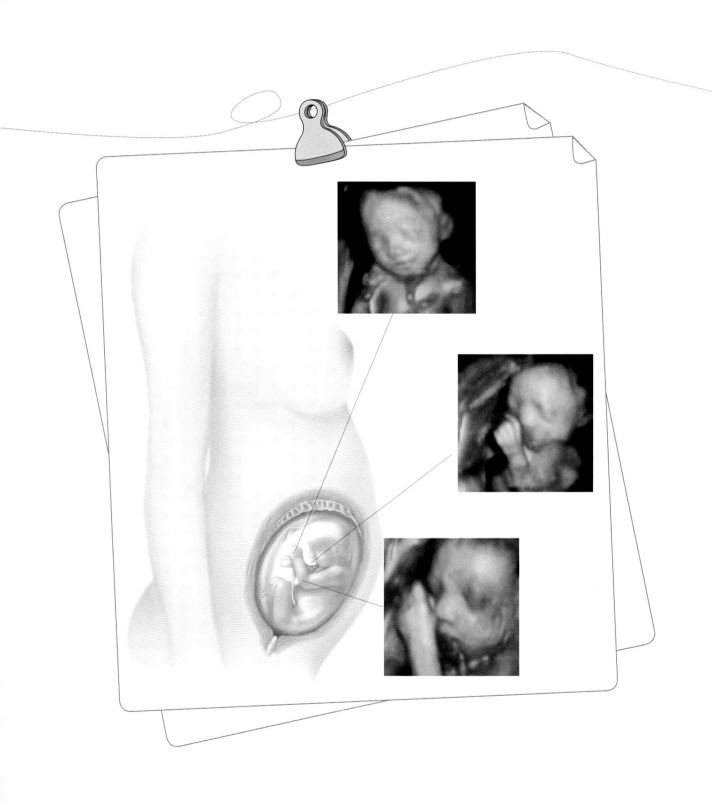

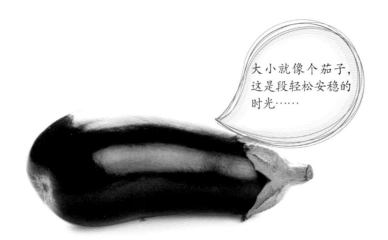

大小就像个茄子，
这是段轻松安稳的
时光……

孕6月

　　到了孕6月，孕妈妈的怀孕之旅已经度过一大半了。孕妈妈和胎宝宝都已习惯了彼此的存在，甜蜜和欣喜成为孕妈妈生活的主题。而此时胎宝宝看起来也更像一个小人儿了，他和孕妈准爸的"互动"也越来越多。

一图读懂你和宝宝变化

孕6月，胎宝宝体重已经达到700克了，大小就像个茄子，此时胎宝宝已经像是个足月的小宝宝了，身材匀称，听觉敏锐，皮肤开始出现褶皱，汗腺已经形成，还会吸吮自己的大拇指和打嗝了。

在这段轻松而安稳的时光里，胎宝宝稳定而快速地成长着，虽然现在还比较瘦，看起来也皱巴巴的，但是很快就会增加更多的脂肪，皮肤会被撑起来，他就会变成圆润的可爱的宝宝了。

这时胎宝宝的大脑发育非常迅速，各感觉器官与大脑的联系更加紧密，并且开始运用各感觉器官了，比如开始学着吞咽，对声音、光线也更加敏感，味蕾也已经发挥作用了。所以孕妈妈吃的东西，胎宝宝可能正以另一种方式"品尝"着。现在是培养亲子感情的最佳时期，准爸爸和孕妈妈一定要多和胎宝宝交流哦。

孕妈妈要注意

孕妈妈腹部越来越大，接近典型的孕妇体形了。现在孕妈妈可能会觉得自己变得更加笨拙了，凹进去的肚脐开始变得向外突出，不过不要紧，这是正常的，等你分娩之后自然会恢复原样。

☞ 由于子宫的韧带被拉长，孕妈妈偶尔会觉得疼痛，放松心情，慢慢会缓解的。

☞ 可以让准爸爸帮助做做腿部按摩，预防并缓解静脉曲张情况。

☞ 下肢、背肌、腰部承受重量，容易产生疲劳感，所以应注意适当休息，使自己放松。

☞ 孕妈妈还会出现消化不良、食欲不振等情况。为了胎宝宝的健康，孕妈妈可以采取少吃多餐的饮食方式。

☞ 要注意多吃新鲜蔬菜、水果，增强水的代谢，缓解下肢水肿。

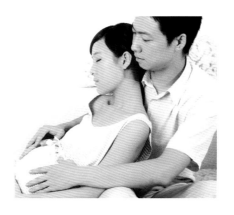

孕妈妈情绪变化

本月对孕妈妈来说是个惊喜交加的月份，和胎宝宝的互动让孕妈妈感觉很新奇、惊喜，但孕妈妈一系列的身体变化使她变得烦躁易怒，爱发脾气，更容易失眠等。不过，为了宝宝的健康，孕妈妈要学会微笑着面对并积极想办法解决，慢慢地适应怀孕所带来的不适。

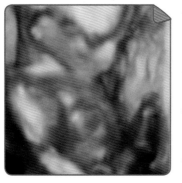

体重大幅度增加

进入孕中期后，胎宝宝的发育越来越完善，各器官都开始工作，并越来越敏感，体重也开始大幅度增加了。

❥ 皮肤依然是皱巴巴的、红红的，但很快脂肪就会填满皮下，让皮肤饱满起来。

❥ 脸上布满了纤细柔软的胎毛，全身都覆盖着胎脂。

❥ 眉毛和眼睑已清晰可辨。

❥ 乳牙牙齿开始发育，而恒牙的牙胚开始发育。

❥ 视网膜也已形成，具备了微弱的视觉，会对外界光源做出反应。

如果是男宝宝，生殖器官已形成

皮肤依然是皱巴巴的

指甲完全形成并且越长越长

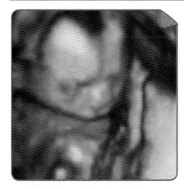

肺部和血管发育

胎宝宝的胃、肠、肝、肾等内脏器官都开始工作，但肺部尚未发育完全，此时正在发育。

❥ 肺部组织逐渐完善，已经形成气体管道。

❥ 血管正在发育。

❥ 骨骼、肌肉都已长成，更接近出生时的状态。

❥ 胎儿清醒的时间越来越长，喜欢听外界的声音。

❥ 每天开始喝大量羊水，并排出尿液，肾脏开始工作。

本月常见不适

孕 6 月，孕妈妈的身体负担越来越重，不适时有发生。由于孕期激素分泌不同于孕前，孕妈妈会出现眼睛干涩、胃灼热等不适症状。这些症状随着孕期增加都会有所好转。

明明白白做产检

进入孕6月,除了常规产检外,大多数孕妈妈还需要做B超大排畸检查,以及葡萄糖耐量检查,这关系着孕妈妈以后能否顺利孕育以及胎宝宝的健康,孕妈妈应该继续坚持到医院做定期产前检查,大致了解胎宝宝和孕妈妈的状况。

孕6月产检项目

进入孕6月,孕妈妈要做非常重要的大排畸检查和葡萄糖耐量检查,这关系着胎宝宝的健康,孕妈妈一定不要忘记。

产检项目	检查内容和目的	标准值			
超声波检查	即大排畸检查,主要是为了了解胎儿发育情况有无异常。本月,羊水相对较多,胎儿大小比例适中,在子宫内有较大的活动空间。此时进行超声波检查,能清晰地看到胎儿的各个器官,可以对胎儿进行全身检查	孕周	双顶径(厘米)	腹围(厘米)	股骨长(厘米)
		孕21周	5.22±0.42	15.62±1.84	3.64±0.40
		孕22周	5.45±0.57	16.70±2.23	3.82±0.47
		孕23周	5.80±0.44	17.90±1.85	4.21±0.41
		孕24周	6.05±0.50	18.74±2.23	4.36±0.51
葡萄糖耐量试验	检测是否存在妊娠葡萄糖不耐症,以确定是否患有妊娠糖尿病	空腹		服糖后1小时	服糖后2小时
		<5.1毫摩尔/升		<10毫摩尔/升	<8.5毫摩尔/升
测量宫高、腹围	了解胎儿宫内发育情况,是否发育迟缓或为巨大儿	宫高(厘米)		腹围(厘米)	
		22~25.1		80~91	
听胎心音	监测胎儿发育情况	正常范围:每分钟120~160次			
血常规检查	如果孕妈妈贫血,不仅会出现产后出血、产褥感染等并发症,还会殃及胎儿,例如易感染、抵抗力下降、生长发育落后等	血红蛋白计数110~160克/升			

注:以上产检项目和标准值可作为孕妈妈产检参考,具体产检项目以各地医院及医生提供的建议为准。

专家详解你的产检报告

☞ 葡萄糖耐量试验报告

正常妊娠而无高危因素者应在孕 23~28 周采血化验，筛查是否有患妊娠糖尿病的危险，筛查前宜空腹 10~14 小时，一般抽血检查前一天晚上 12 点过后就不要进食了，第二天早上不吃早餐即可抽血检查空腹血糖。

将 50 克葡萄糖粉溶于 200 毫升水中，5 分钟内喝完，接着在第 1 个小时、第 2 个小时各采血测定血糖，三项中任何一项的值达到和超过以下临界值即诊断为妊娠糖尿病。

参考范围

时间	标准值
空腹血糖	＜5.1 毫摩尔 / 升
餐后 1 小时血糖	＜10 毫摩尔 / 升
餐后 2 小时血糖	＜8.5 毫摩尔 / 升

一次过产检，专家来帮忙

☞ 做葡萄糖耐量试验的小秘密

葡萄糖耐量试验受摄入糖分影响，很容易出现不通过的情况，所以孕妈妈在做此项检查时要多注意小细节。

1 在做葡萄糖耐量试验前，要至少先空腹 8 小时再进行抽血。所以从产检日期的前一天晚上 21：00 以后就不要吃东西了，检查当天早晨，也不能吃东西、喝水。

2 喝葡萄糖粉的时候，孕妈妈要尽量将糖全部溶于水中。如果喝的过程中糖水洒了一部分，将影响检测结果的正确性，建议改日重新检查。

此外，很多孕妈妈做糖耐量试验时，都会有第一次不通过的情况。这也不必过于担心，这样的结果可能是前一天吃了过量的甜食，比如吃了半个西瓜、喝了几杯现榨的果汁等造成的，这些会使孕妈妈摄取的糖量高出日常饮食，影响血糖值，导致结果异常。因此，在检查的前几天要适当控制糖分的摄入，但也不要过分控制，不然就反映不出真实结果了。

☞ 预防妊娠糖尿病早行动

1 在孕期要注意餐次分配，少吃多餐。每天的饮食总量要控制好。

孕妈妈可以用每天所需热量公式计算每天所需热量（千卡）＝（身高 -105）×35+200

2 摄取膳食纤维。在可摄取的分量范围内，多摄取高膳食纤维的食物，增加蔬菜的摄入量，吃新鲜水果，不喝饮料。但千万不可无限量地吃水果。

3 饮食清淡。控制植物油及动物脂肪的用量，少用煎炸的烹调方式，多选用蒸、煮、炖等烹调方式。

4 坚持按时产检，一旦发现妊娠糖尿病的征兆，就要在医生指导下进行治疗、控制。

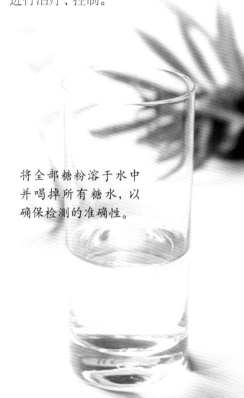

将全部糖粉溶于水中并喝掉所有糖水，以确保检测的准确性。

妊娠糖尿病检

本月特别关注：妊娠纹早护理，不做"花纹"妈妈

从孕4月开始，有的孕妈妈就感觉到皮肤瘙痒了，尤其是肚皮、臀部、大腿等部位，这就是产生妊娠纹的前兆，如果放任不管，到了孕6月，甚至在孕5月时就能看到肚皮上花花的纹络。妊娠纹一旦出现，就很难再恢复了，所以及早护理是解决此问题的唯一办法。

预防妊娠纹从孕4月就开始

进入孕中期，孕妈妈子宫快速变大，孕妈妈皮肤的弹性纤维和胶原纤维超过弹性限度的伸长，纤维发生断裂，妊娠纹就出现了。若孕4月没有出现，到了孕5月，最晚到孕6月，纵横交错的妊娠纹就会出现在大多数孕妈妈的乳房、腹部、臀部、大腿。妊娠纹一旦形成，几乎是不可能完全修复的，所以早干预是减少或预防妊娠纹的主要手段，而在孕4月进行防护，对防止妊娠纹的形成尤为重要。

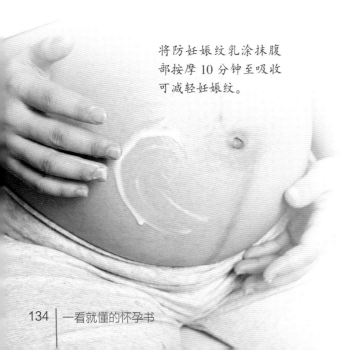

将防妊娠纹乳涂抹腹部按摩10分钟至吸收可减轻妊娠纹。

管理体重，别增长太快

体重增长过快是导致妊娠纹出现的主要原因，孕期控制体重增长过快能防止妊娠纹的产生。

孕妈妈在孕早期、孕中期体重增加不宜过快，此时胎宝宝发育主要集中在器官、神经上，进入孕晚期之后胎宝宝的脂肪开始快速增加，体重增长比较快。不过，即使到了孕晚期，只要保证每个月的体重增加不超过2千克，一般也不会出现大量的妊娠纹。

为了做个美丽的孕妈妈，以及为顺产提供助力，孕妈妈从怀孕那刻起就进行体重管理吧。

用这些方法增加皮肤弹性

适当增加皮肤的弹性，可以增加胶原纤维的拉伸度，缓解妊娠纹。

适当补水。孕妈妈每天喝6~8杯水，可以保证每天所需，增加皮肤抵抗力。

适当使用妊娠防护产品。妊娠纹防护产品能令皮肤更快、更好地吸收。孕妈妈每次洗澡后可以涂抹橄榄油、婴儿护肤乳等，能收到较好的效果。

使用托腹带。托腹带可减少腹部负担，减缓皮肤的过度延展、拉扯，从而有助于减缓妊娠纹的产生。

适当按摩防妊娠纹

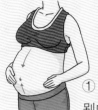 ① 从腹部上下两侧分别向肚脐方向抚摸。

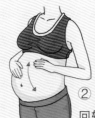 ② 然后沿肚皮来回轻抹。

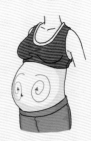 ③ 左右手同时由外向内不断画圈按摩。

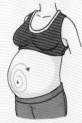 ④ 以肚脐为起点，顺时针方向画圈。

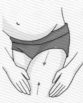 ⑤ 以膝盖为起点，由下往上或由上往下轻轻涂抹并按摩。

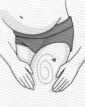 ⑥ 沿大腿从下往上打圈涂抹。

孕妈妈每天洗澡后，可以一边涂抹妊娠纹防护产品，一边进行此按摩，直到护肤产品完全被吸收。孕妈妈也可以用蛋清、黄瓜片、西瓜皮等涂抹肚皮，也有缓解妊娠纹的效果。时间以 10 分钟为宜，在按摩时还要注意：

最好不要在饥饿或餐后进行按摩；按摩前涂上一层润肤乳或按摩油，效果更好；孕 3 月前和孕 9 月、孕 10 月，按摩时手法一定要轻柔。此外，大腿内侧、乳头等部位按摩时要避开，因为这些部位容易引发宫缩。

吃对食物对抗妊娠纹

西红柿、西蓝花、猪蹄、三文鱼肉及其鱼皮，都可以缓解妊娠纹，增强皮肤弹性，延缓皮肤衰老。

对抗妊娠纹火力最强的武器就是西红柿，它含有的番茄红素有较强的抗氧化能力。

西蓝花含有丰富的维生素 A、维生素 C 和胡萝卜素，能增强皮肤的抗损伤能力，保持皮肤弹性。

三文鱼肉及其鱼皮中富含的胶原蛋白是皮肤最好的"营养品"，能减慢机体细胞老化，使皮肤丰润有弹性，不长妊娠纹。

猪蹄中丰富的胶原蛋白可以有效对抗妊娠纹，增强皮肤弹性，延缓皮肤衰老。

"备孕时开始预防，孕期坚持润肤，是对抗妊娠纹出现的最好方法。"

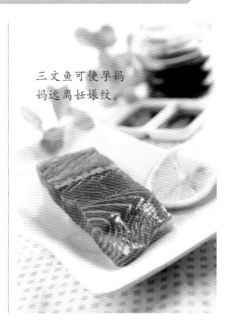

三文鱼可使孕妈妈远离妊娠纹。

孕期生活无小事

进入孕6月，孕妈妈的腹部已经像一个皮球一样高高隆起，行动开始不便，不过身体还是比较稳定的，还可以出去走走。但要注意尽量减少需消耗大量体力的运动和工作。坐、立、行、走都要注意，重视生活中的细节依然很重要。

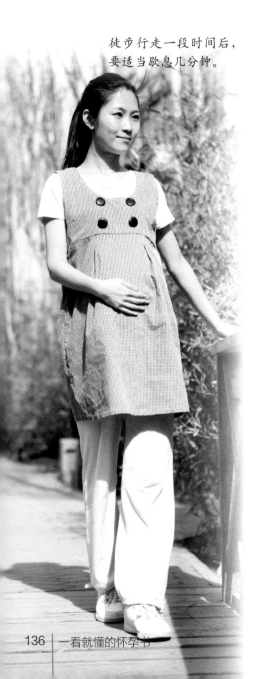

徒步行走一段时间后，要适当歇息几分钟。

徒步行走不宜太久

徒步行走对孕妈妈有益，能增强腿部肌肉的紧张度，预防静脉曲张。而孕妈妈也不宜走太久，若一旦感觉疲劳，要马上停下来，找身边最近的凳子坐下歇息5~10分钟。在走路的姿势上，身体要注意保持正直，双肩放松。散步前要选择舒适的鞋，以低跟、掌面宽松为好。

选择防滑鞋

孕妈妈宜穿宽松、轻便、防滑、透气性好的鞋，不要穿合成皮质的鞋和尼龙材质的鞋，以防不透气加重双脚水肿。双脚水肿比较严重和怀孕6个月以上的孕妈妈，要选择比自己双脚稍大一点的鞋，但也不要过于宽松。

这些家务不要做了

孕中期孕妈妈行动不便，这些家务就不要做了：

① 擦洗浴盆。孕中期孕妈妈不宜做需要蹲着、跪着才能完成的家务，以免挤压腹部。

② 蹲着洗衣物或擦地板。如果可以站着完成这些则可以。

③ 弯腰熨烫衣物。

④ 去拥挤的市场购物。拥挤的市场人流量大，容易对孕妈妈腹部造成冲撞，最好不要常去，即使去也应格外谨慎。

⑤ 踩小凳子拿高处物品。这对孕妈妈来说是十分危险的动作，千万不能做。

⑥ 伸长胳膊晾衣服。伸长胳膊拉扯腹部肌肉，会影响子宫稳定，孕妈妈不宜做此动作。

每天10分钟，按摩乳房缓不适

如果孕妈妈乳房胀得难受，可以每天用毛巾热敷，并进行轻柔的按摩，以促进胸部血液循环和乳腺的发育。

按摩时，由乳房周围向乳头旋转按摩，至乳房皮肤微红时止，最后提拉乳头5~10次。每天早晨起床和晚上睡觉前，分别用双手按摩5~10分钟。这不仅可缓解孕期乳房的不适，为哺乳期做准备，还能在产后使乳房日趋丰满而有弹性。

坚持护理乳房

从孕6月起，很多孕妈妈的乳房开始有些许乳汁分泌出来，并在乳头上结成痂，所以每天要对乳房做好护理。用橄榄油将乳痂软化，再用温水(不用香皂)清洁干净。手指涂上橄榄油，捏住乳头轻捻，滋润乳头的皮肤。此时还要定期清洗，保持文胸的清洁。

孕妈妈弯腰捡拾有技巧

孕6月后，胎宝宝的重量会给孕妈妈的脊椎造成很大的压力，并引起孕妈妈背部疼痛。因此，孕妈妈要尽量避免俯身弯腰，以免给脊椎造成过重的负担。

如果孕妈妈要从地面捡拾东西，不要直接俯身，而是慢慢蹲下再捡，动作要慢，轻轻地向前，而且需先屈膝并把全身的重量分配到膝盖上。孕妈妈要清洗浴室或是铺沙发时也要照此动作。如果孕妈妈要从事经常弯腰的工作，那么不如找个稍低的板凳坐下来，在脚下垫一个踏脚板。

"怀孕是一种享受，要注意生活细节，平安孕育，让孕育变成一件很开心的事。"

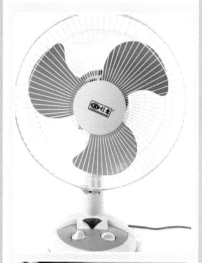

别突然吹风扇或空调

应定期清洁空调防尘网中的灰尘和细菌。

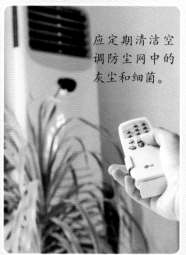

炎热的夏季，孕妈妈出汗多，借助风扇或空调纳凉是必要的。但出汗后不要马上吹风扇或空调，因为此时全身毛孔疏松，汗腺大开，邪风易乘虚而入，轻者伤风感冒，重者发高烧，对孕妈妈和胎宝宝的健康不利。

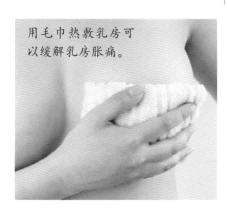

用毛巾热敷乳房可以缓解乳房胀痛。

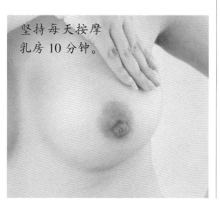

坚持每天按摩乳房10分钟。

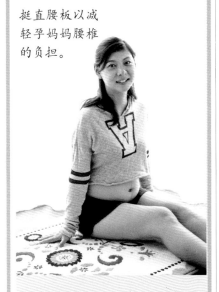

孕妈妈要挺直腰板

挺直腰板以减轻孕妈妈腰椎的负担。

孕妈妈常常不由自主地塌腰，会增加腰椎负担，阻碍血液循环，进而影响到胸肌的发育。孕妈妈要经常直直腰，累了靠墙站立几分钟，会让胸部舒畅很多。

选择纯棉宽松的内裤

有的孕妈妈外阴部肿胀，同时局部皮肤发红，在行走时外阴出现疼痛，这称为"外阴部静脉曲张"。这是因为孕期盆腔血液流量增加，导致静脉内的压力增大，加上子宫逐渐增大，压迫静脉而造成的。孕妈妈要选择宽松的纯棉内裤穿，外裤也要宽松一点。

合理安排休息，保证充足睡眠

孕 6 月以后睡眠是很重要的，可以促进胎宝宝的生长。每天睡眠不少于 8 小时，中午休息 30 分钟，采取最合理的睡眠姿势左侧卧位。

不过，由于肚子的隆起，睡觉对此时的孕妈妈会比较辛苦，而孕妈妈只有休息好了，才能保证胎宝宝的健康成长。如果在孕期找到一个舒适的睡姿，会大大缓解孕妈妈的疲劳。

孕中晚期最好采取左侧卧位的睡姿。从生理的角度来讲，在怀孕中晚期，子宫迅速增大，而且大多数孕妈妈子宫右旋，采取左侧卧位睡眠，可减少增大的子宫对孕妈妈腹主动脉、下腔静脉及输尿管的压迫，改善血液循环，增加对胎儿的供血量，有利于胎儿的生长发育。为了更舒服，可以在身体两侧各放一个靠垫，这样侧卧时腿放上去会舒服点。

但是孕妈妈睡觉也不必刻意采取左侧卧位，怎么睡舒服就怎么睡。很多时候孕妈妈都是睡着睡着就不自觉地翻身了，姿势不舒服了胎宝宝也会有反应的，你感觉到了自然就会调整到胎宝宝觉得舒服的姿势，孕妈妈不必为此过于纠结。

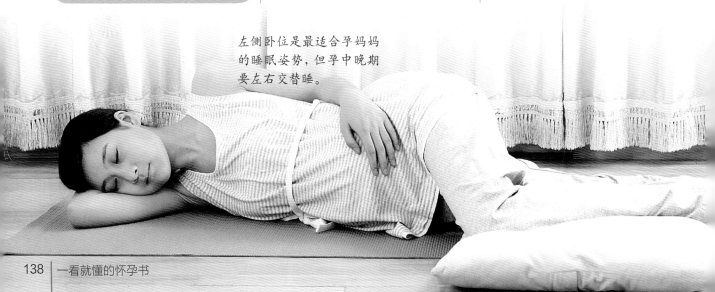

左侧卧位是最适合孕妈妈的睡眠姿势，但孕中晚期要左右交替睡。

孕期驾车，安全第一

有些孕妈妈有时也会自己驾车出行，体验兜风的快乐。如果身体条件许可，孕期可以驾车，但是一些注意事项要了解，以免出现危险或给母婴带来伤害，到时追悔莫及。

孕妈妈在开车的时候应该避免紧急制动、紧急转向等情况，因为这样的话，冲撞力过大，可能使孕妈妈受到惊吓。

孕妈妈还应该慎开新车，因为新车里面可能会有一些气味，所以新车买回家后应该先开车门车窗，通风散气，也可以放一些竹炭、菠萝或者羊毛垫等可以吸收异味的东西。

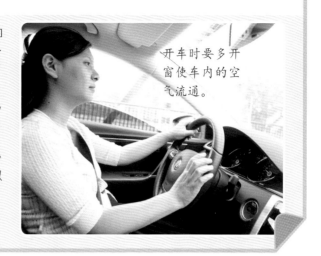

开车时要多开窗使车内的空气流通。

吃饭要细嚼慢咽

孕6月，大多数孕妈妈都会出现胃胀、消化不良的现象，这是由于子宫增大，向上顶到胃肠，影响了胃肠蠕动。

若此时孕妈妈吃饭依然狼吞虎咽，会增加胃肠的负担，加重胃肠胀气、消化不良的症状。

食物未经充分咀嚼，进入胃肠道之后，与消化液的接触面积小，使食物与消化液不能充分混合，会影响食物的吸收。有些粗糙食物，因咀嚼不够，还会加大胃肠消化负担或损伤消化管道。为了孕妈妈的健康和胎宝宝的发育，孕妈妈吃饭时最好细嚼慢咽。

保持轻松愉悦的好心情

孕妈妈的情绪可以影响胎宝宝的情绪，所以孕妈妈要保持心情愉快，情绪稳定，避免精神紧张等不良刺激，和胎宝宝一起，快快乐乐地度过每一天。

有心理压力的孕妈妈，要给自己找一个快乐的理由，多想些开心的事，多做些自己感兴趣的活动。

买一本关于编织的书，买些五颜六色的毛线，学着为小宝宝织点小东西，这个过程会让你很兴奋，也很有成就感。

读一些自己感兴趣的书，如开心的漫画书或漂亮的图文书。选几本怀孕育儿的书，多学习会令你对自己更有信心。

每天照着孕期营养食谱做几个自己想吃的菜，到孕期结束，你会突然发现自己厨艺大增。听一些放松心情的音乐，这也是音乐胎教的重要一环。

每天或每周记一次怀孕日记，记录下自己的体重、日常饮食安排、感觉和变化，还有对宝宝的畅想。

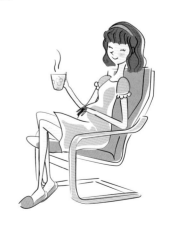

饮食营养方案

在舒适的孕中期，孕妈妈仍然不能放松营养的补充，要注意营养的均衡，不要只吃自己喜欢的食物。这个月胎宝宝通过胎盘吸收的营养是初孕时的五六倍，孕妈妈比之前更容易感觉到饿，除了正餐要吃好之外，加餐的质量也要给予重视。

一表速查本月胎儿所需营养素

随着胎宝宝的生长，孕妈妈的身体会越来越笨拙，这个时候孕妈妈要增强自己的免疫力，保证消化系统的健康，这样才能为胎宝宝提供充足的营养。同时，孕妈妈要摄入适当的铁，以备胎宝宝需要时摄取。

营养素	对发育的作用	常见的食物	每天所需营养量
膳食纤维	增强自身的免疫力，保持消化系统的健康，为胎宝宝提供充足的营养来源	谷类（特别是一些粗粮）、豆类及新鲜蔬菜和水果中含有丰富的膳食纤维	建议每天总摄入量在20~30克为宜
维生素 B_{12}	作为人体重要的造血原料之一，维生素 B_{12} 可促进胎宝宝红细胞的发育成熟，并可维护神经系统健康	牛奶、瘦肉、猪肝、鸡肝、鱼、虾等	每天摄入量为3~4微克。每天2杯牛奶（500毫升），基本就可以满足孕妈妈一天中维生素 B_{12} 的需要
铁	主要负责氧的运输和储存，参与血红蛋白的形成，将充足的养分输送给胎宝宝	猪肝、鸡肝、鸭血、蛤蜊、海带、木耳、鱼、鸡、牛肉、蛋、紫菜、菠菜、芝麻、红枣、山药、大豆等。此外，在吃含铁食物的同时，也要多吃富含维生素C的水果及蔬菜，这样更有助于铁质的吸收和利用	孕中期每天需要摄入约20毫克
蛋白质	胎宝宝的身体器官在迅速发育，作为造就躯体的原材料，蛋白质必不可少	牛奶、鸡蛋、瘦肉、鱼、虾等	每天增加优质蛋白质9克，相当于牛奶300毫升、鸡蛋2个或瘦肉50克
钙	一方面可促进胎宝宝的骨骼发育，另一方面可以预防孕妈妈腿抽筋	牛奶、奶酪、瘦肉、鱼、虾等	孕中期每天1000毫克

开始为宝宝储备营养

本月，胎宝宝的生长发育明显加快，孕妈妈也开始进行蛋白质、脂肪、钙等营养素的储备。充足的营养储备，不仅能保证胎宝宝的正常发育，而且能提高孕妈妈的抵抗力，使孕妈妈免受疾病困扰。

同时，这个时期胎宝宝要靠吸收铁质来制造血液中的红细胞，如果铁摄入不足，孕妈妈还会出现贫血现象。所以为防止缺铁性贫血的发生，孕妈妈应该多吃富含铁质的食物。

多吃蔬果，促进肠胃蠕动

孕妈妈应多吃蔬菜、水果等高膳食纤维的食物和适量粗粮，促进肠胃蠕动；避免食用如油炸食物、汽水、泡面等易胀气的食物。此外，适当运动，补充足量水分，养成每天排便的习惯也有助于缓解胀气；每天从右下腹开始，以轻柔力道做顺时针方向按摩，每次 10~20 圈，一天两三次，可帮助舒缓腹胀感。

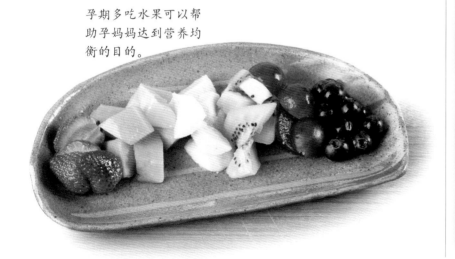

孕期多吃水果可以帮助孕妈妈达到营养均衡的目的。

少吃海带，小心碘过量

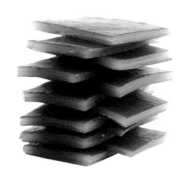

海带中含有丰富的碘、钙、硒等矿物质，孕妈妈适量食用对身体大有裨益，但不宜多吃。因为海带中含有丰富的碘，孕妈妈吃过多海带易引起碘摄入过量，对胎宝宝不利。而且，由于近些年来环境污染严重，海带也成为铅、汞、砷等重金属"含量丰富"的食物，孕妈妈长期大量食用对身体有害。

孕妈妈食用海带时，最好将海带浸泡 24 小时，并且在浸泡过程中勤换水。泡好后的海带如果一时吃不完，可以晒干存储。

巧吃三餐，控制血糖

有 60%~80% 的妊娠糖尿病可以靠严格的饮食控制和运动疗法控制血糖，所以控制饮食是妊娠糖尿病治疗的基础，是重中之重。

1 咨询营养师，牢记自己一天应该摄入的食物总量，不随意增减。

2 培养良好的饮食习惯，不偏食，食物种类多样。

3 定时、定量、定餐、定性，不过饥、不过饱。

4 饮食清淡，控制植物油及动物脂肪的摄入量。

5 少用煎炸的烹调方式，多选用蒸、煮、炖等烹调方式。

6 少吃甜食。

7 水果根据病情食用，通常在两次正餐之间作为加餐食用，在病情控制不满意时应暂时不吃。

8 土豆、红薯、芋头、莲藕等可以算作主食。

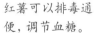

红薯可以排毒通便，调节血糖。

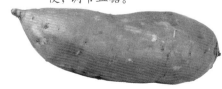

吃好晚餐宝宝壮

晚餐为一天提供近 30% 的热量，吃好晚餐能令身体更健康。但晚餐也要吃得有技巧，吃好晚餐，妈妈健康，宝宝壮。

不宜过迟：如果晚餐后不久就上床睡觉，不但会加重孕妈妈胃肠道的负担，还会导致自己难以入睡。

不宜进食过多：晚餐暴食，很容易导致消化不良及胃疼等现象。

不宜厚味：晚餐进食大量蛋、肉、鱼等，在饭后活动量减少及血液循环放慢的情况下，胰岛素会将血脂转化为脂肪，积存在皮下或血管壁上，让孕妈妈体重增长过快。

芋头能提高孕妈妈肠胃消化能力。

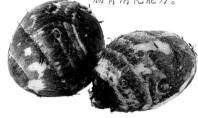

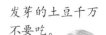

发芽的土豆千万不要吃。

食用滋补饮品有讲究

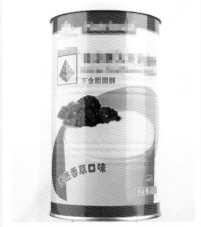

有些孕妈妈在孕期担心营养不足，会通过食用孕妇奶粉、维生素补充剂等滋补营养佳品来保证孕期营养。

其实，对孕妈妈来说，食补是最安全有效的补充孕期营养的方式。若有些孕妈妈孕期食欲缺乏，营养不良，也可以通过服用或饮用滋补营养品的方式来保证营养供给。但在服用或饮用这些营养品时要注意冲调温度。

研究表明，滋补饮品最好在常温下饮用，若加温可能会导致其中营养成分分解变化。冲调牛奶的最佳温度为 60℃ 左右，用开水冲调会大大降低其营养价值。

孕6月明星菜谱

孕6月，胎宝宝生长速度明显加快，骨骼开始硬化，还要靠吸收大量铁元素来制造血液中的红细胞，因此，孕妈妈应注意补充蛋白质、铁、钙、维生素C等。孕妈妈本身也要储存营养，为日后的哺乳做准备，所以营养还需要均衡。

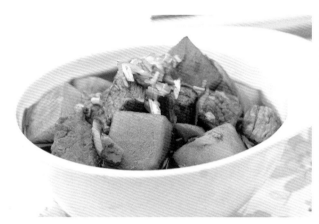

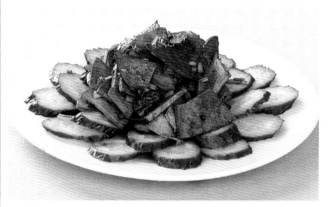

土豆炖牛肉

原料　牛肉块 300 克，土豆块 100 克，盐、酱油、葱花、姜片各适量。

做法　❶炒锅置大火上，下油烧热，放入葱花、姜片、牛肉块炒香，加盐、酱油略炒。❷加水，大火烧开，撇去浮沫，改用小火焖至快烂时，加土豆，焖至牛肉和土豆软烂。

营养功效：牛肉中富含氨基酸、矿物质、维生素，孕妈妈适当吃些可强身体、益体力。

田园蔬菜粥

原料　西蓝花、胡萝卜丁、芹菜丁各 30 克，大米 50 克，香菜末、盐各适量。

做法　❶西蓝花洗净，掰成小朵；大米洗净。❷锅置火上，放入大米和适量水，大火烧开后改小火，熬煮 20 分钟。❸放入胡萝卜丁煮熟，再放入西蓝花、芹菜丁，煮 3 分钟，加盐调味，撒上香菜末即可。

营养功效：补充维生素，还能有效缓解孕妈妈便秘。

猪肝拌黄瓜

原料　猪肝 100 克，黄瓜 80 克，盐、酱油、醋、香油各适量。

做法　❶猪肝洗净，煮熟，切成薄片；黄瓜洗净，切片。❷将黄瓜摆在盘内垫底，放上猪肝，撒上酱油、醋、香油和盐，食用时拌匀即可。

营养功效：猪肝可增加孕妈妈血液中的铁含量，以供给胎宝宝本月制造红细胞的需要。

猴头菇干贝瘦肉汤

原料　猴头菇 1 朵，干贝 20 克，瘦肉丝 50 克，油菜 100 克，姜丝、油、盐各适量。

做法　❶猴头菇、干贝分别泡发，洗净；猴头菇切片；油菜洗净，掰开。❷锅中倒入少许油，放入瘦肉丝煸炒一下，放入姜丝，加入两碗水。❸放入猴头菇、干贝大火煮开后，放入油菜，调入少许盐，再煮 5 分钟即可。

营养功效：能补充钙、铁、锌，有抗氧化作用，非常适合本阶段的孕妈妈食用。

常见不适，专家来支招

孕 6 月，孕妈妈和胎宝宝彼此虽"相安无事"，但随着子宫的增大，孕妈妈的身体负担越来越重，不适时有发生。遇到不适，孕妈妈先别慌，大多数不适都是孕期的正常生理反应，分娩后自然会恢复，但如果遇到突发事件，还是要及早就医。

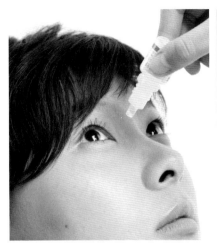

为什么总觉得眼睛干涩

胎盘激素会使孕妈妈的角膜干燥，更加敏感，如果孕妈妈的眼睛有异物感或比平时敏感，充血或产生较多的黏性分泌物，那么可能患了干眼症。

这种情况用市售的"人造泪液"就可以缓解，通常到宝宝出生后，症状就会消失。不过，需要注意的是，孕妈妈最好不要选择常用的滴眼液，有些滴眼液中可能存在激素，连续使用超过 3 个月以上，会对孕妈妈的视力造成伤害。

患了妊娠高血压，该怎样调养

工作压力大以及不规律的饮食习惯，如高油、高盐、高脂肪，很容易使孕妈妈患上妊娠高血压。

病情	症状	解决办法
轻度	可无症状或轻度头晕，血压轻度升高伴有水肿	可以通过在家休息、保证充足睡眠、增加营养的方法保守治疗
重者	出现头痛、眼花、恶心呕吐、血压明显升高、蛋白尿增多、水肿明显	重者或者有症状的孕妈妈则需要住院治疗
备注	患妊娠高血压或者有患妊娠高血压倾向的孕妈妈要做到： ① 合理饮食与休息，进食富含蛋白质、维生素、矿物质的食物和新鲜蔬果，减少动物脂肪和过量盐分的摄入 ② 保证充足的休息和愉快的心情 ③ 坚持左侧卧位可增加胎盘的供血 ④ 每天补钙 1~2 克具有预防妊娠高血压的作用	

手指和手腕为啥会疼

孕妈妈的手指和手腕有时会有一种针刺及灼热的感觉，这种情况也被称作"腕骨综合征"。这是因为怀孕时体内聚集的大量额外体液储存在了手腕的韧带内，从而造成手腕肿胀。

孕妈妈白天应减少手的活动量。运用手腕工作时多注意姿势，比如用电脑打字时让手腕自然放平，稍稍向下弯曲一些，或者在手腕下面垫一个软垫。晚上睡觉时，手自然地举过头顶，放在枕头上。

小腿抽筋了

孕中期以后，有些孕妈妈睡觉时，腿和脚经常会发生抽筋现象，由于肚子大，又怕打扰家人，自己一时够不到小腿或脚部，很是痛苦。抽筋的现象多是缺钙所致。另外，孕期腹内压力增加，会使血液循环不畅，也是造成腿易抽筋的原因。

孕妈妈腿抽筋时，要及时采取措施。孕妈妈坐下，伸直双腿，尽量使脚尖上翘，保持一会儿，可缓解小腿抽筋。孕妈妈行动不便，也可以让准爸爸帮忙，准爸爸握住妻子的脚，轻轻向上压妻子的脚尖，另一只手可在妻子小腿上按摩，能快速缓解小腿抽筋。

在缓解了抽筋后，平常孕妈妈还要注意：

- 适当进行户外活动，多进行日光浴。
- 饮食多样化，多吃海带、芝麻、豆类等含钙丰富的食物。
- 睡觉时调整好睡姿，采用最舒服的左侧卧位。
- 注意不要让腿部肌肉过度劳累，不要穿高跟鞋，睡前对腿和脚部进行按摩。

此外，从孕中期开始就要增加钙的摄入量，每天 1000 毫克左右，也有助于减少腿抽筋的发生。

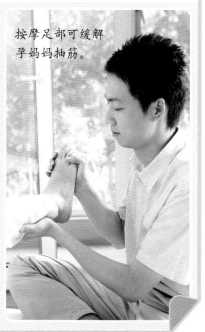

按摩足部可缓解孕妈妈抽筋。

总感觉胃灼热怎么办

胃灼热是由于孕期激素分泌使肠胃蠕动变慢，胃酸在胃里停留时间过长，或者胃酸反流到食管里造成的。孕妈妈到孕中期或孕晚期出现胃灼热感是比较常见的。

孕妈妈这样做，可以减轻胃灼热的感觉：每餐不要进食过饱，进食速度也不宜过快。睡前尽量不要进食，以免加重肠胃负担，促使产生更多的胃酸。

饮食要荤素搭配，避免单一饮食。少吃酸味和辛辣刺激性食物。晚饭后，适当活动一会儿再睡。

水肿就要少喝水吗

不少孕妈妈以为孕期水肿是因为自己喝水太多造成的，于是开始控制自己的饮水量，结果不但水肿没有消退，精神也不好了。其实，孕期水肿和饮水量并没有直接的关联，水肿主要是因孕妈妈摄入过多的盐分和糖分或是内分泌的改变所引起的。

一旦出现水肿的情况，应该在饮食上进行控制，以清淡的蔬菜、水果为主，不要吃难消化和易胀气的食物，如豆类、洋葱等。

腿部水肿比较严重时，应该多卧床休息，采取左侧卧位，这样可以避免压迫到下肢静脉。另一方面，为了消除水肿，孕妈妈必需保证血液循环畅通、气息顺畅，所以孕妈妈在注意保暖的同时尽量避免穿过紧的衣服。

"肚子越来越大了，不适症状更加明显了，保持锻炼吧，会缓解这些不适症状。"

孕 6 月体重管理小帮手

有些孕妈妈体重增加了不少,但是做 B 超却显示胎宝宝很小,肉全长在自己身上了;而有些孕妈妈虽然体重没增加多少,但是胎宝宝体重却很正常,让其他孕妈妈羡慕不已。那么,怎样才能只长胎不长肉呢?

孕期每天饮食摄入量

热量是关系孕妈妈体重的重要因素,但是每天吃饭前都要计算热量是件非常麻烦的事情,要是能直接告诉孕妈妈能吃多少食物最好了。孕妈妈每天饮食要保证营养均衡,在此基础上可以参照以下这些来安排每天的饮食,基本就可以满足一天所需营养。

食物类别	分量	备注
五谷根茎类	3~4 碗	粗细搭配,其中至少有一碗为五谷饭,可以搭配蒸红薯、蒸南瓜等
奶蛋豆鱼肉类	2~3 份	每份包括:200 毫升牛奶、1 个鸡蛋、豆腐 3~4 大片、1 大块鱼肉 (约 150 克)、正常大小的肉片 2~3 片
蔬菜类	3~4 碟	每碟 150~200 克,其中保证每天至少有两种以上深色蔬菜
水果	2~3 个	以苹果、香蕉、梨、火龙果等平和水果为佳,最好上下午各 1 个
油脂类	2~3 匙	每天所需的油脂大多用于炒菜中,以植物油为宜

孕期千万别减重

孕妈妈长肉是非常正常的,即使是在孕早期、孕中期体重就增长过快,也不宜在孕期减肥。不过,由于孕妈妈体重增长过快,会给自己和胎宝宝带来危险,所以孕期适当控制体重增长速度是非常有必要的。

研究显示,只要孕妈妈每天摄入的热量不低于 1000 千卡,就不会影响胎宝宝的正常发育。所以孕早期或孕中期体重增长过快的孕妈妈,可以适时调整饮食,在均衡营养的基础上,稍微减少主食的摄入,尽量使以后的体重符合孕期体重增长标准。

需要注意的是,饮食进行调整的孕妈妈,一定要密切配合医生定期做产检,随时注意胎宝宝的生长发育情况。

盘腿做运动，保持健康好身材

骨盆和脊椎是保持良好身材尤为重要的两部分，保持骨盆和脊椎的活力，有助于孕妈妈控制体重增长，而且这个动作可以放松腰部，伸展骨盆，为顺利分娩打下基础。

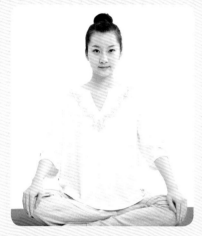 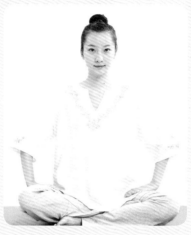 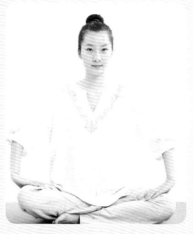

①盘腿坐，把两手放在膝盖上。

②两手轻轻地向大腿根方向推。

③呼吸 1 次把手放回到膝盖上，每天早晚各 1 次，持续 2 分钟，习惯以后，可延长到 10 分钟。

这样做，长胎不长肉

　　孕期长胎不长肉是很多孕妈妈的目标，但是这样美好的计划往往不知道该如何实现。其实，只要下定决心，有技巧地吃和运动，想要达到长胎不长肉也不难。孕妈妈可以试试下面的方法：

1 在饮食上，坚决不碰奶茶、饼干、奶油、糖果、雪糕，以及外面买的小点心等。这些食物不仅会增加孕妈妈摄入的热量，其中含有的添加剂也不利于胎宝宝的发育。

2 不吃或少吃夜宵，晚上 9：00 以后尽量不进食。

3 少吃火锅，或者吃火锅时不要麻酱、香油等高脂肪、高热量的调料。

4 吃了土豆、山药、南瓜等高淀粉食物，要适当减少主食的量。最好做到每餐主食吃正常碗大小的 1 碗的量，蒸熟的南瓜、土豆等也可以放在碗里，搭配米饭和炒菜等，吃到 1 碗，不宜再吃。

5 喝汤宜清淡，一周喝骨头汤不超过 2 次。红烧、煎炸的菜少吃，尽量清炒或煮汤。

6 多吃鱼、虾、蔬菜、瘦肉、鸡蛋等高蛋白质的食物，并尽量少在外面就餐。

7 水果和坚果适量。水果保持在 2 个苹果的量，坚果以每天 3 颗核桃为宜。

　　此外，每天晚饭后，散步 1 小时。或者每天早晚各练习孕期瑜伽 15 分钟，对孕妈妈保持健康身材和胎宝宝发育也非常有好处。

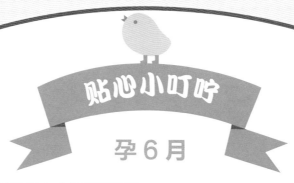

贴心小叮咛

孕6月

孕6月，孕妈妈的肚子突出的更明显了。

胎宝宝的成长速度也在渐渐变快，孕妈妈和胎宝宝之间的联系更加紧密了，在快乐地度过这段舒适时光的同时，孕妈妈还要记住一些小细节。

留心自己每天的饮食。 饮食宜少糖低盐，尽量少吃含糖量高的食物，即使是水果也要选择平和的苹果、猕猴桃、火龙果等，少吃西瓜、葡萄等高糖水果。

妊娠纹一定要提前预防。 从备孕时就要在胸部、腹部、臀部、大腿等部位涂抹润肤乳，保持皮肤弹性。到孕4月，当皮肤出现瘙痒时，要注意补水，以及涂抹妊娠纹防护用品，不要等到妊娠纹出现再采取补救措施。

如果孕妈妈现在外出旅行，千万别忘记带好病例、水杯、靠垫等孕妈妈必需品，而且要注意安全。 到目的地后，先别急着出去玩，最好先休息几个小时，让旅途中疲劳的身体得到休息，然后再出去玩。

有乳头内陷的孕妈妈从本月开始，就要每天按时纠正。 这样分娩后宝宝吃奶就不费力，新妈妈也不会因为乳头内陷而导致乳头痛。

高龄孕妈妈一定要按时产检。 孕妈妈宜听医生的，做好全面的检查，如果对胎宝宝发育有疑问，也可以咨询医生。

要警惕胎宝宝过大的危险。 现代孕妈妈营养充足，如摄入过量易导致胎宝宝体重增加过快，孕妈妈产检时最好按照医生的建议，调整饮食，保持胎宝宝正常的体重增长速度。

6

备忘录

现在是胎宝宝胎动频繁时期，孕妈妈每天都能明显地感觉到胎宝宝在动。胎动也是孕妈妈判断胎宝宝是否健康的标准之一，孕妈妈和准爸爸可以每天选一段时间，仔细体会下胎宝宝胎动的次数，并记录下来：

监测胎动时间：_____ 胎动次数：_____

从现在开始，孕妈妈可以为宝宝准备小衣服、小被子、奶瓶等生活用品了。宝宝的东西非常琐碎，提前做个物品清单或者备忘录，会让孕妈妈轻松不少。

☐ 衣服，其中包括内衣、外衣、小帽子、围嘴等

☐ 奶瓶、奶嘴

☐ 洗浴用品

☐ 床上用品，如小被子、小毯子等

☐ 其他用品，如棉签、小面巾、湿纸巾等

本月的 4 次宫高、腹围都量了吗？比上个月增加了多少？

孕 21 周：宫高：_____ 腹围：_____

孕 22 周：宫高：_____ 腹围：_____

孕 23 周：宫高：_____ 腹围：_____

孕 24 周：宫高：_____ 腹围：_____

值得记录的 **幸福时刻**

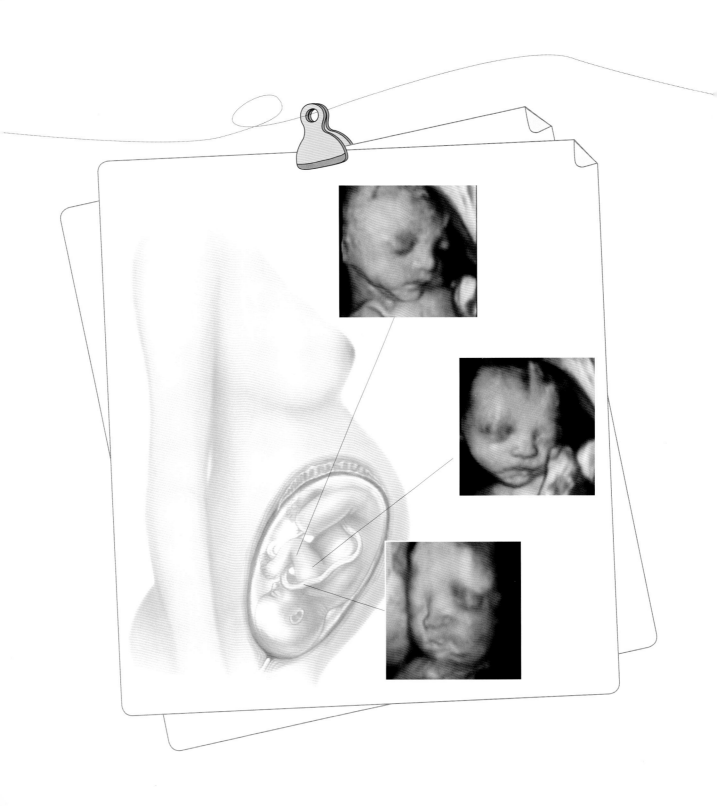

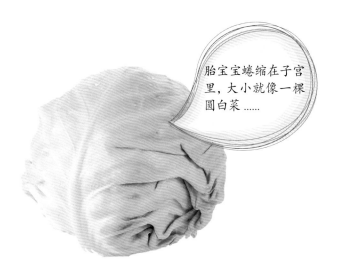

胎宝宝蜷缩在子宫里，大小就像一棵圆白菜……

孕7月

　　进入孕7月，孕妈妈的肚子更大了，圆圆的像皮球，胎宝宝也越来越大，孕妈妈的孕期生活也变得有些辛苦了，但所幸，孕妈妈和胎宝宝都会平静地度过这段时间。本月孕妈妈要努力保证充足的睡眠，同时也要注意饮食的质量。

一图读懂你和宝宝变化

孕7月，胎宝宝身体发育速度显著，身长有30厘米，体重也有700克了。胎宝宝蜷在妈妈的子宫里，大小就像一棵圆白菜。这时胎宝宝的毛发增多，头发、眉毛、睫毛基本形成，皮肤上的褶皱依然存在，汗腺已经形成。

胎宝宝的味蕾、虹膜、睫毛也已基本形成。所以此刻胎宝宝能感觉不同的味道，还能觉察光线的变化。他出生后就能分辨亮和暗，所以他对黑白的东西更感兴趣。现在的胎宝宝，吸吮手指可是他的强项，并且他慢慢地变胖了。

胎宝宝的肺、脊柱仍在发育中，已经会吸气和呼气了。如果趴在孕妈妈的腹部仔细听，还能听到胎宝宝的心跳声。

孕妈妈要注意

孕妈妈的大肚子已经成了一个醒目的标志，但伴随而来的腰痛、背痛、便秘、痔疮、小腿抽筋等症状，有可能使孕妈妈饱受煎熬，但胜利就在眼前了，孕妈妈要咬紧牙关、坚持到底。

- ☞ 不能长时间站立或行走，休息时把脚垫高，有利于静脉回流。
- ☞ 孕妈妈睡眠可能不太好，左侧卧的姿势也许会舒服些。
- ☞ 气短的时候，停下来做做深呼吸。
- ☞ 继续做好皮肤护理。
- ☞ 持续保持蔬菜和水果的摄入。

孕妈妈情绪变化

本月孕妈妈可能会觉得睡眠不安，经常做一些记忆清晰的噩梦，梦见自己在努力逃避什么，甚至梦见自己从很高的地方掉下来，这是你在怀孕阶段对即将承担的母亲角色感到忧虑不安的反应，是十分正常的。

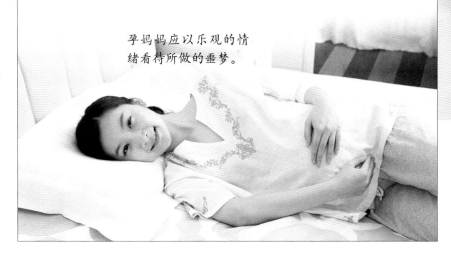

孕妈妈应以乐观的情绪看待所做的噩梦。

胎宝宝能抱起小脚和握紧拳头了

胎宝宝的肺已经可以呼吸了

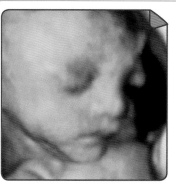

听力和视力发育的"里程碑"

胎宝宝听力系统和视觉系统发育更完善,已经基本可以"工作",孕妈准爸可以和胎宝宝做更多的互动了。

- 听力系统,包括外耳感觉末端感受器和大脑神经连接已经完全形成,对声音更加敏感。
- 视觉神经开始工作。
- 眼睛已经可以睁开和闭合了。
- 对光的反应也更加敏感,当孕妈妈用手电筒温柔地照腹部时,胎宝宝会把头转向光亮的地方。

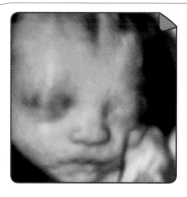

大脑神经发育高峰期来了

大脑神经发育又一次进入了高峰期,大脑细胞迅速增殖分化,体积增大,胎宝宝更加灵活了。

- 胎宝宝的动作更加敏捷,可以轻松地抓住自己的脚趾了。
- 感觉器官中味蕾正在形成,可以品尝到味道了。
- 睡眠也变得非常规律。

本月常见不适

胎宝宝日渐长大,孕妈妈对即将承担的母亲角色感到忧虑不安,晚上总是做噩梦,影响睡眠质量。这是正常的现象,孕妈妈要保持良好的心境。

明明白白做产检

进入孕 7 月，孕妈妈的肚子更大了，行动也更笨拙了。本月的产检除了常规检查外，还要注意妊娠高血压的筛查。因为孕 7 月至孕 8 月是妊娠高血压的高发期，孕妈妈宜提前做好准备，做到心里有数。

孕 7 月产检项目

这时期贫血发生率增加，孕妈妈务必做贫血检查，若发现贫血，要在分娩前治愈。从孕 28 周开始，产检变为每两周一次，本月产检都是常规项目的检查。

产检项目	检查内容和目的	标准值
体重检查	通过孕妈妈的体重增长情况对孕妈妈进行合理的饮食指导	孕 15 周以后至分娩，每周可以稳定增加 0.45 千克，每周又以不超过 0.5 千克为原则
血压检查	检测孕妈妈是否患有高血压或低血压	平均血压在 110/70 毫米汞柱到 120/80 毫米汞柱为正常
尿常规检查	便于医生了解肾脏的情况	正常：尿蛋白、糖及酮体均为阴性
听胎心音	监测胎儿是否正常	正常范围：每分钟 120~160 次
测量宫高、腹围	了解胎儿宫内发育情况，是否发育迟缓或为巨大儿	宫高正常值：26（22.4~29）厘米；腹围正常值：87（82~94）厘米

注：以上产检项目和标准值可作为孕妈妈产检参考，具体产检项目以各地医院及医生提供的建议为准。

专家详解你的产检报告

☛ 胎心音报告单

在给胎宝宝做胎心音的时候，可以听到像马蹄声一样的心跳声。正常的胎心次数在 120~160 次 / 分钟，如果胎心小于 120 次 / 分钟或大于 160 次 / 分钟，可休息 10~20 分钟，再重新听 1 次。

☛ 看懂尿常规报告单

尿液中的蛋白、葡萄糖、胆红素及酮体在正常情况下为阴性。

如果蛋白显示阳性，表明有患妊娠高血压及肾脏疾病的可能。

如果酮体显示阳性，表明孕妈妈可能患有妊娠糖尿病、子痫或消化吸收障碍等疾病，需做进一步检查。

如果报告单上显示有红细胞和白细胞，则表明有尿路感染的可能，需引起重视。

☛ 妊娠高血压筛查

本月到孕 8 月是发生妊娠高血压的高峰期，所以大多数妇产医院在进行血压检查时，如发现血压偏高，会建议孕妈妈进行妊娠高血压筛查。

妊娠高血压筛查

检测项目	检测方法	标准值
翻身试验（ROT）：又称 Rollover 试验	孕妇左侧卧位测血压直至血压稳定后，翻身仰卧 5 分钟再测血压	若仰卧位舒张压较左侧卧位 ≥ 20 毫米汞柱，提示有发生子痫前期的倾向
平均动脉压测定（MAP）	计算公式为 MAP=（收缩压 +2× 舒张压）÷3	当 MAP ≥ 85 毫米汞柱表示有发生子痫前期的倾向
血液黏稠度检查	抽取血液	血细胞比容 ≥ 0.35，全血黏度 > 3.6，血浆黏度 > 1.6 时，提示有发生子痫前期的倾向
尿钙测定	验尿	尿 Ca/Cr 比值的降低 ≤ 0.04 有预测子痫前期的价值

一次过产检，专家来帮忙

☛ 量血压的小秘密

本月是妊娠高血压综合征的高发期，孕妈妈不能忽略量血压这个小检查。量血压时一定要放松，可先休息 10 分钟左右，平复下心情再量。对于交费等事情可让准爸爸帮忙，以免孕妈妈走来走去，引起血压的波动。

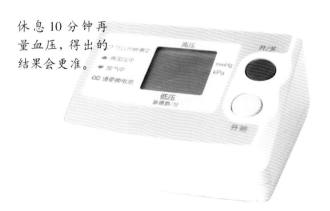

休息 10 分钟再量血压，得出的结果会更准。

本月特别关注：一起欢度美妙的胎教时光

本月胎宝宝的听力、视力发育得更加完善，能更加清晰地辨别外界的声音，他非常喜欢爸爸妈妈的声音，而且能用胎动来回应爸爸妈妈了。孕妈准爸可每天与胎宝宝甜蜜地相处一会儿，和胎宝宝一起欢度美妙的胎教时光。

心情愉悦就是最好的胎教

当孕妈妈情绪变化时，内分泌腺体就会分泌出多种化学物质，使血液中的化学成分发生改变。这些化学物质通过脐带进入胎盘血液循环，对正处于形体和神经发育关键时期的胎宝宝产生刺激，从而影响胎宝宝的发育。

孕妈妈情绪不稳还会使血压升高，发生暂时性胎盘血液循环障碍，导致胎宝宝暂时性缺氧而影响其身心正常发育，对胎宝宝下丘脑发育也会造成不良影响。所以孕妈妈心情愉悦、拥有丰富的想象力，对胎宝宝有着很大影响。

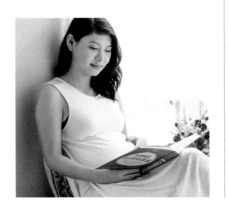

给胎宝宝最需要的

所谓胎教，就是调节孕期母体的内外环境，促进胚胎发育，改善胎儿素质的科学方法。给孕妈妈创造优美的环境，通过与胎宝宝的信息交换，使胎宝宝受到良好的宫内教育，以达到健康生长发育的目的。

胎教可分为直接胎教和间接胎教两种。直接胎教一般是直接让胎宝宝听、感觉的。间接胎教一般是先让孕妈妈感受，由胎宝宝通过感知孕妈妈情绪的变化来体会的。

胎宝宝非常聪明，个个都是学习的"天才"，只要给他创造一个良好的教育环境——丰富的信息环境，那么，每个胎宝宝都可以健康地发育、成长，都会更聪明、更快乐。

所以胎教并不是一味地让胎宝宝吸收信息，而应该选择胎宝宝需要的。

胎教可以随时随地进行

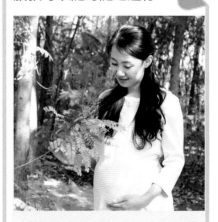

胎宝宝是个懵懂的天使，对外面的世界充满了好奇，孕妈妈向他传达什么，他就能感受到什么。所以孕妈准爸在给胎宝宝做知识胎教时，不需要局限于书里讲到的那些，而应随时随地都向胎宝宝介绍这个五彩缤纷的世界。在胎宝宝醒着的时候，看到相应的事物，孕妈准爸都可以温柔地对宝宝讲上一通，不仅让胎宝宝接受了新知识，还是很好的语言胎教和情绪胎教呢！

准爸爸的声音是最有爱的胎教

在孕妈妈怀孕时，准爸爸应与妻子一同对胎宝宝进行胎教。最简单的方法是坚持每天对胎宝宝讲话。

声学研究表明，胎宝宝在子宫内最适宜听中、低频率的声音。而男性的声音正是以中、低频率为主。因此，准爸爸坚持每天对子宫内的胎宝宝讲话，让胎宝宝熟悉准爸爸的声音，这种方法能够唤起胎宝宝最积极的反应，有益于胎宝宝出生后的智力发展及情绪稳定。

准爸爸是孕妈妈接触最多而又最亲密的人，准爸爸的一举一动，乃至情绪、表情，不仅可以直接影响到孕妈妈，更会影响到孕妈妈腹中的胎宝宝。因此，有准爸爸参与的胎教，胎宝宝会更加愉悦，也可以促进胎宝宝身心发展与人格健全。

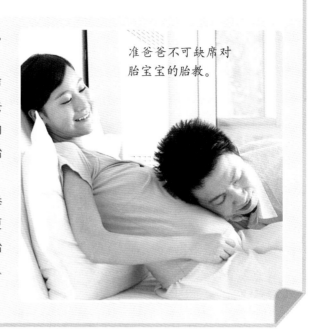

准爸爸不可缺席对胎宝宝的胎教。

给胎宝宝唱唱歌吧

孕妈妈的歌声是最好的胎教音乐。因为孕妈妈声音的节奏、声调、音高产生的声波通过骨骼、血液可以直接传导到子宫，而歌声中那饱含的母爱亲情，可以让胎宝宝产生安全感，利于胎儿期母子依恋关系的建立，对胎宝宝感情的激发及健康成长具有推动性作用。

孕妈妈的歌声还能给胎宝宝提供重要的记忆印象，不仅有助于胎宝宝生长发育，还能使胎宝宝获得感觉与感情的双重满足，为宝宝出生后智力的发展打下良好的基础。

孕妈妈的哼唱还可以使胎宝宝的情绪与孕妈妈同步变化，孕妈妈纯净自然的声音，更是减少了录音磁带的复杂噪音和交流干扰，同时提高了胎宝宝的听觉敏感性。

说说有趣的事

孕妈妈可以将看见的任何有趣的事情跟胎宝宝说。比如："宝贝！你看，操场那边有几个小男孩在踢足球，穿蓝衣服的小孩是住在你楼下的哥哥，他在跟旁边那个红衣服的小男孩抢球……哎！他不小心摔倒了！该哭鼻子了！"用充满感情的语言描述，胎宝宝能感受到哦！

孕妈妈还可以告诉胎宝宝自己和家人一天都做了什么，遇到了什么，有什么想法等。这是孕妈妈和胎宝宝共同体验生活的方法。

"从现在起，孕妈妈就把看到的有趣的事写下来吧，有空就给胎宝宝讲一讲。"

孕期生活无小事

由于腹部迅速增大，孕妈妈很容易就会疲劳。孕妈妈平时在生活上要多注意细节，如注意休息，不时变换身体姿势等。由于睡眠受到影响，找到合适的睡姿，换个床垫都可以试试，还有，放松的心情和家人的关心也非常重要。

别穿系鞋带的鞋子

此时弯腰系鞋带对于孕妈妈来说是一件很困难的事，过度弯腰不利于胎宝宝的健康，所以孕妈妈应选择穿不系鞋带的鞋子，这样就免去了弯腰的麻烦。

穿的时候最好坐着或是扶着墙壁，平衡好身体，这样比较安全。还可以买一个长柄的鞋拔，穿起鞋来就更方便了。

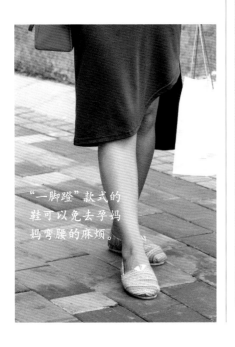

"一脚蹬"款式的鞋可以免去孕妈妈弯腰的麻烦。

准爸爸按摩缓解妻子肌肉疼痛

孕 7 月，孕妈妈的各种肌肉酸痛随之而来。这时候，是准爸爸"大显身手"的时刻了，当一名称职的"家庭按摩师"，可有效缓解孕妈妈的孕期疼痛，让孕妈妈倍感贴心和舒适。

按摩部位	按摩方法	缓解疼痛
头部	按从头顶到脑后的顺序按摩头部。用双手轻轻按摩头顶和脑后 3~5 次，用手掌轻按太阳穴 3~5 次	缓解头痛，松弛神经
腿部	把双手放在大腿的内外侧，一边按压一边从臀部向脚踝处进行按摩；将手掌紧贴在小腿上，从跟腱起沿着小腿后侧按摩，直到膝盖以上 10 厘米处，反复多次	促进血液循环，消除水肿，预防痉挛
足部	一只手压住抽筋的腿，另一只手抓住脚，把脚趾向孕妈妈头部的方向牵拉，慢慢施加压力，直至缓解抽筋	缓解腿部抽筋，促进血液循环

孕妈妈洗脸有讲究

孕妈妈在怀孕期间油脂分泌旺盛，因此更要注意面部清洁，早晚各洗 1 次脸，油脂分泌过多的孕妈妈可一天洗 3 次脸。洗脸时，使用适合自己皮肤的，成分单纯、安全的洗面产品仔细清洗，然后用清水冲洗干净。

换个软硬适中的床垫

孕中期孕妈妈腰背部肌肉和脊椎压力大，不适合睡太软的床。孕妈妈可以选择软硬适中的床垫。

挑床垫时，先坐在床垫边，站起来后，若发现床垫刚坐的位置出现下陷，即表示床垫太软。也可以两个人一起测试，较重一方在床垫上翻身，看床垫是否摇动，是否会影响到另一方。如果是木板床，可以在床上垫两三层厚棉垫或厚薄适宜的海绵垫，以床垫总厚度不超过 9 厘米为宜。

翻身时，请准爸爸帮帮忙

到了孕中晚期，孕妈妈的肚子会慢慢变大，睡觉时连翻身都不是简单的事。这时，准爸爸可牺牲自己一点睡眠时间，让自己变得机警些，夜晚孕妈妈需要翻身时帮帮她，她一定会觉得准爸爸很体贴。

另外，尽量不要在这段时间内去外地出差，陪伴在孕妈妈身边，帮她缓解紧张情绪，让她保持放松、愉快的好心情，能在一定程度上缓解孕妈妈对分娩的恐惧。

"在孕期这段时间，孕妈妈需要注意很多生活上的事情，准爸爸也要全力协助哦。"

最舒服的睡姿

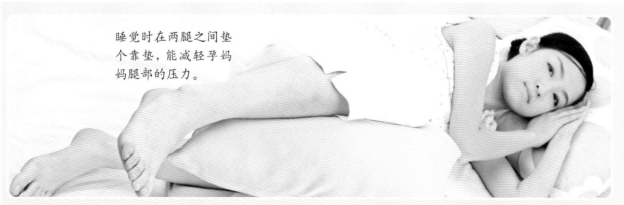

睡觉时在两腿之间垫个靠垫，能减轻孕妈妈腿部的压力。

从孕 7 月开始，由于子宫膨大，孕妈妈睡眠很受影响，常常一夜要醒来多次，这会加重孕期疲劳，不利于孕妈妈健康和胎宝宝发育。

孕妈妈在侧卧的基础上，可以尝试在两腿之间，以及背后分别放两个靠垫，或者太空棉枕头，会大大缓解躺卧时的不适。

留张珍贵的大肚照

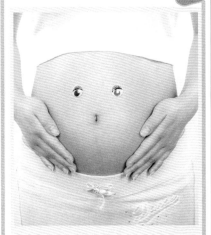

孕妈妈在拍大肚照时，除拍摄效果要达到自己的要求外，一些拍照细节也不能忽略。

♥ 选择专门给孕妇拍摄的影楼，这样专业性会比较强，而且有很多孕妇服装可以选择。

♥ 与化妆师沟通，尽量少用化妆品，不要用含铅的化妆品，尤其是不要将唇彩吃到肚子里。

♥ 既然是拍大肚照，至少要有一组露出肚子的照片。不要害羞，也不要遮遮掩掩，大方地把骄傲的大肚子露出来，还可以涂些亮亮的橄榄油。但要注意对腰腹部的保暖。

♥ 拍摄的环境不要太封闭，以免空气不好。拍摄的时间不要太久，避免孕妈妈太累。

自测胎动，一点都不麻烦

初产妇的胎动一般在孕 18 周左右出现，孕 28 周后，需自己开始在家测胎动。最简单的方法就是做一个这样的表格：

日期（孕周＋天）	开始时间	每感觉一次胎动，请在方框中划√
25W+3	上午 8：00	□□□□□□□□□□□
25W+4	晚饭后 7：00	□□□□□□□□□□

备注：累计 10 次，说明胎宝宝一切正常。如果从早 8 点到晚 8 点，胎动次数都没有达到 10 次，建议孕妈妈尽快去医院检查。

孕妈妈也可以每天测试 3 次胎动，分别在早上、中午、晚上各进行一次，每次 1 小时。将所测得的胎动总数乘以 4，作为每天 12 小时的胎动记录。如果每小时少于 3 次，孕妈妈需要引起重视。

别熬夜了，对胎宝宝作息有影响

孕期孕妈妈的生活作息习惯会潜移默化地影响胎宝宝。孕 7 月，胎宝宝睡眠周期开始规律，而他主要是通过孕妈妈来辨别白昼和黑夜的，因此，孕妈妈规律的作息时间就显得格外重要。孕妈妈宜早睡早起，不宜熬夜。虽然此时身体容易疲倦，但孕妈妈白天也不宜睡得过多，以免晚上睡不着。

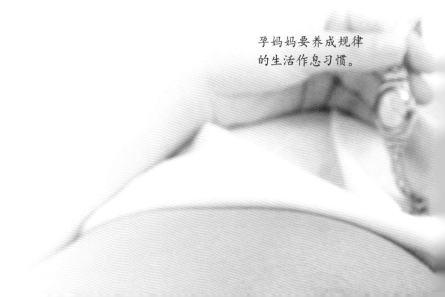

孕妈妈要养成规律的生活作息习惯。

合理调整工作和怀孕的"矛盾"

这时孕妈妈容易劳累，因身体变化而导致的犯困易使工作和怀孕之间产生冲突，使孕妈妈更加辛苦。孕妈妈宜合理调整工作和怀孕之间的"矛盾"，提前做好工作安排。孕妈妈可以选择合适的时机和领导说，而这个合适时机最好是在一项工作圆满结束后。

孕妈妈也不必过于"娇气"，工作期间自己能做的事情尽量自己做，提拿重物或高位置取物时，可以请同事帮忙。

这时孕妈妈不适合从事长时间站立的工作及体力劳动，若孕妈妈工作中有此类工作内容，宜早做安排或调整。

另外，孕期因内分泌变化，情绪易波动，孕妈妈应尽量控制自己的情绪，不要让不良情绪影响到同事和工作。

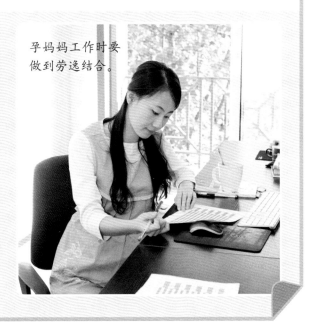

孕妈妈工作时要做到劳逸结合。

放松心态，相信宝宝会健康

有些孕妈妈到孕中期会担心将来分娩是否顺利，胎宝宝发育是否正常，也担心胎宝宝出现仪器无法检测到的智力发育等问题。孕妈妈常独自思考这些问题，容易形成焦虑情绪。

其实，生育能力是女性与生俱来的能力，分娩也是正常的生理过程，绝大多数孕妈妈都能顺利自然地迎接健康的宝宝，孕妈妈应放松心态。孕期可多学习有关孕产知识，增加对自身的了解，增强生育健康宝宝的自信心。

喝孕妇奶粉也要讲科学

孕妈妈通过日常均衡的饮食，营养基本可以满足身体的需要，不需要特别通过孕妇奶粉来补充营养，但如果孕妈妈工作繁忙或孕前胃口不佳，可适当喝孕妇奶粉来均衡营养。

喝孕妇奶粉时首先要控制量，不能既喝孕妇奶粉，又喝其他牛奶、酸奶，或吃大量奶酪等奶制品，这样会增加肾脏负担，影响肾功能。

其次，挑选的时候要看厂家、挑口味、看保质期，最好选择大厂家的品牌孕妇配方奶粉。

当然，回家后别忘记在奶粉桶盖上贴一张小条，记下开盖日期，因为开盖后保质期仅为 4 周。

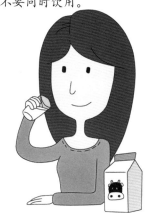

孕妇奶粉和牛奶不要同时饮用。

饮食营养方案

孕7月，胎宝宝和孕妈妈的体重每周都有所增加的，此时孕妈妈和胎宝宝对各种营养元素的需求也有所增加，所以孕妈妈要调整食物的摄入量，使摄入营养更符合身体需求。另外，本月已经临近孕晚期，为了防止妊娠高血压综合征等并发症，在饮食方面反而比前几个月更要细心。

一表速查本月胎儿所需营养素

在胎宝宝增长智力的关键时刻，孕妈妈要多吃些核桃、芝麻、花生等健脑食物，以及豆类和谷类等营养含量较高的五谷杂粮。

营养素	对发育的作用	常见的食物	每天所需营养量
B族维生素	能促进蛋白质、碳水化合物、脂肪酸的代谢合成，B族维生素摄入充沛，则细胞能量充沛，胎宝宝神经系统发达，促进大脑、骨骼及各器官的生长发育	各种新鲜的蔬菜、水果、谷物中含有丰富的维生素 B_1 和维生素 B_2，维生素 B_{12} 则存在于瘦肉、海鲜、动物内脏中	维生素 B_1 的推荐日摄入量为 1.5 毫克；维生素 B_2 的推荐日摄入量为 1.8 毫克；维生素 B_{12} 的推荐日摄入量为 3~4 微克
脂肪	有益于本月胎宝宝中枢神经系统的发育和维持细胞膜的完整	各种油类，如花生油、豆油、菜油、香油等；奶类、肉类、蛋类，如鸡蛋、鸭蛋等；此外，还有花生、核桃、果仁、芝麻、蛋糕等	每天需要摄入约 60 克的脂肪，每天 2 个核桃、25 克植物油，再加 1 把松子或瓜子基本就可以满足需要
蛋白质	为细胞提供最基础的营养，骨骼、皮肤、脂肪的形成都需要蛋白质来参与	鱼、肉、奶酪、蛋、豆类等	每天摄入 75~95 克即可满足需要，特别是营养不良引起水肿的孕妈妈，更要注意优质蛋白质的摄入
水	把更多的营养输送给胎宝宝，并加速各类营养素在体内的吸收和运转	直接将生水烧开后的白开水是补水的最佳选择	每天 6~8 杯水即可
钙、铁、维生素 E	本月胎宝宝脑组织快速增殖，皮肤与生殖器的发育处在重要阶段，需要多吃些富含钙、铁、维生素 E 的食物	如黄豆、牛奶、胡萝卜、玉米等	宜每天摄入 1000 毫克钙；每天需要铁约 20 毫克；每天需要维生素 E 约 14 毫克

多吃些谷物和豆类

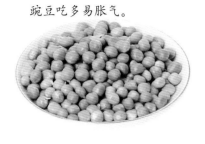

豌豆吃多易胀气。

豌豆

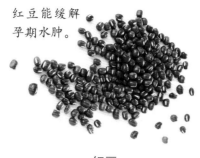

红豆能缓解
孕期水肿。

红豆

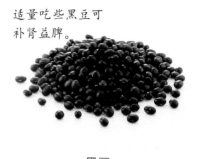

适量吃些黑豆可
补肾益脾。

黑豆

从现在到分娩，应该增加谷物和豆类的摄入量，因为胎宝宝需要更多的营养。富含膳食纤维的食物中 B 族维生素的含量很高，对胎宝宝大脑的生长发育有重要作用，而且可以预防孕妈妈便秘。比如：全麦面包及其他全麦食物、豆类食物、粗粮等，孕妈妈都可以多吃一些。

这些食物能让孕妈妈快乐

食物是影响情绪的一大因素，选对食物的确能提神，安抚情绪，改善忧郁、焦虑症状。孕妈妈不妨在孕期多摄取富含 B 族维生素、维生素 C、镁、锌的食物及深海鱼等，通过饮食的调整来达到抗压及抗焦虑的目的。

可以预防孕期焦虑的食物有：鱼油、深海鱼、鸡蛋、牛奶、优质肉类、空心菜、菠菜、西红柿、豌豆、红豆、香蕉、梨、葡萄柚、木瓜、香瓜和坚果类、谷类、柑橘类等。

吃坚果，促胎宝宝大脑发育

本月胎宝宝机体和大脑发育速度加快，对脂质及必需脂肪酸的需求增加，需及时补充。因此，孕妈妈可适当增加烹调所用植物油，如豆油、花生油、菜子油等的量。孕妈妈还可吃些花生、核桃、葵花子、芝麻等油脂含量较高的食物，但要控制每周体重的增加在 350 克左右，以不超过 500 克为宜。

饮食补钙效果好

孕 7 月，孕妈妈要继续增加钙质的摄入量，保证每天在 1000 毫克左右。孕妈妈要多吃海带、芝麻、豆类等食物，每天喝杯牛奶。除此之外，还应适当进行户外活动，多进行日光浴。采取左侧卧位；注意下肢的保暖；睡前对腿脚部进行按摩等，也能预防抽筋。

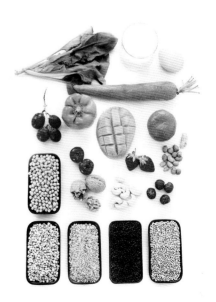

少吃刺激性食物，不上火

怀孕 7 个月已接近孕晚期，胎宝宝发育迅速，孕妈妈身体也容易出现不适，在饮食上多加注意，有助于让孕妈妈度过一个愉快的孕期。

不宜吃的食物	常见食物	原因
刺激性食物	芥末、辣椒、咖喱等	在怀孕期间孕妈妈本身就大多呈血热阳盛状态，而这些辛辣食物常吃会加重血热阳盛、口干舌燥、心情烦躁等症状
利尿的食物	咖啡、红茶、冬瓜、红豆等	有利尿作用的食物会增加尿频的次数，为了缓解尿频，孕妈妈应尽量远离这些食物
易胀气或难消化的食物	大豆、红薯、土豆、麦麸等	以免加重孕期肠胃不适症状

摄入碳水化合物要合理

孕 7 月孕妈妈和胎宝宝体重增加快，宜摄入充足的营养以保证体重的增长。但孕妈妈也应注意热量不宜摄入过多，否则导致体重增加过快，会增加患妊娠高血压的危险。

那么孕妈妈该如何衡量热量摄入多少呢？

如果孕妈妈每周体重增加少于 400 克，应适量增加热量的摄入；如果孕妈妈每周体重增加超过 600 克，则应适当减少热量的摄入。

保持饮食多样化，均衡营养

孕 7 月孕妈妈的基础代谢加强，胎宝宝和孕妈妈体重增加幅度变快。要保持足够热量的摄入，孕妈妈宜摄入足够的蛋白质及蔬菜水果。

孕妈妈应保持饮食的多样化。这样做可以保持营养的全面摄入，同时也可以保证人体所需的各种维生素和矿物质的摄入。孕妈妈在食用绿叶蔬菜时，最好采用凉拌、快炒等方式，以减少维生素在烹饪过程中的流失。

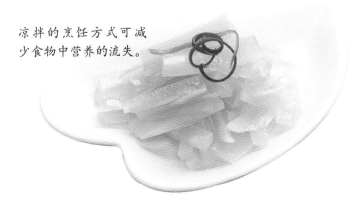

凉拌的烹饪方式可减少食物中营养的流失。

孕7月明星菜谱

怀孕7个月，胎宝宝大脑细胞发育速度比孕早期明显加快。保证DHA、EPA和脑磷脂、卵磷脂等促进大脑发育的物质的摄入，能保证胎宝宝大脑和视网膜的正常发育。这时孕妈妈需要尝试一些既能补脑，营养丰富，但又不长胖的食物。

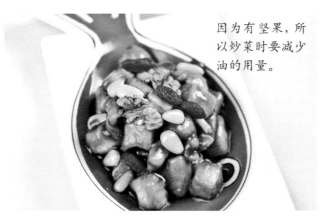

因为有坚果，所以炒菜时要减少油的用量。

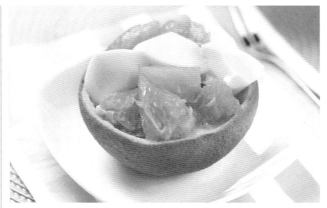

枸杞松子爆鸡丁

原料 鸡肉丁150克，熟松子仁1小匙，熟核桃仁2颗，鸡蛋1个(取蛋清)，枸杞子、姜末、葱末、盐、酱油、料酒、水淀粉、鸡汤各适量。

做法 ❶鸡肉丁用鸡蛋清、水淀粉抓匀，过下油。❷将所有调料和鸡汤调成汁。❸锅置火上，放调料汁，倒入鸡丁、核桃仁、松子仁、枸杞子翻炒均匀。

营养功效：松子对本月胎宝宝大脑皮层沟回的出现和脑组织的快速增殖有极好的促进作用。

圆白菜牛奶羹

原料 圆白菜200克，菠菜30克，面粉、黄油、牛奶、盐各适量。

做法 ❶菠菜和圆白菜洗净，切碎，焯熟。❷用黄油在锅里将面粉炒好，加入牛奶煮，并轻轻搅动；再加入切好的菠菜和圆白菜。❸稍煮片刻后放适量盐调味。

营养功效：营养均衡，对孕妈妈和胎宝宝都非常有益。

橙香奶酪盅

原料 橙子1个，奶酪布丁1盒。

做法 ❶在橙子2/3处切一横刀，用小勺挖出果肉。❷果肉去筋去膜，撕碎备用。❸在橙子内填入奶酪与撕碎的橙肉，拌匀即可。

营养功效：奶制品对胎宝宝此时呼吸系统的发育和听力的提高十分有利。

虾肉冬蓉汤

原料 鲜虾6只，冬瓜200克，鸡蛋(取蛋清)2个，高汤、姜片、盐、白糖、香油各适量。

做法 ❶鲜虾洗净，去虾线，隔水蒸8分钟，取出虾肉；冬瓜洗净，去皮，去瓤，切小粒，与姜片及高汤同煲15分钟至烂。❷将冬瓜汤煮开，放入虾肉，加盐、白糖、香油，淋入蛋清即成。

营养功效：此菜不仅补钙，为胎宝宝本月生长提供热量，还可有效缓解孕晚期的水肿症状。

常见不适，专家来支招

孕7月也会出现很多症状和问题，这些都是陌生的，会让孕妈妈应接不暇、不知所措。或许你从自己母亲那里得到过一些指导，但肯定还是一知半解，下面专家简单教你几招应对不适的办法，可能会帮助你将这些不适状况降到最低程度。

晚上睡不好巧应对

现在肚中的胎宝宝特别爱动，尤其喜欢活动手臂和腿脚，如果他的生物钟和孕妈妈不一样，可能许多夜晚都会使孕妈妈在不眠中度过。而且隆起的腹部，也会令孕妈妈时常在夜里醒来，用下面这些小方法，可以让孕妈妈度过一个相对轻松的夜晚。

1 白天别睡太多，多运动，让自己有事可做，这样在晚上才会有睡意。

2 晚饭以含碳水化合物的食物为主，有益于改善睡眠。

3 晚上和夜里少吃东西，尤其是甜食。

4 在睡前喝一小杯热牛奶有助于睡眠，加热的牛奶有一种自然存在的氨基酸，会催人入睡。

5 睡前看一会儿书或做一些编织工作，很容易入睡。

6 睡前洗一个热水澡。多备几个枕头，可以塞在自己的肚子下面、腿下面或两腿之间，为自己找一个舒服的睡姿。

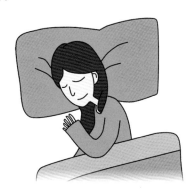

腰酸背痛应做做运动

孕中期后，孕妈妈因为子宫的变大，人体重心前移，腰背肌肉紧绷，容易造成腰痛，甚至会辐射到臀部及大腿背侧。此时，脊椎运动就不可忽视了。而脊椎又是人们平时最难运动到的一个部位，推荐孕妈妈做脊椎伸展运动，这是减轻腰酸背痛的最好方法。

运动时需仰卧，双膝弯曲，双手抱住膝关节下缘，头向前伸贴近胸口，使脊柱、背部及臀部肌肉成弓形，然后放松，每天坚持练数次。

在日常生活中孕妈妈也不宜久站、不宜提重物、不宜穿高跟鞋，以减轻脊椎的压力。

患痔疮需治疗吗

由于孕激素和子宫增大对肠胃的影响，很多孕妈妈都会患痔疮。孕期痔疮通常根据怀孕时间和痔疮症状严重程度来选择治疗方法，原则上应选择保守治疗。

孕妈妈可通过温水坐浴、局部软膏和栓剂等方式来缓解症状，在使用软膏或栓剂时应注意，含有类固醇和麝香的药物应避免使用。

颈部运动，缓解颈肩不适

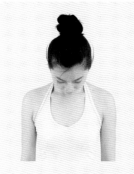

步骤 1

下巴靠在胸部，头部按顺时针方向转 3 圈。

步骤 2

用相同的方法，逆时针方向转 3 圈。每个方向各做两三组。

这个颈部小运动可以放松颈部和肩部的肌肉，缓解紧张。注意要缓慢地转动，直到颈部或肩部的肌肉不再紧张时停止。

随着胎宝宝体重的日益增加，为了能轻松行走，孕妈妈也需要使自己的脚腕关节变得柔韧有力，这时可以做做脚腕运动。这既能锻炼脚腕，又能缓解妊娠后期的脚部水肿。

孕妈妈需要坐在床上或地板上，抬起右脚，左右摇摆脚腕并转动脚腕。换左脚重复以上动作，左右脚各 10 次。

积食不消化怎么办

孕妈妈如果出现消化不良的症状，可以口服健胃消食片治疗，并要清淡饮食，可适当饮用牛奶或吃些苹果。孕妈妈经常散步也可以促进消化，但是不能随便按摩腹部，以免对胎宝宝造成影响。

总做噩梦是怎么回事

越临近孕晚期，孕妈妈可能越会觉得心神不安，睡眠不好，经常做一些噩梦，这是在怀孕阶段对即将承担的母亲的角色感到忧虑不安的反应。这是正常的，孕妈妈不必为此自责，而是要保持良好的心境。你可以向准爸爸或亲友诉说你的内心感受，因为"倾诉"往往是最好的自我调节方法。

同时，多看些育儿方面的书，听听美妙的音乐，把备产工作做得井井有条，都可以帮助孕妈妈减轻忧虑，少做噩梦。另外，孕妈妈临睡前也可以喝杯热牛奶，跟胎宝宝说说话，或者泡泡脚，这些都利于提高睡眠质量。

"孕妈妈不要给自己太大的压力，要保持放松愉悦的心情。"

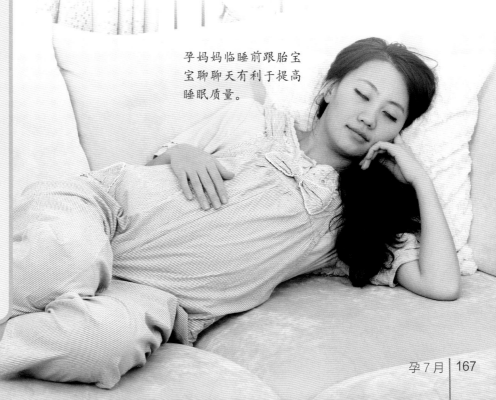

孕妈妈临睡前跟胎宝宝聊聊天有利于提高睡眠质量。

孕7月体重管理小帮手

孕7月，孕妈妈的体重还是应保持每月增加1.5~1.8千克的速度，但随着马上进入孕晚期，胎宝宝体重的快速增长会令孕妈妈的体重增长也变得快起来。此时，孕妈妈要注意控制体重增长过快。

继续坚持体重管理的原则

进入孕中期，孕吐消失了，孕妈妈的胃口大开，很容易出现体重快速增加的情况，这时要继续坚持体重管理的原则。

1 三餐仍维持定时定量，尽量避免超过21：00后再进食。

2 坚持记录每天的饮食日记。

3 孕妈妈可开始安排一些适度并熟悉的运动，如每次午晚餐后固定散步30分钟。

4 规律的作息生活仍应维持。

5 坚持每天测量体重的习惯。

小心孕期营养失衡

摄入营养过剩会令孕妈妈体重增长过快，但孕期营养失衡也会有体重增加过快的现象。怀了小宝宝，家人或孕妈妈总担心营养不够，往往会出现蛋白质、脂肪过度补充的情况，并认为营养过剩要比营养不良好，胎宝宝长得大是健康的表现，然而事实上，这不仅不利于孕妈妈身体健康，对胎宝宝的生长发育也不好。过多摄入蛋白质、脂肪，会令孕妈妈体内积蓄毒素，给胎宝宝的代谢增加压力，胎宝宝娇弱的胃、肝、肾等器官，在还没有出生的时候就要承担很大的代谢压力，不利于日后新生儿的免疫力的建立。

因此，孕妈妈要注意营养均衡，食物尽量多样化，什么都要吃一点，但也别摄入太多。

体重增长过慢怎么办

虽然大部分孕妈妈控制体重的烦恼在于体重增加过快，但是也有部分孕妈妈体重增长过慢，这也是有害的。对于体重增长过慢的孕妈妈，平日里要采取一些应对措施。

体重增长过慢的危害	宜	忌
孕妈妈缺乏健康的饮食，营养摄取不足，体重增长不够，易造成贫血、胎宝宝宫内发育迟缓，以及新生儿免疫力低下等问题	多摄入蛋白质、豆制品、奶类	总热量摄入过少
	适当摄入高热量食物	偏食、挑食导致营养不良
	按时作息	熬夜
	心态放松	压力大长期焦虑
	适当运动	过度运动或不运动
	将情况与医师、营养师共同讨论，拟出一套最适合自己的体重管理计划	孕晚期体重不宜急速增加

做这些动作，舒服又减重

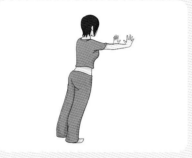

墙上俯卧撑

面对墙一臂距离站立，双脚分开，与肩同宽，两手掌贴墙。慢慢呼气的同时屈臂，注意从头到脚保持一条直线。

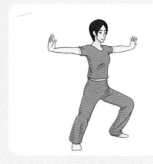

站立蹲式

双脚分开大约15个肩宽，双臂平伸，掌心朝外，掌根用力向外推，呼气时屈腿下蹲。

孕妈妈练习瑜伽可以增强体力及骨盆、肌肉张力，增强身体的平衡感，提高整个肌肉组织的柔韧度和灵活度。不过，孕妈妈需要特别注意，对于那些谁都能做到的初级瑜伽动作，孕妈妈可以自己练练，但是一旦动作有难度，练习时必需有专业人员指导，什么时候开始做，什么时候不宜做，哪些动作不适宜，应听从专业人员的指导。

心情愉快，更容易保持良好体形

很多人一直以为心情不好，吃不下东西，很容易瘦下来，其实心情不好的时候，很多毒素淤积在体内，脂肪代谢并不顺畅，热量反而容易堆积。另外，情绪压抑的时候，反而喜欢吃甜食，更不利于减肥。

孕妈妈要注意保持愉悦的心情，这不仅有利于自己的身体健康和胎宝宝的健康，对瘦身也非常有利。生活中，多想想宝宝长大后可爱的样子，用心感受幸福。

每天晚上临睡前，都要找出5件经历过的令自己高兴的事儿，并记录下来。早上醒来后，先告诉自己，美好的一天又开始了。在一天中，多观察、多发现有趣的事情。如果可以，每天读一些美好的文字，也会激发内心的幸福感。

微笑着运动。有研究发现，相对于进行剧烈的运动，微笑着运动，一边运动，一边享受运动时光，能帮助人更好地控制自身的饥饿感，消耗体内多余的热量。

"多吃令自己愉快的食物吧！菠菜等绿叶蔬菜、全麦食物、香蕉、深海鱼，每天吃一点，快乐一整天。"

贴心小叮咛

孕7月

怀孕的日子是不是过得很快？一眨眼，已经做了7个月的孕妈妈了，现在马上就进入孕晚期了，胎宝宝的成长更加快了，与孕妈妈的连接也更加紧密了。

为了胎宝宝的健康成长，孕妈妈可以适当地解放自己，开开心心地度过这段时期，但也别忘记下面这些小细节哦。

要注意安全。怀孕满28周，胎宝宝体重达到或超过1160克，这段时间内，孕妈妈要警惕早产征兆，避免腹部用力，如出现规律宫缩等情况，要及时去医院。

别忘记按时产检。在本月内，有的孕妈妈需要做乙型肝炎抗原、梅毒血清试验和麻疹等检查，检查时需要空腹抽取静脉血，孕妈妈要提前做好准备，从产检前一天21∶00以后就不宜吃东西了。抽完血后，可以先吃早餐，然后再进行其他项目的检查。

别忘记每天都要监测胎动和胎心，随时了解胎宝宝的状况。孕妈妈还可以自己制作爱心胎动记录表和胎心音记录表，将每天监测的胎动和胎心音次数记录下来，以后这也是胎宝宝的成长日记呢。

和准爸爸一起给胎宝宝做胎教吧。每天用5~10分钟时间，给胎宝宝讲讲故事，说一说今天遇到的好玩的事儿，或者要告诉胎宝宝的话。准爸爸还可以给胎宝宝唱两首儿歌，这可是胎宝宝最喜欢的声音呢。

在本月，孕妈妈可能会发现有痔疮的情况出现，别着急，如果情况严重，及时到医院，根据医生的建议治疗。日常生活中注意多吃新鲜的蔬菜水果，可缓解症状。

备忘录

孕妈妈准备一本日记吧，可以取名为《胎宝宝日记》，记录十月怀胎的每一次感受、心情，每次感受到胎宝宝的成长，会别有一番滋味在心头。记录下来，等宝宝长大了，和他一起看，也是非常美妙的时刻呢。如果还没有准备也别急，先从今天开始记录吧，今天胎宝宝做了什么，和孕妈妈有哪些互动？

_____

_____

宝宝将来长得像谁呢？根据爸爸和妈妈的特点，来给胎宝宝画一幅肖像画吧。

你的胎宝宝有名字吗？给宝宝取个胎名吧，这样准爸爸和孕妈妈每次和宝宝说话时，宝宝就知道是对谁说的啦。

值得记录的
幸福时刻

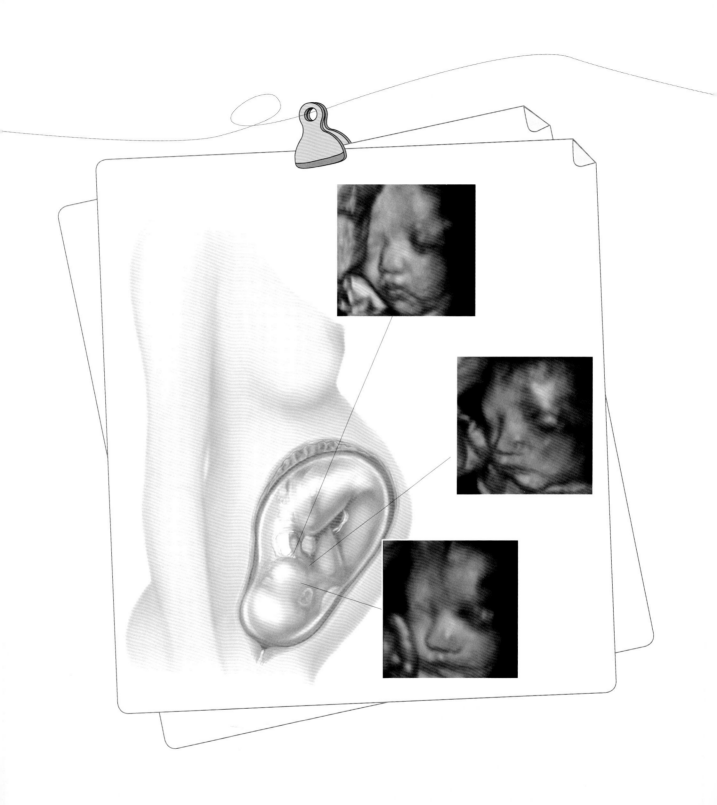

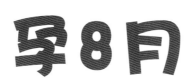

大小就像个哈密瓜，现在胎宝宝的体重增加相当快……

孕8月

经过了不长不短的安稳、平静之后，孕妈妈和胎宝宝终于走到了孕8月。从这个月起到分娩只有3个月了。孕妈妈现在是不是有一丝丝的紧张？不用担心和忧虑，放松心情，适当做一些运动，保持合理的营养，这样有利于胎宝宝的健康成长，也能为顺利分娩打下基础。

一图读懂你和宝宝变化

到孕8月，胎宝宝正式进入发育的最后冲刺阶段，孕妈妈也进入了孕晚期，胎宝宝和孕妈妈的体重都在迅猛增加，孕妈妈连走动都会觉得费力，也会感到憋气，这是因为肚中的胎宝宝也需要孕妈妈吸入的氧气。孕妈妈可能有些健忘，这是正常的，因为除了宝宝，孕妈妈已经装不下任何东西了。

这时的胎宝宝大小像个哈密瓜啦，胎盘已经成熟，但是大脑和内脏器官继续发育，眼睛的活动非常明显，能够自由睁开、闭合，还能分辨明暗了，如果用光源照到孕妈妈的肚子上，胎宝宝会有所反应。胎宝宝的五种感觉器官已经完全发育好并开始运转了，他还喜欢转动头部。现在胎宝宝生长速度相当快，他将完成出生前三分之一甚至一半以上的体重增加。

孕妈妈要注意

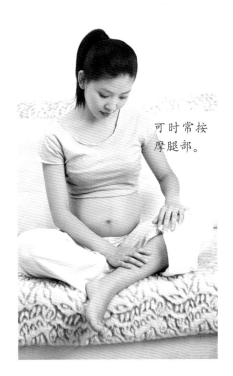

可时常按摩腿部。

因为腹部变大，孕妈妈更容易感到疲惫；由于胎头下降，压迫膀胱，孕妈妈会感觉尿意频繁。由于膨大的子宫挤压周围器官，孕妈妈会感到喘不上气，会有胃部不适。

- 用愉悦的心情来面对孕期的不适，再坚持3个月就舒服了。
- 要保证充分的休息时间。
- 阴道分泌物会变多，这是正常的，可每天用清水冲洗。
- 时常做一些下肢活动，缓解腿肿。

孕妈妈情绪变化

忙忙碌碌中，孕妈妈已带着腹中的小宝宝踏入了孕8月。离分娩已经近了，孕妈妈可能会不断想象着宝宝的模样，甚至这些想象的内容随时会进入孕妈妈的梦乡，令心情起起伏伏。

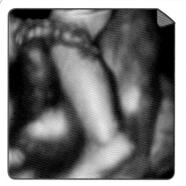

体重快速增长

此时胎宝宝大概在 850 毫升的羊水里游泳，他还有足够的空间来移动。但他的体重增长进入了快速发展期。

💜 从本月起，胎宝宝的身高增长将变缓，取而代之的是体重的快速增加。

💜 身体和四肢继续长大，头部和身体的比例更加合理。

💜 脂肪层在皮肤下面沉积，皮肤变得粉嫩而光滑。

💜 已有满头的胎发，但头发稀少。

💜 脚趾甲全部长出来了。

💜 肺和肠胃功能接近成熟，已具备呼吸能力。

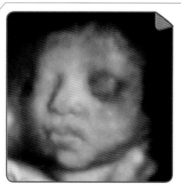

胎宝宝更聪明了

进入孕 8 月，胎宝宝的大脑发育进入最后的冲刺阶段，脑细胞和神经细胞的数量大大增加。胎宝宝会的东西更多了。

💜 头围等继续增加，脑容量也持续增加。

💜 大脑的主要神经物质皮层沟回越来越多。

💜 脑波开始活动，所以胎宝宝能做梦了。

💜 大脑与身体各部分的连接更通畅、协调了。

💜 视神经与眼睑连接更加自由，能辨认和跟踪光源了。

本月常见不适

此时孕妈妈的腹部更大了，会压迫肺部器官，孕妈妈会喘不过气，可以适当做做深呼吸来调整。孕妈妈要警惕出现早产征兆。

明明白白做产检

孕 8 月开始，孕妈妈每次产检都需要进行胎心监护，以动态监护胎宝宝的活动情况。同时，医生会做骨盆测量，以检查骨盆大小和形态，判断孕妈妈是否适合顺产。此外，还可检查胎位，及时纠正胎位不正。

孕 8 月产检项目

孕 8 月，已进入孕晚期，这时孕妈妈的心要细致再细致，密切观察，随时注意自己的身体有什么"风吹草动"。这时的产检一般 2 周一次。

产检项目	检查内容和目的	标准值
B 超检查	补充大排畸时看到的数据的完整性，肺部、肾部发育是否更加完善	根据发育推测胎宝宝健康程度
胎心监护	一般从孕 32 周开始，借助仪器记录下瞬间的胎儿心率的变化，推测出宫内胎儿有无缺氧	胎心率正常波动在 120~160 次／分钟
体重检查	通过孕妈妈的体重增长情况对孕妈妈进行合理的饮食指导	每周可以稳定增加 0.45 千克
血压检查	检测孕妈妈是否患有高血压或低血压	孕期血压在 110/70 毫米汞柱到 120/80 毫米汞柱为正常
尿常规检查	便于医生了解肾脏的情况	正常：尿蛋白、糖及酮体均为阴性
骨盆测量	骨盆狭小或畸形均可引起难产	——
白带检查	判断孕妈妈是否有生殖道感染	正常 pH 值为 4.5
血常规检查	如果母亲贫血，不仅会出现产后出血、产褥感染等并发症，还会殃及宝宝，例如易感染、抵抗力下降、生长发育落后等	血红蛋白计数 110~160 克／升

注：以上产检项目和标准值可作为孕妈妈产检参考，具体产检项目以各地医院及医生提供的建议为准。

专家详解你的产检报告

☞ 骨盆测量：本月的骨盆测量一般为外测量，以判断孕妈妈的骨盆状态及是否适合顺产等。

检查项目	测量位置	正常值	作用
髂棘间径（IS）	孕妈妈仰卧，用骨盆测量尺测两髂前上棘外缘间的距离	23~26 厘米	髂棘间径和髂嵴间径这两条径线可相对反映骨盆入口横径的大小
髂嵴间径（IC）	孕妈妈仰卧，测两髂嵴外缘间的最宽距离	25~28 厘米	髂棘间径和髂嵴间径这两条径线可相对反映骨盆入口横径的大小
骶耻外径（EC）	孕妈妈侧卧，腿弯曲，测耻骨联合上缘中点到第五腰椎棘突下的距离	18~20 厘米	此径线可间接推测骨盆入口前后径的大小
坐骨结节间径（TO）	两坐骨结节内侧间的距离	8.5~9.5 厘米	代表骨盆出口的横径

☞ 白带检查判断阴道清洁度

清洁度	阴道杆菌	球菌	上皮细胞	脓细胞或白细胞
Ⅰ	++++	-	++++	0~5 个 /HP
Ⅱ	++	-	++	5~15 个 /HP
Ⅲ	-	++	-	15~30 个 /HP
Ⅳ	-	++++	-	>30 个 /HP

"+"这一符号只说明该女性感染了滴虫或真菌，并不说明其感染的严重程度。其中：Ⅰ～Ⅱ为正常，Ⅲ～Ⅳ为异常，可能为阴道炎，同时常可发现病原菌、真菌、阴道滴虫等，做清洁度检查时应同时做滴虫、真菌检查。

一次过产检，专家来帮忙

☞ 通过尿常规检查的小秘密

1 女性的尿道口和阴道口比较近，如不注意的话，尿液往往会被白带污染，不能真实地反映尿液的情况，所以必需留中段尿。

2 标本必需清洁，应使用清洁尿杯装取尿液。

3 检尿量一般不少于 10 毫升，至少达到一半尿杯的量。

4 标本必需新鲜，收取尿液后要立即送检。

5 任何时间排出的尿都可以做常规化验检查。如果孕妈妈患有肾病，则需要将清晨起床第一次尿液送检。

6 尿路感染的孕妈妈往往有脓尿现象，且呈间歇性，应多次反复检查后才能确诊。

本月特别关注：没有什么能比得上准爸爸的陪伴

在整个孕期，没有谁能比得上准爸爸的陪伴。漫长的孕期时光，因为有了准爸爸的陪伴，显得格外珍贵和甜蜜。当孕妈妈真正把怀孕当成一种享受的时候，她和胎宝宝是最健康、最愉快的。

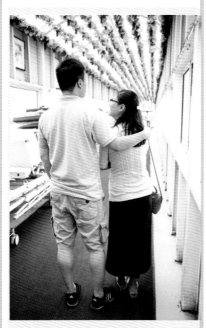

陪孕妈妈参加孕期课堂

陪孕妈妈参加孕期课堂，可增加准爸爸的怀孕及生产知识，还可以指导孕妈妈做产前运动和练习拉梅兹呼吸法，使生产更顺利，降低孕妈妈的焦虑，从而增加其勇敢面对生产的信心。

陪孕妈妈一起做产检

陪同孕妈妈去做产检是准爸爸义不容辞的责任。准爸爸陪检不但可以给孕妈妈以精神上的安慰，而且也可以让孕妈妈感受到你对她的爱和责任。陪孕妈妈去做产检说明你爱护她，关心她，关心你们的宝宝，这样孕妈妈心里就会觉得温暖，心情也会好。

孕妈妈心情好了，肚子里的胎宝宝也就会发育得好，所以陪孕妈妈产检不但可以体现一个男人的责任心，还能为将来有一个健康的宝宝奠定基础。

另外，陪孕妈妈去医院做产检，可听到胎宝宝的心跳，或透过超声波亲眼看到胎宝宝，这是一种很美妙的体验；若有不乐观的情况出现，也能共同分担、商量，并立即做出适当的决定。

远离不良嗜好，做个好爸爸

准爸爸除了要尽量抽出时间多陪伴孕妈妈外，还要远离不良嗜好，例如抽烟、喝酒等。因为在孕期，孕妈妈对烟味、酒味特别敏感，为了避免孕妈妈受外界刺激，准爸爸要坚决远离烟酒，为孕妈妈提供良好的生活环境。

另外，准爸爸还要检讨一下自己，看看有没有别的不良嗜好，如不刮胡子、不注意卫生等，这些都会对孕妈妈的身心产生不利影响。

在孕期的最后 3 个月里，孕妈妈和准爸爸要绝对禁止性生活，以免出现流产和早产的现象。

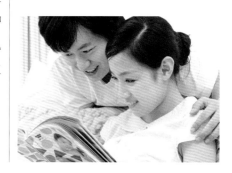

陪孕妈妈做运动

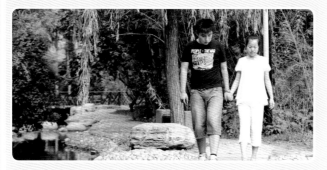

散步

每天晚饭后，陪着孕妈妈在院子里散步 30 分钟至 1 小时，不仅能帮助孕妈妈控制体重，还能增进夫妻感情。

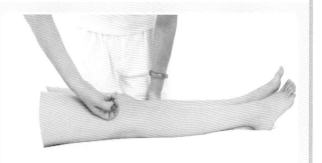

做做腿部按摩

孕晚期孕妈妈容易腿部疲劳甚至水肿，准爸爸每天晚上睡觉前可以轻轻抬起孕妈妈腿部，再加上适度揉捏，可帮助孕妈妈放松。

孕妈妈肚子越来越大，身体懒懒的，不愿意运动。这时，准爸爸可要做好监督和陪练的工作。因为孕妈妈进行适当的运动既能控制体重，又能提高身体的免疫力，还能改善孕期的各种不适。早上起床后，或者晚饭后，陪孕妈妈做做孕妇操或瑜伽，哪怕只是简单地散散步，都能起到锻炼的作用。

学会听胎心，和孕妈妈一起感受胎宝宝

听胎心、测胎动，这些孕妈妈每天都在做的事，准爸爸也一起加入吧。晚饭后，最好是 19：00 以后，胎宝宝胎动活跃时，准爸爸将手放在孕妈妈的肚子上，感受胎宝宝的律动，准爸爸还可以抓住机会，轻轻戳戳胎宝宝的小脚、小手，你会发现胎宝宝其实很会互动呢。

另外，准爸爸应学会听胎心，用胎心仪是最简单有效并且最准确的方法。这也是最好的与孕妈妈、胎宝宝培养感情的好时光。

陪孕妈妈一起分娩吧

在孕妈妈经历分娩疼痛的时候，如果准爸爸在身旁，孕妈妈会安心很多。有计划陪产的准爸爸，这个月就要开始咨询医生了。准爸爸需提前了解医院能否陪产及陪产的注意事项。

准爸爸陪产时，应该怎么做呢？准爸爸在孕妈妈旁边，找准自己的位置，可以随时鼓励孕妈妈，这会为孕妈妈分娩提供非常大的助力。

准爸爸也可以引导孕妈妈正确地呼吸。准爸爸要提醒她大口吸气后憋气，往下用力，吐气后再憋气，用力，直到宫缩结束。而当胎头娩出 2/3 或孕妈妈有强烈的便意时，要嘴巴张开，全身放松，像喘息般急促呼吸。准爸爸可以给孕妈妈数着哈气数"1、2、3、4、5"。

准爸爸和孕妈妈一起分享宝宝降临的每一刻，无论对自己，孕妈妈，还是宝宝都是一笔不可多得的财富。

孕期生活无小事

踏入孕 8 月，孕妈妈的身体越来越笨重，会感到很疲劳，胎宝宝正快速生长发育着，孕妈妈的行动会更加不便，所以本月孕妈妈在生活上，要更加注意生活起居、身体健康指标，尽量减少独自出门时间，避免过度劳累，在医院选择上可以多咨询，多了解，确定最终的分娩医院。

生活节奏应放缓

孕晚期，孕妈妈身体负担加重，生活节奏宜放缓，工作量、活动量都应适当减少。如果身体情况不乐观，大龄孕妈妈在最后 2 个月还可以申请休假。不过，在孕妈妈暂时离开工作岗位前，应为工作交接做好准备。找一个适当的时间，与上司、接任者和同事对细节问题进行沟通，并商量好保持联系的方式、时间，以保证孕妈妈在休假期间工作顺利交接，同时也能让孕妈获得一个相对清静的假期。

坚持每天洗澡

这个时期，由于内分泌的改变，新陈代谢逐渐增强，汗腺及皮脂腺分泌也会随之旺盛，孕妈妈比常人更需要沐浴。孕妈妈要尽可能每天洗澡以保持皮肤清洁，以免皮肤、尿路感染，影响胎宝宝健康。淋浴或只擦擦身体也可以，特别要注意保持外阴部的清洁。头发也要整理好。洗澡时要注意水温的调节，水温以 38~42℃ 为宜。

别过度保护孕妈妈

进入孕 8 月，孕妈妈行动越来越笨重了，确实需要家人的照顾，但也别过度保护孕妈妈。传统观点认为孕妈妈活动越少越安全，吃得越多越营养。所以什么也不让孕妈妈干，甚至有的还不让孕妈妈上班。

其实孕妈妈活动过少，会使体质变弱，不仅增加难产的发生率，还不利于胎宝宝的生长发育。缺乏锻炼，还会使腹肌收缩力减弱，使分娩时产力不足，不利于顺产。家人和孕妈妈要多注意。

多与人交流缓压

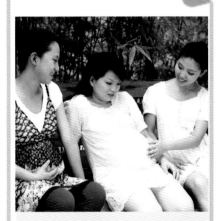

孕晚期孕妈妈易心情烦躁，常常为即将到来的分娩感到焦虑，不妨找周围的孕妈妈或者有宝宝的妈妈一起聊聊，询问别的孕妈妈是否有同样的感觉，或者问问已经有宝宝的妈妈是如何度过这段时期的。

其实，几乎所有的孕妈妈都经历过孕期焦虑，而几乎所有的焦虑最终都是"无效焦虑"，大多数胎宝宝都是平安、健康地来到这个世界的。

起床动作要缓慢

到了孕晚期，为了避免发生意外早产，任何过猛的动作都是不允许的。孕妈妈起床时，动作宜慢点：

1. 如果睡姿是仰卧的，应当先将身体转向一侧，弯曲双腿的同时，转动肩部和臀部，再慢慢移向床边。
2. 用双手撑在床上，双腿滑到床下，坐在床沿边，稍坐片刻后再慢慢起身站立。

不要再出远门了

孕晚期，孕妈妈体内各系统都会发生很大的变化，子宫、乳房逐渐增大，血容量逐渐增加，身体负担明显加重。这时胃酸分泌减少，易出现腹胀和便秘；骨盆韧带变软，关节略松，严重时可造成关节疼痛。加上胎宝宝在肚子里逐渐增大，使孕妈妈体重明显增加，致使孕妈妈行动不太灵活，容易疲劳。

如果孕晚期长途旅行，孕妈妈会因乘车时间过长、体力消耗过度、食欲不佳、睡眠不足等诱发疾病，加上不良环境因素的作用，如路途颠簸、天气变化、环境嘈杂、乘车疲劳等，也会对孕妈妈心理产生负面影响，不利于胎宝宝的生长发育，甚至会导致早产。

准备护腰枕，让孕妈妈更舒服

到了孕晚期，子宫受到压迫，影响胎宝宝的氧气供给，如果孕妈妈采用左侧卧睡眠，可以缓解子宫供血不足的状况，有利于胎宝宝生长发育和孕妈妈顺产。孕妈妈可以使用护腰枕，它可以托住腹部和腰部，帮助孕妈妈采用正确的睡姿，减轻孕期不适感。

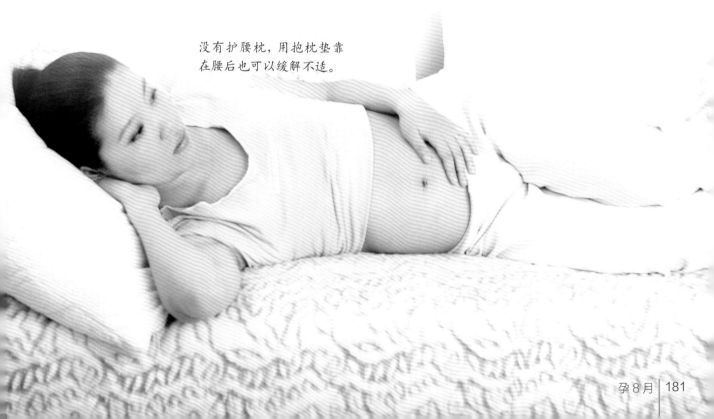

没有护腰枕，用抱枕垫靠在腰后也可以缓解不适。

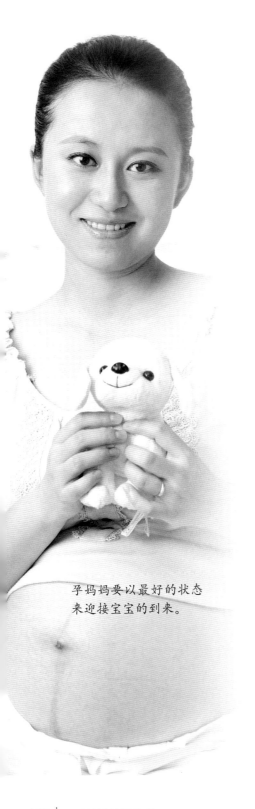

孕妈妈要以最好的状态
来迎接宝宝的到来。

注意外阴清洁

孕期越往后，孕妈妈越会感觉阴道分泌物增多，要注意外阴的清洁卫生，每天用温开水清洗外阴2次，勤换勤洗内裤，避免细菌感染。

由于此时孕妈妈本身免疫力下降，阴道容易受外界刺激影响，孕妈妈要多加注意，不要用碱性的沐浴液等清洗。如果发现分泌物有异味，宜尽快到医院检查，以免影响分娩方式的选择。

保持乳房清洁，做好护理

常用温开水清洗乳头，用毛巾将乳头擦洗干净，这样既可保持卫生，又可增加乳头表皮韧性，以便将来喂奶时经得起宝宝的吮吸。

孕晚期，乳房会持续膨胀，为日后的哺乳做准备，孕妈妈一定要穿戴可以承重、透气又舒适的全罩式文胸。如果有乳汁溢出，孕妈妈也别慌，这是正常的，可在内衣里垫个棉垫。如果乳头内陷，擦洗时可用手轻轻牵拉乳头。

大龄孕妈妈，工作该停就停

有些孕妈妈在即将临产前才请产假，然而大部分医生认为，年龄大于等于35岁的女人被定义为"大龄产妇"，是生产中需要多加注意的高危人群，自孕32周以后就不宜再工作。因为这个时候的孕妈妈心脏、肺及其他重要器官必须更辛苦地工作，且鼓起的肚腹对脊椎、关节和肌肉形成沉重的负担。此时，应尽可能让身体休息。所以，职场大龄孕妈妈要提前跟公司领导商量好休假时间，千万不要不好意思开口，这个时候，没有什么比自己和胎宝宝更重要的，相信公司会理解你的难处，提前帮你安排好工作交接及处理好后续问题。

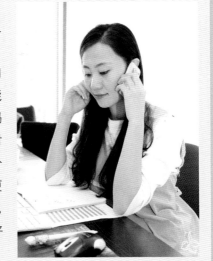

及早确定分娩医院

选择合适的医院分娩，是孕晚期最应该关注的问题，而且还需要实地考察了解分娩的实际情况，住院部的条件和医生、护理人员的水平等。孕妈准爸在选择医院时，要注意了解下面这几个方面：

医院的口碑。可以看医院的等级，再听听周围生过宝宝的妈妈的介绍和推荐。如果需要提前住院或剖宫产，也需要了解住院部的条件和收费情况。

离家远近。离家的远近也是一大因素，比如，分娩时是否能很快地到达医院，是否会堵车，生产完之后，家人是否能很方便地照顾等。所以，家附近口碑好的医院应是最佳的选择。

是否提倡自然分娩。分娩方法在选择医院的时候也需要考虑进去，比如，这个医院的自然分娩率是多少，剖宫产率是多少，是否提供助产分娩，就是由助产士一对一地照顾，是否可以有亲人陪护，麻醉服务是否什么时候都有等。

睡前 30 分钟用生姜水泡脚

睡前把生姜切片加水煮开，待温度降到脚可以承受时用来泡脚。生姜水泡脚不仅能缓解疲劳，还能促进孕妈妈血液循环，帮助入睡。有条件的家庭可以用桶，水量可没到小腿肚以上，这对避免抽筋也特别有效。不过泡脚时间不宜超过 30 分钟，且水温不宜过高，40℃左右最好。

泡完脚后孕妈妈还可以做做脚腕运动，使自己的脚腕关节变得柔韧有力，这样既能锻炼脚腕，又能缓解孕晚期水肿问题。孕妈妈需要坐在床上或地板上，抬起右脚，左右摇摆脚腕并转动脚腕，然后轻轻放下，换

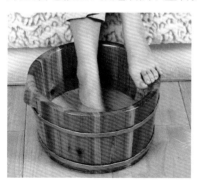

左脚重复以上动作，左右脚各 10 次。除此之外，准爸爸每天临睡前帮孕妈妈按摩腿部和足部，也能缓解孕期水肿，同时还能使孕妈妈身心放松。这对于治疗失眠也是很好的方法。

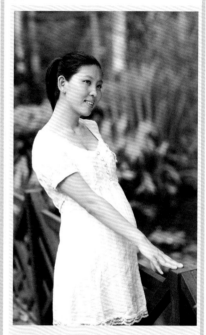

温和运动，为分娩积蓄力量

孕 8 月，孕妈妈运动应以动作幅度不大，速度稍慢的舒展运动为主，可选择舒展体操、孕期瑜伽等，以加强骨盆关节和腰部肌肉的柔软性，松弛骨盆和腰部关节，为以后分娩做准备。

另外，孕妈妈可在运动时缓慢吸气、呼气，锻炼肺活量，可缓解孕妈妈喘不过气的症状，也有益于分娩时呼吸的调整。孕晚期孕妈妈的运动一定要缓慢，运动时间在 15 分钟内为宜。

饮食营养方案

孕 8 月，胎宝宝体重增加快，孕妈妈的营养补充要充足，营养增加总量应为孕前的 20%~40%。
此时孕妈妈的饮食要安排合理，不能营养不良，也不能营养过剩，以免使体重增加过快。

一表速查本月胎儿所需营养素

从这个月开始，就进入孕晚期了，此时胎宝宝开始在体内储存营养，相应的，孕妈妈对营养的需求也就特别大，为了不久就要见面的小宝宝，一定要加油！

营养素	对发育的作用	常见的食物	每天所需营养量
碳水化合物	胎宝宝开始在肝脏和皮下储存糖原及脂肪，如果此时碳水化合物摄入不足，就容易造成蛋白质缺乏或酮症酸中毒	谷物类，如大米、小米、小麦、玉米、燕麦等；豆类，如豌豆、绿豆等；根茎类蔬菜，如红薯、芋头等	300~450 克
蛋白质	本月母体基础代谢率增至最高峰，胎宝宝生长速度也增至最高峰，优质蛋白质的摄入能很好地为孕妈妈和胎宝宝补充所需的营养	鱼、虾、鸡肉、鸡蛋、牛奶和豆制品都可以提供优质蛋白质	80~100 克
α-亚麻酸	胎宝宝的肝脏可以利用母血中的 α-亚麻酸来生成 DHA，帮助发育完善大脑和视网膜	亚麻子油、核桃等	1 克左右
铁	如果此时储铁不足，宝宝在婴儿期很容易发生贫血，孕妈妈也会因缺铁而贫血	蛋黄、瘦肉、鲤鱼、虾、海带、紫菜、木耳、南瓜子、芝麻、黄豆、绿叶蔬菜等	与孕中期相比，孕妈妈可适当增加摄入量，每天以 35 毫克为宜
钙	胎宝宝增长速度加快，骨骼、肌肉发育所需的钙质大大增加	多吃一些富含钙的食物，如鸡蛋、虾皮、豆制品、瘦肉等	每天摄入量增加到 1500 毫克

继续补充矿物质

孕 8 月，胎宝宝增长迅速，孕妈妈的新陈代谢率也达到了孕期的高峰，此时孕妈妈宜补充矿物质，尤其是锌、铁、钙、碘等。如果孕妈妈缺乏这些物质，往往会出现腿抽筋、贫血、易出汗、惊醒等症状；严重缺乏矿物质元素，还会影响孕妈妈和胎宝宝的免疫力，增加胎宝宝患先天性疾病的概率。

不过，虽然矿物质可增加母婴免疫力，但也不宜过量补充，孕妈妈除了适当吃钙片外，其他矿物质元素最好还是通过饮食来补充。

多吃西蓝花，提高免疫力

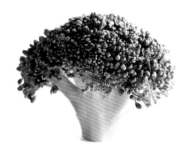

西蓝花中含有丰富的维生素 C，以及一种叫作SGS 的物质，这种物质可以稳定孕妈妈的血压，缓解焦虑，增加孕妈妈的免疫力。

此外，西蓝花中含有丰富的钾、钙、铁、磷、锌、锰等矿物质，能对胎宝宝的心脏起到很好的保护作用。

荤素巧妙搭配，均衡饮食

孕晚期，胎宝宝的体重增加很快，如果营养不均衡，孕妈妈往往会出现贫血、水肿、高血压等并发症。要想达到均衡多样的营养，孕妈妈就要注意均衡膳食。

孕妈妈所吃的食物品种应多样化、荤素搭配、粗细粮搭配、主副食搭配，且这种搭配要恰当。副食可以选择牛奶、鸡蛋，豆制品、禽肉类、瘦肉类、鱼虾类和蔬果类。

总之，孕妈妈不能挑食，还要适当补充铁以防止贫血；补充钙、磷以利于胎宝宝骨骼及脑组织发育。孕妈妈可经常吃些牛奶、豆制品、骨头汤和虾皮等。

还要保持食物的酸碱平衡。肉类、鱼类、蛋类、虾贝类等食物属于酸性食物，蔬菜和大部分水果属于碱性食物，所以孕妈妈既要保证肉类的摄入量，也要适当地食用蔬菜、水果，以使身体的酸碱度达到平衡，否则会对胎宝宝的发育产生不利影响。

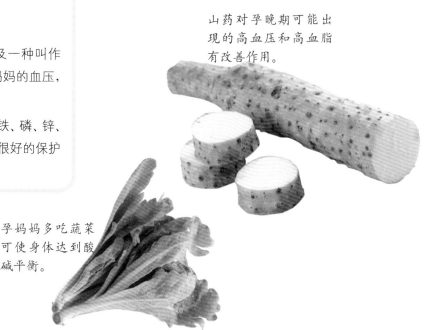

山药对孕晚期可能出现的高血压和高血脂有改善作用。

孕妈妈多吃蔬菜可使身体达到酸碱平衡。

调整进餐顺序，为营养助力

先喝汤。餐前饮少量汤，可唤醒肠胃，润滑食道、肠胃，有利于溶解食物，补充体内水分。需要注意餐前不宜喝大量汤，以免影响正餐的摄入量。

先吃蔬菜，再吃肉、鱼、蛋等以蛋白质为主的食物，然后再吃米饭等主食，这样的"顺序"更易于控制热量的摄入，蔬菜等富含膳食纤维的食物更易产生饱腹感。

水果最好放于两餐之间食用，一般可在每天上午 9：00 左右，下午 15：00 左右或者睡觉前 2 小时进食。每天水果进食量保持在 300 克左右最好，种类以 2 种为宜。如果血糖较高，则应选择低糖型或中等糖量型的水果，主食也应严格控制摄入量。

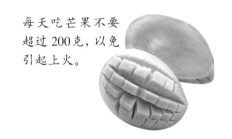

每天吃芒果不要超过 200 克，以免引起上火。

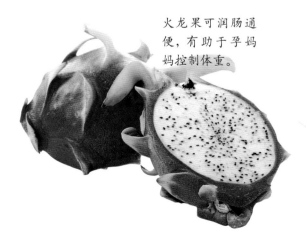

火龙果可润肠通便，有助于孕妈妈控制体重。

科学吃早餐，孕妈妈更健康

科学的早餐应该考虑就餐时间、营养量和主副食平衡搭配。

早餐在 7：30 左右吃最好。现代社会人们的晚餐时间大大延后，一般都在 19：00 以后才能吃饭，有的甚至是 20：00 以后，这样晚的就餐时间导致消化器官在睡眠时间依然在工作，到凌晨才能进入休息状态。而早餐与午餐时间以间隔四五个小时为宜，所以 7：00 起床后，活动 20~30 分钟后吃早餐最佳。

七大营养素一个都不能少。碳水化合物、蛋白质、脂肪、维生素、矿物质、膳食纤维、水，在早餐中都应摄取到，而且宜做到能量摄入平衡，即谷物可吃 150 克左右，保证肉 100 克左右，再加上 1 份青菜和 1 碗汤就更好了。

科学早餐搭配推荐。鸡蛋、豆腐、豆浆，以及各种肉类都是蛋白质来源，可以轮换着或者每个品种都吃点；谷物可以是米饭、粥、馒头、花卷等各种常食主食，但要控制摄入量，以八分饱为宜。最好有水摄入，可以是各种汤，也可以是牛奶、豆浆、鲜榨果汁等，还宜保证有一份青菜。

此外，早餐中如果能将动物蛋白和植物蛋白均衡摄入，比如少吃一块肉，吃两三片豆腐等，更有利于健康。

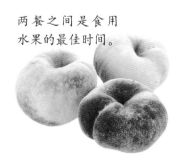

两餐之间是食用水果的最佳时间。

孕8月明星菜谱

　　本月，胎宝宝生长速度达到最高峰，孕妈妈对各种营养的需求量都非常大。在饮食安排上，孕妈妈在合理摄入碳水化合物和脂肪的基础上，还应以优质蛋白质、矿物质和维生素含量丰富的食物为主，在注意营养的同时注意控制体重。孕妈妈可以试试下面这些菜。

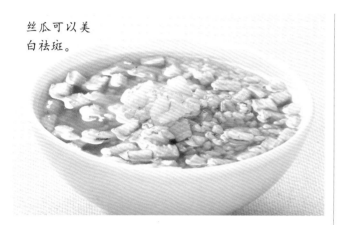

丝瓜可以美
白祛斑。

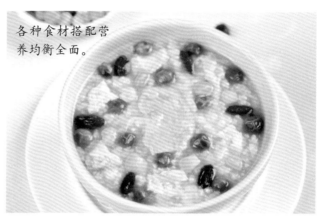

各种食材搭配营
养均衡全面。

丝瓜虾仁糙米粥

（原料）丝瓜 100 克，虾仁 4 个，糙米 1/3 碗，盐适量。

（做法）❶ 将糙米清洗后加水浸泡约 1 小时；将糙米、虾仁洗净一同放入锅中。❷ 加入 2 碗水，用中火煮成粥状。❸ 丝瓜洗净切块，放入粥内煮至熟软，加盐调味即可。

营养功效：糙米是粗粮，其富含的碳水化合物能帮助胎宝宝在肝脏和皮下储存糖原及脂肪；虾富含钙和铁，非常有助于满足胎宝宝此时脾脏贮存一部分铁的需要。

老鸭汤

（原料）老鸭 1 只，酸萝卜 150 克，生姜、盐各适量。

（做法）❶ 老鸭收拾干净，切块，焯烫，把鸭块倒入干锅中翻炒至汤汁收干；酸萝卜用清水冲洗干净，切片；生姜拍烂，备用。❷ 用炖锅把水烧开，然后倒入炒好的鸭块、酸萝卜、生姜，用小火煨 2 小时出锅，加盐调味即可。

营养功效：这道汤具有温胃养颜、清热驱寒、增强人体免疫力的功效，集营养与美味于一身。

冰糖五彩玉米羹

（原料）玉米半根，鸡蛋 2 个，豌豆粒 10 克，菠萝 1/4 个，枸杞子 10 粒，冰糖、水淀粉各适量。

（做法）❶ 将玉米剥粒；菠萝洗净，切丁；豌豆洗净。❷ 锅中加入适量水，放入玉米粒、菠萝丁、豌豆粒、枸杞子、冰糖，同煮 5 分钟，用水淀粉勾芡，使汁变浓。❸ 将鸡蛋打碎，淋入锅内成蛋花，烧开后即可食用。

营养功效：玉米中含有丰富的 B 族维生素、膳食纤维和碳水化合物，适宜本月食用。

香菇豆腐塔

（原料）豆腐 200 克，香菜 1 根，鲜香菇 3 朵，盐适量。

（做法）❶ 豆腐洗净，切成四方小块，中心挖空备用。❷ 鲜香菇和香菜一起剁碎，加入适量盐拌匀成馅料。❸ 将馅料填入豆腐中，摆盘蒸熟即可。

营养功效：豆腐中含有多种矿物质，孕妈妈适当吃些，可增加营养，补充体力。

常见不适，专家来支招

到这个月，孕妈妈特别容易感到疲劳，之前的腰酸背痛、水肿等状况在本月可能还会加重。睡眠质量不好，食欲会有所下降，孕妈妈心情容易变得急躁，身体负担也快到了极限，一些妊娠并发症开始出现，并可能影响到胎宝宝。遇到这些情况，孕妈妈要谨慎处理。

喘不过气可做做深呼吸

孕晚期，增大的子宫顶到胸隔膜，并压迫到肺，会使孕妈妈呼吸急促，这是正常现象，孕妈妈不用太担心。当胎宝宝胎头降入盆腔后，这种情况就会好转。

此时孕妈妈可放松自己，常做深呼吸，平日多出去走走，呼吸一下外面的新鲜空气。不过，如果孕妈妈呼吸急促，同时还出现了胸痛，或者口唇、手指发紫的情况，应立即去医院检查。

感觉肚子很硬，是怎么回事

孕晚期肚子硬，民间会认为是生女宝宝的表现，这是没有科学依据的。肚子硬最科学的解释就是假宫缩，这是一种无痛宫缩。因为子宫到了孕晚期变得很敏感，受到一些刺激就会引起宫缩。

假宫缩与临产前的宫缩不同，一般不会引起分娩。但是对于这些假性宫缩，孕妈妈也应该注意，当肚子发硬之后，应该立刻停下手中的工作休息一下；如果是在路上发生假性宫缩，应停下脚步，待缓解之后再继续前行。

总是感觉饿，可能是营养不均衡

进入孕晚期，孕妈妈常常会有吃不饱的感觉。有时候肚子很饱，但就是嘴巴想吃，导致这种情况的原因有两方面，一方面是由于胎宝宝快速成长，所需能量要比以往多，另一方面可能是孕妈妈营养摄入不均衡导致的。

人体的基本活动需要均衡的营养保证，它可以帮助身体加强新陈代谢，如果营养不均衡，大脑就会受到影响，感到不满足，提醒身体不断进食。

所以孕妈妈一定要保证每天摄入的营养的均衡，膳食宝塔上的每一层食物最好都要摄取到，如果一天很难达到，那么至少保证一个星期内的营养摄入是均衡的。

这就要求孕妈妈无论是蔬菜、鱼，还是肉，尽量不要一直吃单一的食物，而且应尽量避免选择前一餐已经吃过的食物。多吃不一样的食物，会让孕妈妈由内而外散发健康的"孕"味。

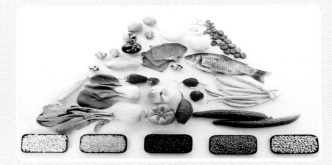

孕妈妈日常饮食的种类要多样化，以达到营养均衡。

胎位不正怎么办

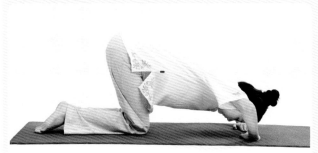

胸膝卧位操第一步

孕妈妈跪在硬板床上，头放在床上，两臂微曲前伸，使臀部抬高。

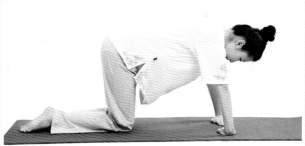

胸膝卧位操第二步

头部抬高，臀部抬高和大腿呈直角。每天早晚各做一次，每次 5~10 分钟，5~7 天为一个疗程。

孕 8 月出现胎位不正还可以在医生指导下进行纠正，胸膝卧位操即头低臀高位锻炼，是常用的自我矫正方法。为了取得较好的效果，在做胸膝卧位操以前，最好排空膀胱，解开腰带，以利胎位转正，一周后去医院复查。需要注意的是，纠正胎位一定要在医生指导下进行，切不可擅自进行。

乳头内陷，可做做"十字操"

如果孕妈妈发现自己乳头内陷，可在孕 32 周后开始做"十字操"进行纠正。

将两拇指（或食指）平行放在乳头两侧，慢慢地将乳头向两侧外方拉开，牵拉乳晕皮肤及皮下组织，使乳头向外突出。拉乳头时手法和动作都要轻柔，时间不能太长，每天 2 次，每次重复 10~20 次即可。

有早产先兆（如频繁下腹痛、阴道有血性分泌物）的孕妈妈及有早产史者，则应将"十字操"改至孕 37 周后再做。如果拉乳头引起宫缩，要立刻停止，待宝宝出生后再进行纠正。

有早产征兆如何保胎

早产多发生在孕 28~37 周，也就是怀孕 8~9 个月。早产的发生既有孕妈妈方面的原因，也有胎宝宝的原因。当孕妈妈出现早产征兆时，要这样做：

1 尽量卧床休息。

2 避免性生活。

3 在医生指导下服用安胎药。

4 调整好心情。

5 孕妈妈要尽量不去公共场所及热闹拥挤的地方，以防细菌感染。

6 饮食清淡，少吃多餐，注意营养要均衡，避免吃冷冻、辛辣、刺激的食物。

除此之外，孕妈妈还要按时体检，及时了解早产征兆，以便万一出现，能及时做好预防措施。

"按时产检，听从医生建议，早早预防孕期疾病，是保证孕妈妈、胎宝宝健康的重要措施。"

孕8月体重管理小帮手

孕晚期是体重管理的重要时期,60%的多余体重一般都是在孕晚期增长的,所以,孕妈妈一定要在饮食上讲究"少而精"。孕妈妈还要遵循少吃多餐的饮食原则,尤其不要在晚上吃得太多,此时孕妈妈的体重增长应控制在每周500克左右。

坚持适度运动,多喝水

如果想自然分娩,这时仍要坚持适度运动,可散步和做孕妇体操,有助于顺产。最好每天喝8杯左右的水,可以有效缓解孕期的便秘,还有助于降低早产的可能,并且能帮助孕妈妈的身体"生产"充足的乳汁。

每天各3份蔬菜和水果

有研究显示,每天摄取3份蔬菜和3份水果,不但能降低心脑血管疾病发生的概率,对于孕妈妈体重的控制也很有帮助。尤其是水果中丰富的膳食纤维,能把体内的油脂废物排出来。

一份蔬菜保持在150克左右即可,水果可在80~100克,一般半个苹果就有100克左右。孕妈妈可以根据自己的情况选择食用。

孕8月每天所需营养

营养	每天所需	常见食物
粮谷类	300~450克	除大米、面粉外,还可选用B族维生素和氨基酸丰富的杂粮,如小米、玉米、麦片等
肉、蛋、禽、鱼类及豆类	250克	猪肉、鸡肉、鸡蛋、鹌鹑蛋、牛肉、羊肉、豆腐,以及各种鱼
动物内脏	50克	鸡肝、猪肝等,每周吃一至两次
蔬菜	500克	油菜、白菜、油麦菜、芹菜、莴苣、小白菜等
水果	200克	苹果、猕猴桃、草莓、梨、香蕉、火龙果、山竹
植物油	3~40克	花生油、亚麻子油、葵花子油、玉米油
牛奶或豆浆	250毫升	牛奶、豆浆

胸部运动——减重又快乐的运动法

到了孕晚期，孕妈妈也要坚持运动。合理的运动不仅能缓解孕妈妈不适，还能促进血液流通，为将来顺利分娩打下基础，而且还能帮孕妈妈控制体重，可谓一举多得。不过，由于孕妈妈行动不便，在选择运动方面也宜谨慎，可以试试做做下面的胸部运动。

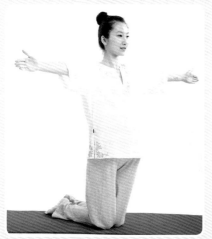

① 采用跪坐姿势，注意保持上半身挺立。两臂向旁侧平伸，手心朝前，与肩平行。

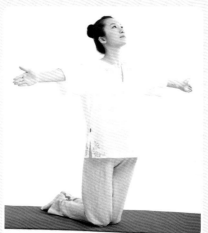

② 深吸气的同时双手臂尽力向后张开，略仰头部，眼睛向上看。保持均匀呼吸。

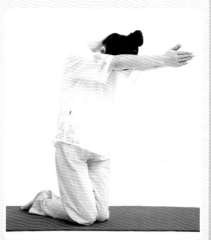

③ 呼气，双臂回到身体两侧，再慢慢收拢至胸前，掌心相碰，略低头，调整气息，彻底放松胸腔。

体重没有增长也正常

大多数孕妈妈都有孕期体重增长过快的情况，但有些孕妈妈却发现孕晚期，整整一个月体重都没有增加的现象。

体重的增加与否不是判断胎宝宝健康的唯一标准，尽管孕妈妈体重没有增加，只要胎动、胎心正常，平时自己测量宫高、腹围都在稳定地增加，产检时医生说胎宝宝发育正常，就没有关系。

孕妈妈此时注意均衡营养，平时要少吃多餐，多吃点有营养的食物，体重不增加的情况会很快改善。

效果不好先别急

进入孕8月，很多孕妈妈可能进行了体重管理，但是效果并不好，这时孕妈妈千万不要着急，只要胎宝宝健康，别盲目节食、运动，以免对胎宝宝和孕妈妈健康不利。

只要在接下来的时间里掌握摄取营养的技巧，并适度运动，坚持下去，也能控制体重。即使孕期没有管理好体重，也没有关系，产后趁着减肥的黄金期，用科学的方法，搭配合理的饮食，也能恢复到孕前好身材。

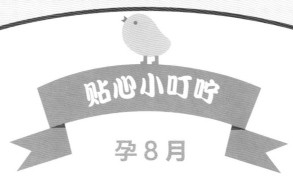

贴心小叮咛

孕8月

这时胎宝宝已经接近成熟，而且头开始慢慢向子宫下方移动，为出生做准备了。孕妈妈可能会有很多不适，但为了宝宝，再忍一忍。同时，孕妈妈也要注意下面这些小问题：

要警惕早产。 孕28周后，如果发现有出血、腹部疼痛等症状，可能是要早产，要尽快去医院。

学会分辨假宫缩和真正的宫缩。 感到腹部一阵阵发紧，摸起来变得硬硬的，而出现的时间一般没有规律，程度时强时弱。如果这种现象只是偶尔出现，并且持续时间不长，没有阴道出血现象，孕妈妈不用担心，这是"假宫缩"。真正的宫缩会非常规律，而且时间间隔会越来越短。

警惕胎盘老化。 胎盘是胎宝宝营养的中转站，如果老化，功能减退，将会引起胎儿宫内发育迟缓。孕妈妈若已确诊为胎盘功能老化，要做好产前监测，随时观察胎宝宝宫内的情况。如有必要，可提前分娩，以免导致胎儿宫内缺氧。

本月的产检变成了两周一次，孕妈妈要提前做好准备，别忘记了。 由于孕妈妈行动不方便，孕晚期产检时，准爸爸最好陪着一起去。

胎动减少，胎心过度，应警惕胎儿缺氧。 孕妈妈每天都宜自测胎动、胎心音，如果胎动大量减少，或者骤然增加，孕妈妈都要小心，宜尽快到医院检查，因为这很有可能发生胎儿宫内缺氧情况。如果程度比较轻，医生往往会建议孕妈妈吸氧，观察胎宝宝有无改善，如果情况严峻，可能要采取剖宫产方式，及时解救胎宝宝。

8

备忘录

越到孕晚期，越要多关注孕妈妈和胎宝宝的健康，血压、体重、宫高、腹围、胎动、胎心音最好每天都自测一下，并记录下来，以及时了解两人的身体健康状况：

体重：_____ 血压：_____ 宫高：_____ 腹围：_____

测胎动时间：_____ 胎动次数：_____

测胎心时间：_____ 胎心次数：_____

孕 8 月要坚持运动，最好将有不适症状的颈部、肩部、腰部、手腕、脚腕，以及骨盆等位置都活动到，孕妈准爸一起制订个小运动时间表，将每天什么时间要做的活动记录下来：_____

_____

胎教是和胎宝宝交流的好方式，准爸爸也要加入进来。准爸爸什么时候做了胎教，胎宝宝有什么反应，孕妈妈就记在这里，这是对他很好的鼓励。_____

_____

在这个月里，胎宝宝又带给了孕妈妈怎样的惊喜呢，他什么时候最爱动，孕妈妈也记录在这里吧。_____

_____

值得记录的
幸福时刻

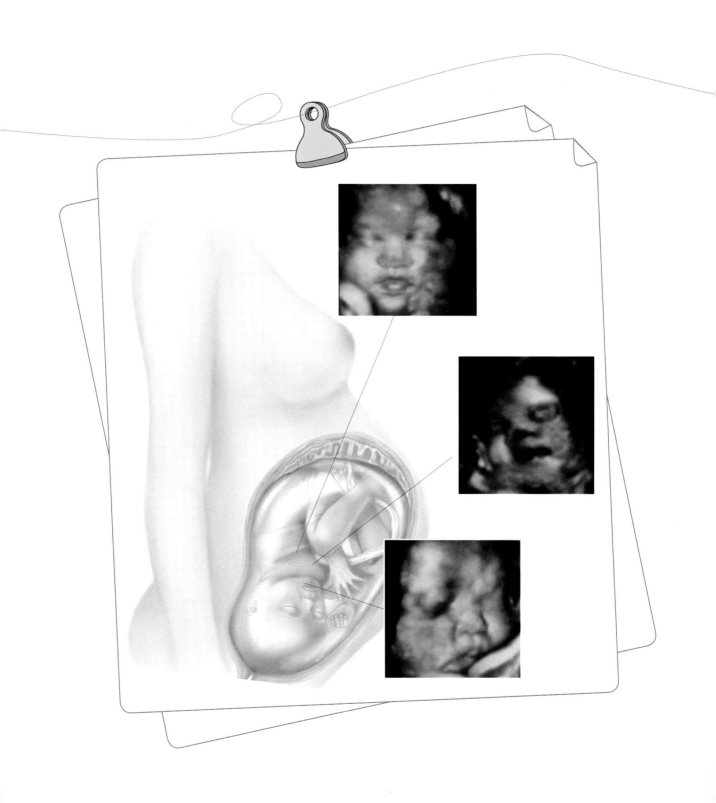

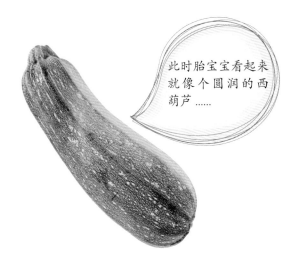

此时胎宝宝看起来就像个圆润的西葫芦......

孕9月

  孕9月，孕妈妈就连睡觉也会觉得辛苦，可是这辛苦之后是甜蜜，宝宝到来的幸福会让妈妈觉得任何辛苦都是值得的。这个月的胎宝宝似乎也很期待和孕妈妈见面，胎动的力气比以前大很多。但孕妈妈和胎宝宝都不要着急，还有一个多月就能见面啦！

一图读懂你和宝宝变化

到孕9月末,胎宝宝有45厘米长,2300克那么重了,他的皮肤比以前丰润多了,但皮下脂肪还会继续沉积,身上的胎毛逐渐消退,露出粉红色的皮肤,看起来就像一个圆润的西葫芦。

这个月是羊水量最多的时候,但胎宝宝的活动频率相对减少了,强度增加了,这是因为胎宝宝长大了,子宫里的空间受限的缘故,而且由于临近分娩,胎宝宝基本上是头朝下的姿势了,活动起来没有以前方便了。

胎宝宝现在是"随时待命"准备出生了。对孕妈妈来说,此时体重增加速度非常快,每周体重都会增加0.5千克,稍不注意还可能以每周1千克的速度在增长,这时孕妈妈要适当减少脂肪摄入,以防胎宝宝太胖不容易生出来。

孕妈妈要注意

孕妈妈的肚子比上个月更大了。由于胎头下降,孕妈妈全身的关节和韧带逐渐松弛,不规则宫缩的次数增多,腹部经常阵发性地变硬变紧,外阴变得柔软而肿胀。

☛ 开始了解临产征兆,做好准备。

☛ 子宫壁和腹壁都已变得很薄,生活中要注意避免用力。

☛ 本月孕妈妈体重增长速度很快,孕妈妈要注意减少脂肪的摄入。

☛ 小宝宝随时都有可能出生,多吃清淡且容易消化的食物,为分娩储备能量。

孕妈妈情绪变化

进入孕育的第9个月,腹中的胎宝宝正为出生做着各种准备。对于孕妈妈来说,将近临产,心情激动又忐忑。做好产前心理疏导,排除恐惧与紧张的情绪,保持良好的心态,有利于顺利分娩。

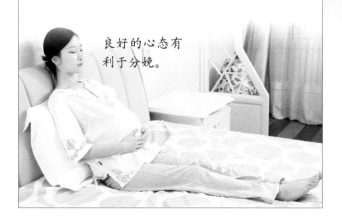

良好的心态有利于分娩。

圆润的胎宝宝

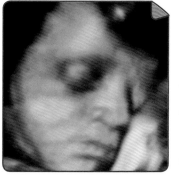

现在的胎宝宝可比以前圆润多了，皮肤也变得饱满了，很有新生儿的模样了。

♥ 胎宝宝的皮肤由红色变成了可爱的粉红色。

♥ 因为活动范围的限制，胎宝宝的运动会有所减少，但运动的力度可是大为增强。

♥ 胳膊和腿已经更加丰满了。

♥ 胎宝宝生长需要大量的水分，所以要保证每天水分的供应。

♥ 胎宝宝基本上是头朝下的姿势，如果胎位不正，可以在此时纠正。

胎宝宝的指甲越来越长了

完成大部分发育了

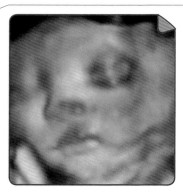

胎宝宝更加结实，孕妈妈可以松一口气了，到本月末，胎宝宝就会随时准备出生了。

♥ 此时胎宝宝的大脑已经产生了上亿的神经细胞，也开始建立更复杂的连接了。

♥ 肺、中枢神经、消化系统都基本发育成熟。

♥ 免疫系统也在发育，为抵抗感染做准备。

♥ 表情丰富起来了，他会打哈欠、揉鼻子，甚至挤眉弄眼。

♥ 头部还比较柔软，小脑袋拥有"变形"的能力，这有助于顺利分娩。

本月常见不适

本月孕妈妈会出现耻骨痛，有的孕妈妈在产检时可能会查出羊水过少和胎膜早破，如发现此类症状要及时就医，听取医生的建议。

明明白白做产检

孕9月的产检也是每两周一次，产检项目除了常规地完成前几次检查的项目外，医生还会进行分娩的准备检查，如骨盆内检，以及监测胎宝宝胎动、胎心，随时准备迎接宝宝的到来。

孕9月产检项目

本月，大多数孕妈妈要做骨盆内测量，为顺利自然分娩提供依据。由于临近预产期，孕妈妈还要积极配合医生做胎心监护，以了解胎宝宝在宫内的情况。这些检查对孕妈妈来说都是非常熟悉的，所以不必太担心。

产检项目	检查内容和目的	标准值
体重检查	通过孕妈妈的体重增长情况对孕妈妈进行合理的饮食指导	15周以后至分娩，每周可以稳定增加0.45千克，每周又以不超过0.5千克为原则
血压检查	检测孕妈妈是否患有高血压或低血压	血压在110/70毫米汞柱到120/80毫米汞柱为正常
尿常规检查	便于医生了解肾脏的情况	正常：尿蛋白、糖及酮体均为阴性
心电图	判断孕妈妈心脏能否承受生产压力	如有异常，医生会提醒孕妈妈
胎心监护	推测出宫内胎儿有无缺氧	胎心率正常波动在120~160次/分钟
听胎心音	随时监测胎儿是否有异常	正常值为120~160次/分钟
测量宫高腹围	估计胎儿宫内发育情况	宫高正常值：32（29.8~34.5）厘米腹围正常值：92（86~98）厘米
骨盆内测量	判断孕妈妈适合哪种分娩方式	骨盆指数＞8，顺产的概率大
血常规检查	检查孕妈妈是否有贫血，避免分娩危险	血红蛋白计数110~160克/升

注：以上产检项目和标准值可作为孕妈妈产检参考，具体产检项目以各地医院及医生提供的建议为准。

专家详解你的产检报告

心电图要完全看懂，很有难度。孕妈妈最好询问医生。心电图由 P 波、QRS 波、ST 段、T 波和 U 波组成。一小格是 0.04 秒，一行颜色深的大格是 25 小格，也就是 1 秒，数 6 个格子内的搏动然后乘以 10 就是心率。两个搏动之间也就是两个 QRS 波之间的距离越小，心率越快。PR 间期反映的是心房传导速度，太长说明受阻滞。

一次过产检，专家来帮忙

☛ **骨盆内测量**

所有准备顺产的孕妈妈都必需经过骨盆内测量，这是一种医生将手指放入孕妈妈体内的测量方法。在内检时可能会有些不适和疼痛，经历过内检的孕妈妈觉得是有点难受，但疼痛完全赶不上阵痛。

做骨盆内测量时，孕妈妈不必觉得尴尬、害羞，因为医生每天都要面对待检的孕妈妈和分娩的孕妈妈，他们更关注的是孕妈妈能否进行自然分娩，所以孕妈妈不必太担心。

在骨盆内测量时，孕妈妈要配合医生，听从医生的指挥，这样能使检查更顺利。

☛ **做心电图的小秘密**

心电图指的是心脏在每个心动周期中，由起搏点、心房、心室相继兴奋，伴随着心电图生物电的变化，通过心电描记器从体表引出多种形式的电位变化的图形。心电图是心脏兴奋的发生、传播及恢复过程的客观指标。

孕晚期是心脏压力最大的时候，临产前做个心电图是非常有必要的，可以判断孕妈妈心脏能否承受分娩压力。

有的孕妈妈本来心脏没有什么问题，但是做心电图的时候没有注意，影响了检查结果，可能会重复做两三次检查，人为地造成了紧张情绪。其实，做心电图时放松，并用下面的小技巧，很容易就能通过了。

1 不要空腹做心电图，以免出现低血糖，引起心跳加速，影响检查结果。

2 不要在匆匆忙忙的状态下做心电图，检查前最好先休息一会儿，等平静下来再做检查。

3 检查时既不要紧张，也不要说话，否则会产生干扰。

4 做心电图时，最好穿一些容易解脱的衣服，最好别穿连衣裙。

5 手机、手表等设备最好取下来放在一边，以免产生干扰。

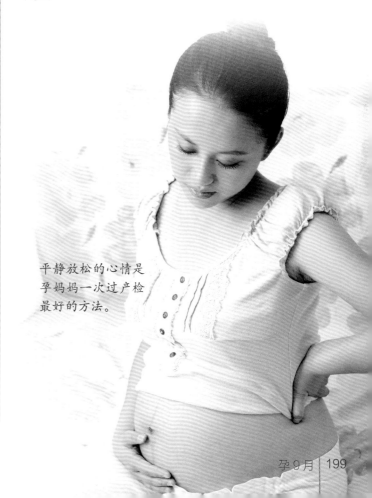

平静放松的心情是孕妈妈一次过产检最好的方法。

本月特别关注：分娩倒计时开始了

到了孕9月，离分娩越来越近了，胎宝宝也已经为分娩做好了准备，他现在是头朝下的姿势，头部已经进入骨盆，随时准备来到这个世界上。孕妈妈也需要提前了解分娩的知识，做好准备。

临产前5个信号早知道

本月产检的时候，最好向医生详细了解下分娩开始的征兆。许多孕妈妈感觉肚子痛，第一反应就是要生了，可医生检查后发现不是。到底出现什么身体信号才该去医院，孕妈妈最好在产检时向医护人员了解清楚，提前有个心理准备，以免到时手忙脚乱。

信号征兆	表现
子宫底下降	初次生产的孕妈妈到了临产前2周左右，子宫底会下降，这时会觉得上腹部轻松起来，呼吸也变得比前一阵子舒畅，胃部受压的不适感减轻了许多，饭量也会随之增加
下腹部有压迫感	出现下腹部坠胀，甚至感觉膀胱受到压迫，孕妈妈会感到腰酸腿痛
规律宫缩	腹部开始规律地发紧，并且这种感觉慢慢转为很有规律的下坠痛、腰部酸痛，每次持续30秒，间隔10分钟。以后疼痛时间逐渐延长，间隔时间缩短。当规律性的疼痛达到每5分钟左右1次，孕妈妈就应该去医院了
破水	孕妈妈会感觉阴道有大量液体流出，正常情况下，颜色是淡黄色，如果是血样、绿色的，必需告诉医生
见红	分泌物增多且变黏稠，出现鲜红色，则是见红，通常见红24小时后出现阵痛，但如果血量多，则宜尽快到医院

分娩并没有传说中那么痛

很多孕妈妈担心分娩疼痛，其实分娩没有想象得那么痛。经历过的妈妈说，宫口开全以前疼痛度确实越来越强，会比痛经更疼，尤其是宫缩间隔时间为两三分钟1次的时候，到了生的时候，就有一种排便的感觉，反而感觉不到疼了。总体来说，这种疼还是能够承受的。所以孕妈妈也不要为此感到害怕，这点痛与见到亲爱的宝宝比起来就不算什么。

减轻疼痛的办法

缓痛运动：孕妈妈在孕7月就可以开始练习。仰卧，屈膝，双腿充分张开，脚后跟尽量靠近臀部；抬起双腿并用双手抱住大腿，膝盖以下要放松，自然下垂；大口吸气将胸部充满，然后轻轻呼气，如同排便时的感觉呼气→吸气→结束，共需要20秒钟左右。

准备好待产包

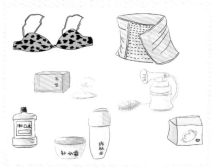

妈妈用品

洗漱用品,哺乳内衣两三套,哺乳衬垫,前扣式睡衣,束腹带1条,产妇垫巾,卫生巾,卫生棉等。

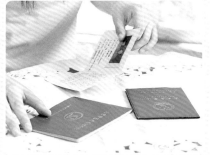

证件准备

包括户口本或身份证(夫妻双方)、医疗保险卡或生育保险卡、有关病历、住院押金等。

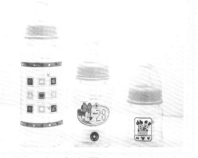

宝宝用品

哺乳用品,婴儿爽身粉、护臀膏、湿巾、纸尿裤或棉质尿布,"和尚领"内衣、婴儿帽、衣服和抱被。

除此之外,待产包中还宜准备些小零食,包括巧克力、饼干、小蛋糕、蜂蜜水、功能性饮料等,以便在产程间隙为孕妈妈补充能量。如果准爸爸有想要拍宝宝第一张照片的需求,也可以将相机等设备提前放入待产包。

另外,待产包应提前准备好,而且里面的内容提前分门别类地装好,这样一旦临产,拎起来就能走,不必慌乱。

胎位不正宜提前2周住院

正常情况下,胎宝宝在孕妈妈腹中是"头朝下,屁股朝上"的,但有3%~4%的胎宝宝是"头朝上,屁股朝下",这就属胎位不正中的臀位。

这种情况在胎位不正中是较多见的,但为了安全起见,需要比预产期提早2周左右住院。在医生的帮助下进行纠正,或以自然分娩或剖宫产结束妊娠。

分娩时不要大喊大叫

孕妈妈在分娩时最好不要大声喊叫,因为大声喊叫对分娩毫无益处,孕妈妈还会因为喊叫而消耗体力,不利于子宫口扩张和胎宝宝下降。

孕妈妈要对分娩有正确的认识,消除精神紧张,抓紧宫缩间隙休息,使身体有足够的能量和体力。如果阵痛确实难以忍受,可以通过告诉自己疼痛是为了让宝宝更加健康,来提高对疼痛的耐受力。

"分娩前,孕妈妈生活起居一定要规律,要放松心情,吃好休息好,养精蓄锐,从容地等待分娩。"

孕期生活无小事

此时的胎宝宝发育已经接近成熟了，孕妈妈的肚子越来越大，生活越来越不方便了。孕妈妈要特别注意提前做好分娩准备，也宜了解一些有关分娩、新宝宝的知识了。另外，一些重的家务活就留给准爸爸来做吧！

做好心理准备，战胜产前恐惧

孕妈妈在产前过于恐惧，会使身体产生过多应激激素，这样一来，疼痛就会增加，产程也会拖更久，对分娩会有不利影响，甚至造成难产；焦虑、恐惧等不良情绪均可造成产妇大脑皮质功能紊乱，使得子宫收缩不协调、宫口不开、产程延长等。因此，孕妈妈必需保持良好的情绪，为分娩做好充分的心理准备。下面介绍几种产前放松的小方法：

- 听着音乐小睡一会儿。
- 给最好的朋友打个电话。
- 读一本好玩的小说或漫画书。
- 洗个热水澡。
- 拿着食谱给自己做一顿大餐。
- 整理一下买来的宝宝服和其他可爱的宝宝用品。
- 给未来的宝宝画一张像。
- 继续写怀孕日记。
- 练习深呼吸。

坚持做有助于分娩的运动

孕9月，孕妈妈已非常辛苦，但此时仍要做适当运动。孕9月适当运动能增强孕妈妈腹肌、腰肌和骨盆底肌的能力，为日后顺利分娩创造有利条件。

分娩促进运动最好在预产期前14天左右开始练习，不要过早练习，而且最好在医生指导下练习。

看情况使用托腹带，减轻腰部负担

如果孕妈妈的工作需要长时间站立或走动，则需要购买托腹带或托腹裤。使用托腹带或托腹裤，可以支撑腹部，减轻腰部负担及耻骨压力，会让孕妈妈感觉轻松很多。

孕妈妈穿托腹带时，托腹带不要包得太紧，睡觉的时候也应该脱掉。穿得太紧不仅会影响腹部的血液循环，还会影响胎宝宝的发育。

穿戴托腹带时最好躺卧在床上固定之后再站立起来，这样才能够完整地固定住。

需要穿托腹带的孕妈妈有：

1 已经生过宝宝，腹壁比较松弛，易成为悬垂腹的孕妈妈。

2 多胞胎或胎宝宝过大，站立时腹壁下垂严重的孕妈妈。

3 连接骨盆的多条韧带发生松弛性疼痛的孕妈妈。

4 本来胎位为臀位，经医生做外倒转术转为头位后，可以用托腹带来限制再转为臀位的孕妈妈。

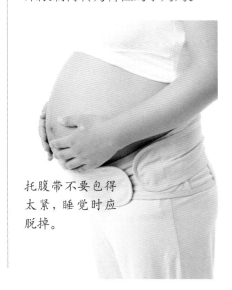

托腹带不要包得太紧，睡觉时应脱掉。

上班族孕妈妈该准备交接工作了

随着预产期越来越近，孕妈妈的肚子越来越大，行动也越来越不方便，上班族孕妈妈应准备工作交接的事宜了。

如果每天的工作至少有 4 小时以上在行走，孕 9 月后宜调动岗位，或离开岗位回家待产。

如果孕妈妈感觉工作疲劳，就偶尔请一天假，休息一下，不宜再做"工作狂"。从事办公室工作的孕妈妈，要时不时换一种姿势，或者站起来走一走。此外，在选择工作餐时，应注意工作餐的营养搭配，即使口味没有自己做得好吃，也要按时吃。

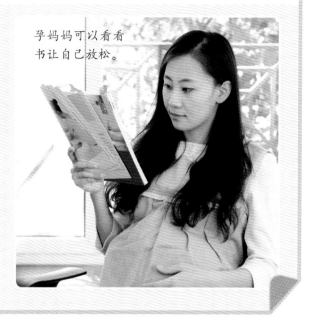

孕妈妈可以看看书让自己放松。

提前讨论好谁来照顾月子

月子期间由谁来照顾孕妈妈，是家里的老人来照顾，还是请月嫂，或者直接去月子中心，孕妈妈要提前和家人商量。

很多产后新妈妈的月子都是由妈妈、婆婆照顾的，其实最完美的组合是在此基础上，再请一位专业月嫂。

月嫂有专业的育儿经验，不仅能很好地照顾宝宝，还能帮助月子里的妈妈合理膳食使身体恢复。在新妈妈胀奶、乳头皲裂、宝宝溢奶等问题上，月嫂也能及时给出解决办法。而妈妈在身边，又比较熟悉女儿的饮食习惯，了解女儿的性格，照顾起来更加方便周到。老公就更不用说了，是任何人都替代不了的角色。他的一句关心可以让新妈妈宽心不少。

产后 6~8 周时间不算短，但对新妈妈日后身体康复和小宝宝的成长关系重大，如果经济条件允许，先提前预定一位专业月嫂吧。

待产包多确认几次

很多医院会提供部分母婴用品，所以，最好事先向准备分娩的医院了解一下，以免重复。

另外，对于孕中期已经准备好的待产包，准爸爸最好在孕晚期抽时间多检查几次，一来保证衣物、物品、证件没有遗漏，二来临产时许多事情都要准爸爸做，为避免到时手忙脚乱，提前熟悉好各种物品的所在位置，能更从容地应对临产的局面。

"分娩准备做得越完善，孕妈妈分娩时越安心。"

一个人别走太远

由于不知道什么时候会在哪儿开始宫缩，因此孕妈妈要避免一个人在外走得太远，最多买买菜或短途散步。如去远处，要将地点、时间等向家人交代清楚，或留个纸条再出去。最重要的就是手机要随身带。

另外，出去时一定要注意避免去人多的地方，在公交站、地铁站等公交、地铁时，尽量往后站，别往前挤，尤其不要站在地铁黄线以内的地方，以免人多挤车挤到孕妈妈，发生危险。

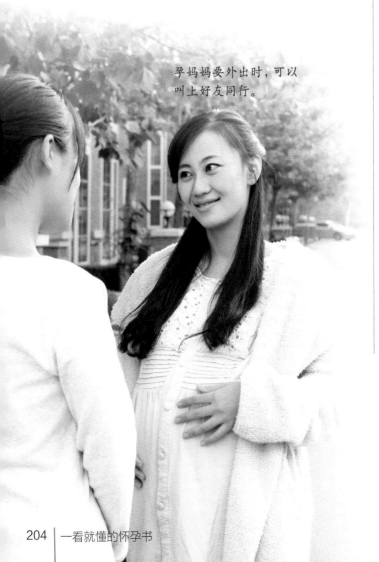

孕妈妈要外出时，可以叫上好友同行。

纠正乳头内陷从现在开始

先天形成的乳头内陷很可能会影响乳汁的顺畅排出，从而影响产后的哺乳，因此要在孕期及时纠正。

孕 36 周开始，孕妈妈可将拇指和食指相对地放在乳头左右两侧，缓缓下压并由乳头向两侧拉开，牵拉乳晕皮肤及皮下组织，使乳头向外突出，重复多次。随后捏住乳头向外牵拉。每天 2 次，每次 5 分钟。或者用一手托住乳房，另一手的拇指和中指、食指抓住乳头转动并向外牵拉，每天 2 次，每次重复 10~20 次。

由于刺激乳头时可能会引起孕妈妈子宫收缩，过早进行纠正的话有可能会引起流产、早产，所以孕妈妈一定要在保证进入孕中晚期之后再进行纠正。

孕晚期不要搭乘飞机

如果孕妈妈必需出行，一定要注意交通工具的选择，如果不算太远最好是私家车，并且走市区道路，沿途的医院最好也提前了解。孕晚期孕妈妈不要坐飞机。航空部门也有相关规定，怀孕达 8 个月但不足 9 个月的孕妈妈，需要在乘机前 72 小时内提供省级以上医疗单位盖章的《诊断证明书》，经航空公司同意后方可购票乘机。

而怀孕超过 9 个月 (36 周) 的孕妈妈，不被接受购票乘机。美国国内航空法也规定孕妈妈从孕 36 周开始不得搭乘飞机。在飞机上没有受过训练的医生和助产士，一旦出现意外情况，很难保证孕妈妈和胎宝宝的安全。

孕9月散步要注意

孕9月孕妈妈散步时要避免身体受到震动，走路时保持正确的姿势，抬头挺胸，挺直后背。散步宜选择空气清新、环境幽静、道路平坦的路线，天气不好时不要外出散步。

遇到台阶、斜坡等地方，最好扶好栏杆再走。散步过程中感到疲劳，要随时停下来休息。散步时间不宜过长，以15~20分钟为宜。如果是孕妈妈一个人散步，不宜走太远。

宝宝衣物需提前清洗

为宝宝准备的衣物即使是新的，也应在给宝宝穿之前清洗一遍。在清洗之前将衣物上的商标剪去，以免伤害宝宝的皮肤。洗涤宝宝衣物时用热水可有效地去除衣物中的有害物质。清洗宝宝衣物时，用肥皂和清水洗去织物中的刺激性成分。洗涤后要多次漂洗，以清除清洗剂的残留物质。

做好母乳喂养的准备

母亲的乳汁是宝宝的最佳食物，所以最好选择母乳喂养宝宝。如果孕妈妈想要母乳喂养宝宝，那么从孕晚期就要开始做母乳喂养的准备了。

在营养均衡的基础上，适当增加优质蛋白质的摄入。孕妈妈可以适当多吃一些富含蛋白质、维生素及矿物质的食物，为产后泌乳做好营养准备。

注意乳房的保养。经常按摩乳房，以疏通乳腺管；按摩乳头，以增加乳头柔韧性。若孕妈妈有扁平乳头、乳头内陷等问题，应在医生指导下进行纠正。

和准爸爸一起学习母乳喂养的知识，为产后正确哺乳做好准备。

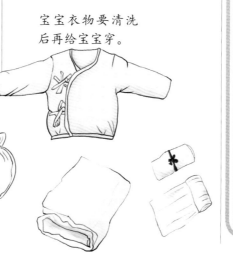

宝宝衣物要清洗后再给宝宝穿。

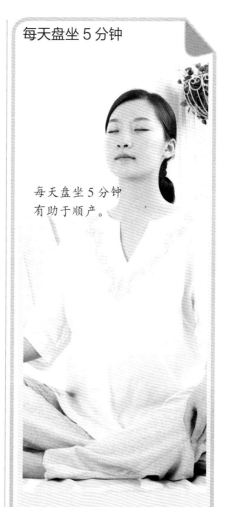

每天盘坐5分钟

每天盘坐5分钟有助于顺产。

在地板或床上，孕妈妈双脚交叉盘坐，盘坐程度以孕妈妈舒适为宜。若不能盘腿，也可以屈腿，两脚掌相对，两膝尽量向两边打开；保持脊椎挺直，双手手掌向下放在两膝上，肩、肘放松；排除脑中的杂念，闭眼，正常呼吸。每天坚持5分钟，可伸展髋关节，增强髋关节肌肉的柔韧性。

饮食营养方案

孕 9 月胎宝宝迅速增长，大脑发育加速，孕妈妈的新陈代谢也达到了高峰，需要储存更多的营养。现在需要更加全面、平衡的营养供应，才能满足孕妈妈和胎宝宝的营养需求。本月除了要补充充足的钙之外，还要加强优质蛋白质的补充，以保证胎宝宝的健康成长。

一表速查本月胎儿所需营养素

这个月胎宝宝已经相当成熟，孕妈妈要开始为分娩做准备了，在营养的摄入上，孕妈妈要根据自己的身体情况，来做有针对性的调节。需要强调的是，胎宝宝在最后两个月能够在体内储存一半的钙，孕妈妈可适当补充一些。

营养素	对发育的作用	常见的食物	每天所需营养量
钙	一方面孕妈妈自身钙的储备增加有利于防止妊娠高血压的发生，另一方面胎宝宝的牙齿、骨骼钙化加速，也要储存一部分钙	含钙丰富的食物种类不少，其中以牛奶及乳制品为佳。各种海产品，如虾、虾皮、海带、紫菜等，以及木耳、大豆及其制品、芝麻酱等含钙量也较高	每天需要摄入 1500 毫克的钙，每天 2 杯牛奶已不能满足所需，孕妈妈需要再吃些豆腐或虾
铁	胎宝宝的肝脏以每天 5 毫克的速度储存铁，直到存储量达到 240 毫克。此时铁摄入不足，宝宝出生后易患缺铁性贫血	动物血、动物肝脏、肉类、海带、蛋黄、紫菜等	每天应摄入 9 毫克
锌	锌可以在分娩时促进子宫收缩，使子宫产生强大的收缩力，将胎宝宝推出子宫。孕妈妈最好在本月就开始适当摄入含锌食物，到分娩时就能动用体内储备的锌了	瘦肉、猪肝、蛋黄、鱼肉等；海产品中尤其是牡蛎的含锌量也很高；植物性食物中花生、芝麻、大豆、核桃等也是锌的可靠来源	每天摄入锌的量为 11.5 毫克，到了孕晚期可增加到 16.5 毫克
维生素 B_1	维生素 B_1 是人体内物质与能量代谢的关键物质，具有调节神经系统生理活动的作用，可以维持食欲和胃肠道的正常蠕动以及促进消化	谷类、豆类、坚果、酵母等，尤其在谷类的表皮部分含量更高，动物内脏、蛋类和绿叶蔬菜中维生素 B_1 的含量也较丰富	摄入量每天为 1.5 毫克，只要平时选择标准米面，定期吃些糙米就可以补充维生素 B_1
铜	孕妈妈体内铜元素水平低就极易导致胎膜变薄，弹性和韧性降低，从而发生胎膜早破	动物肝脏、豆类、海产类、贝壳类、蔬菜、水果等	从孕 7 月到宝宝出生，孕妈妈对铜的需求量约增加 4 倍

孕9月补钙有讲究

孕 9 月孕妈妈的饮食依然遵从食物品种多样化，均衡营养，适当摄入碳水化合物的原则。由于孕晚期胎宝宝增长速度加快，孕妈妈还应持续补钙，但到这个月下旬就不要再格外补充钙质，以免造成胎宝宝骨骼硬化，增加分娩难度。

多吃富含维生素 K 的食物

维生素 K 具有促进血液正常凝固、防治新生儿出血疾病等作用，而孕妈妈体内的维生素 K 营养水平将直接影响胎宝宝出生后维生素 K 的水平。孕晚期，孕妈妈适当补充富含维生素 K 的食物，可预防产后大出血，同时也能预防宝宝出生后因维生素 K 缺乏引起的出血疾病。

绿叶蔬菜、瘦肉、肝脏中含有丰富的维生素 K，孕妈妈可适当多吃一些。

吃健康零食，辅助情绪调节

美国耶鲁大学的心理学家发现，吃零食能够缓解紧张情绪，消减内心冲突。在吃零食时，零食会通过视觉、味觉以及手的触觉等，将一种美好松弛的感受传递到大脑中枢，有利于减轻内心的焦虑和紧张。临近分娩，孕妈妈难免会感到紧张甚至恐惧，可以试着通过吃坚果、饼干等零食来缓解压力。

但是，孕妈妈也不可毫无顾忌地猛吃零食，这样反而会影响正餐的摄入，给胎宝宝发育带来不利影响。孕妈妈可以将零食作为加餐或者在心情不好时适量吃一点。

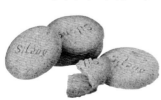 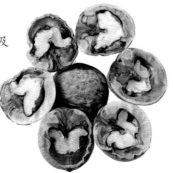

孕妈妈可以适量吃些核桃及全麦饼干来缓解产前压力。

多吃鱼，防早产

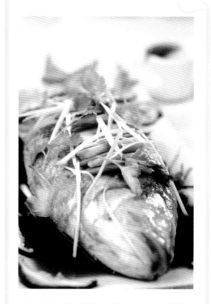

鱼被称为"最佳防早产食物"。研究发现，孕妈妈吃鱼越多怀孕足月的可能性越大，出生时的宝宝也会较一般宝宝更健康、更精神。孕期孕妈妈每周吃一次鱼，早产的可能性仅为 1.9%，而从不吃鱼的孕妈妈早产的可能性为 7.1%。

鱼之所以对孕妈妈有益，是因为它富含一种脂肪酸，有防止早产的功效，也能有效增加宝宝出生时的体重。像鲱鱼、鲥鱼等富含脂肪的鱼，除了对孕妈妈有益处外，还有缓解抑郁、抑制癌细胞生长等作用。

孕晚期喝汤有讲究

孕期补充营养，喝汤是不错的选择，不过，孕妈妈喝汤可是很有讲究的，尤其是在孕晚期。

孕晚期孕妈妈适合喝清淡的易消化的汤品，如青菜肉丝汤、鲫鱼豆腐汤等，汤不仅能滋润孕妈妈的肠胃，还有助于补充营养，为孕妈妈分娩提供助力。不过，孕晚期不宜天天喝浓汤，即脂肪含量很高的汤，如猪蹄汤、鸡汤等，因为过多的高脂食物不仅让孕妈妈身体发胖，也会导致胎宝宝过大，给顺利分娩造成困难。

比较适合孕晚期喝的汤是富含蛋白质、维生素、钙、磷、铁、锌等营养素的清汤，如瘦肉汤、蔬菜汤、蛋花汤、鲜鱼汤等。而且煮汤时间不宜过久，还要保证汤和肉一块吃，这样才能真正摄取到营养。

红薯不宜单吃

红薯营养素丰富，它所含的蛋白质和维生素C、维生素 B_1、维生素 B_2 比苹果高得多，钙、磷、镁、钾含量也很高，尤其是钾的含量，可以说在蔬菜类里排第一位。而且，红薯含有大量的优质膳食纤维，有预防便秘的作用。

孕妈妈可以适当吃红薯，将红薯蒸熟、煮熟后，当零食吃也很好。但红薯不宜做主食单一食用，要以大米、馒头为主，红薯为辅。这样既调剂了口味，又不至于对肠胃产生副作用。若单一食用红薯时，可以吃些炒菜，这样可以减少胃酸，减轻和消除肠胃的不适感。红薯可在胃中产酸，所以胃口不佳及胃酸过多的孕妈妈不宜食用。

孕妈妈不必忌嘴

孕妈妈常会听到老人们忌嘴禁食的说法，如吃冷饮会让宝宝着凉；吃螃蟹会让宝宝多手多脚；吃驴肉会使宝宝将来的性格倔强，有"驴性"等。这些民间流传的说法有些是人们长期生活经验的总结，有些是根据医学而来，但也有部分内容是无稽之谈。孕妈妈别一味相信老人的说法，而是要有科学的判断。

但是，孕妈妈饮食要科学均衡，不要一味地吃些高热量的食物，以免体重增长过快造成分娩困难。

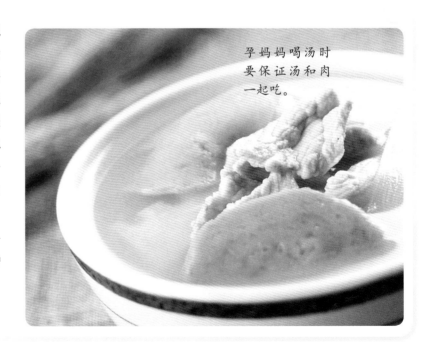

孕妈妈喝汤时要保证汤和肉一起吃。

孕9月明星菜谱

　　随着预产期越来越近，孕妈妈适合吃一些容易消化吸收并能快速补充营养的食物。下面这些明星菜谱营养丰富，口味清淡，而且是根据孕9月孕妈妈和胎宝宝的营养需求进行搭配的，非常合理，孕妈妈赶快尝尝吧。

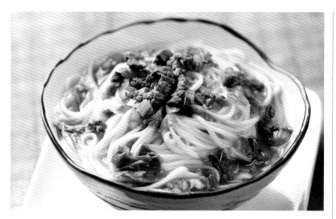

雪菜肉丝汤面

原料 面条150克，猪肉丝100克，雪菜末50克，酱油、盐、葱花、姜末、高汤各适量。

做法 ❶猪肉丝洗净，加酱油拌匀。❷锅中倒油烧热，下葱花、姜末、肉丝煸炒，至肉丝变色，再放入雪菜末翻炒，放入酱油、盐，拌匀盛出。❸煮熟面条，挑入碗内，舀入适量高汤，再把雪菜肉丝覆盖在面条上即成。

营养功效：此汤面富含维生素C、钙、膳食纤维等，不仅能满足胎宝宝生长所需，还可以帮助胎宝宝储存钙质。

木耳红枣汤

原料 猪里脊肉100克，泡发木耳3朵，红枣4颗，料酒、姜片、盐各适量。

做法 ❶先将猪里脊肉洗净切成丝。❷木耳洗净，切丝。❸锅中放水，把肉丝、木耳丝、红枣、姜片一起放入锅中。❹加料酒，用大火烧开再转小火煮20分钟，加盐调味。

营养功效：非常适合此阶段胎宝宝铁质储存的需要，有益于孕妈妈和胎宝宝健康。

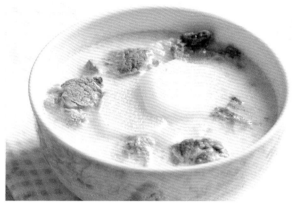

山药奶肉羹

原料 羊瘦肉150克(约半碗)，山药1根，牛奶120毫升、盐、姜片各适量。

做法 ❶羊瘦肉洗净，切片；山药去皮，洗净，切片。❷将羊肉、山药、姜片放入锅内，加入适量清水，小火炖煮至肉烂，出锅前加入牛奶、盐，稍煮即可。

营养功效：此菜有利于本月胎宝宝免疫系统的发育，为出生时和出生后抵抗轻微的感染做准备。

猪肝烩饭

原料 米饭1碗，猪肝、瘦肉片各100克，胡萝卜半根，洋葱半个，蒜末、水淀粉、盐、白糖、酱油、料酒各适量。

做法 ❶将猪肝洗净，切片，与瘦肉一起加入少许酱油、料酒、白糖、盐、水淀粉腌10分钟。❷将洋葱、胡萝卜洗干净，均切成片后用开水焯熟。❸锅置火上放油，下蒜末煸香，放入猪肝、瘦肉略炒，依次放入洋葱、胡萝卜和盐、酱油，放水加热，加水淀粉，淋在米饭上即可。

营养功效：能帮助胎宝宝在体内贮存铁等营养素。

常见不适，专家来支招

到了孕晚期，有些孕妈妈可能在站起来、睡觉翻身时大腿根的骨头会疼，有时还感觉大腿内侧酸痛。其实，在孕晚期出现这些疼痛和不适，是很正常的现象，不用特别担心。但及早了解一些缓解不适的方法，会令孕妈妈过得舒服一些。

产检发现羊水过少怎么办

羊水过少是指羊水量明显缺乏，低于正常水平。在孕早期、孕中期羊水含量较为稳定，孕晚期个体差异很大，羊水多少也因人而异。但是如果足月时羊水量少于300毫升则为羊水过少。若羊水过少，要做一个详细的 B 超检查，如发现胎宝宝发育没有异常，可加强监护，适时终止妊娠；伴有胎心率异常的应选择剖宫产。

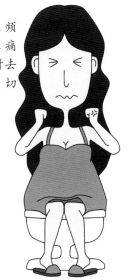

孕妈妈尿频并伴有尿痛时，要及时去医院检查，切不可拖延。

怎么缓解耻骨痛

孕晚期，尤其临近分娩，孕妈妈常会感到耻骨痛，有的孕妈妈甚至走路都费劲儿，这是因为孕激素分泌，骨盆关节的韧带松弛，使耻骨联合之间的缝隙变宽，以便胎头通过造成的，这属于正常现象。这种疼痛多数会随着分娩后妈妈身体的恢复而消失。但孕妈妈可以用下面这些方法缓解疼痛：

1 睡觉时放置枕头于两腿间。

2 在床上移动脚和臀部时，尽量平行、缓慢地移动。

3 站立时两腿要对称性地站着，避免跨坐。

4 坐着时背后放置腰枕，可以让准爸爸给按摩下后背。

不过，如果孕妈妈耻骨疼痛难忍，坐、立或卧床都感到困难，走路都迈不开腿，则属于异常情况，应早到医院进行检查，以诊断原因。

泌尿系统感染要多饮水

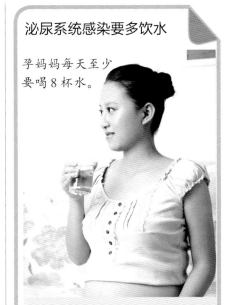

孕妈妈每天至少要喝 8 杯水。

孕妈妈突然发生尿急、尿频、尿痛、腰痛，伴有寒战、高热、尿蛋白细胞增多，则可诊断为急性肾盂肾炎。如只有尿急、尿频、尿痛、尿中白细胞增多，则有可能是膀胱炎。

选择药物治疗既要考虑对尿路感染的有效控制，又要注意胎宝宝的安全。要多饮水，使每天尿量达 2000 毫升以上，轮流侧卧以交替促进输尿管引流。

漏尿尴尬巧缓解

一些孕妈妈在咳嗽、打喷嚏、大笑、走路急或跑步时，会出现漏尿的现象。这是因为在咳嗽、打喷嚏时，横隔膜会收缩，进而挤到腹腔，子宫就会压迫膀胱，出现漏尿现象。

漏尿现象会在生完宝宝之后消失。不过经常出现漏尿的现象还是挺尴尬的，为了解决漏尿的尴尬，孕妈妈可以进行盆底肌肉练习。

怀孕期间，加强孕妈妈的盆底肌肉力量，对缓解孕妈妈骨盆疼痛及帮助顺利分娩都很重要。首先站在一扇打开的门前，一手放在一个门把手上，双脚呈外八字形站立；然后直立下蹲，膝盖大幅弯曲，保持舒服的蹲姿，要保证双脚站稳，用大腿、臀部和手臂的力量帮助自己站立起来。

如果孕妈妈做此动作时体会不到骨盆底部肌肉锻炼的感觉，也可以尝试在排尿时随意停止 4~5 次，这样也能锻炼骨盆底部的肌肉，同时还能锻炼会阴。掌握了如何锻炼之后，孕妈妈可以在家每天练习 3~4 次，每次收缩与放松 10 次左右，待熟练之后，可慢慢延长，增加到 50 次左右。此外，孕妈妈注意每次排尿要排干净，或者在包里备好护垫，也能解决漏尿的尴尬，但护垫要一两个小时更换一次，防止细菌滋生。

胎膜早破怎么办

如果孕妈妈尚未到临产期，从阴道突然流出无色无味的水样液体，为胎膜早破。胎膜早破可刺激子宫，引发早产，并会导致宫内感染和脐带脱垂，甚至可能发生意外。孕妈妈一旦发现有水样液体流出，一定要及时就医。

另外，发生胎膜早破的孕妈妈要将臀部垫高，保持头低臀高位，以防脐带脱垂。

"别忽略自己的身体不适，多咨询医生，保证能顺利生下健康宝宝。"

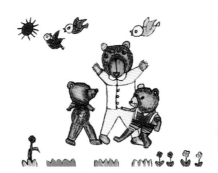

出现这些情况要提前入院

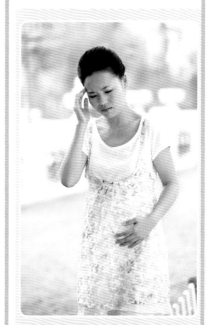

❤孕妈妈患有内科疾病如心脏病、肺结核、高血压、重度贫血等。

❤经医生确诊为骨盆及软产道明显异常，不能经阴道分娩者。

❤中度、重度妊娠高血压综合征，或突然出现头痛、眼花、恶心呕吐、胸闷或抽搐者。

❤胎位不正，如臀位、横位以及多胎妊娠者。

孕9月体重管理小帮手

孕9月，孕妈妈的体重增长变得越来越快，所以此时体重管理更宜谨慎。本月胎宝宝生长速度大大提高，需要充足的营养素补充，孕妈妈怎么知道摄入的营养到底是长到胎宝宝身上了，还是孕妈妈身上呢？

你的胎宝宝有多重

在整个孕期，孕妈妈的体重增加，并不能看出哪部分是落在胎宝宝身上，哪部分长在了孕妈妈身上，要是能计算出胎宝宝的重量就好了。别着急，拿着B超单，就能轻松计算出胎宝宝的体重了。

妇产科医生判断胎宝宝大小时，往往要根据孕妈妈腹壁的厚度、羊水的多少、胎头是否入盆、子宫的高度、子宫的位置是靠前还是靠后等多种因素综合判断胎宝宝的大小。将这些因素综合起来，就形成胎宝宝体重计算公式：

> 胎宝宝体重（克）：$900 \times$ 双顶径（厘米）-5200

此公式的误差在 ±15% 之内，孕妈妈可以根据此公式来计算下胎宝宝的体重，然后就可以知道长在自己身上的体重有多少了。

新生儿的体重在 3000~3500 克之间是最好的，低于 2500 克或高于 4000 克都有不利影响。

计算孕期体重有方法

孕妈妈称体重时，应有一个固定的体重秤，不能今天用这个秤，下周又用那个秤，没有参考的标准。

建议孕妈妈买一个精确到克的体重秤，每周固定某一天、晚饭前、排便后，大约以相同的着装进行测量，可以比较准确地反映每周体重增长的情况。

孕妈妈可以根据每天体重的变化，来调节饮食。增长过多，就要减少碳水化合物、脂肪以及水果和零食的摄入；增长不足，就要增加蛋白质、蔬菜水果以及脂肪和糖的摄入。

孕9月每天饮食建议量

根据孕妈妈的营养需求及身体特点，营养专家提供了每天饮食建议量，孕妈妈可参考一下：

主食	3 碗
鱼或肉	150 克
鸡蛋	1 个，或者鹌鹑蛋 4 个
牛奶	2 杯，每杯 250 毫升
绿色蔬菜	2 份，每份 100 克
其他蔬菜	2 份，每份 100 克
水果	3 份，每份 80~100 克，其中有 1 份为柑橘类
动物肝脏	每周 1 份，30~50 克
油脂	3~4 匙，包括菜肴中的油脂

健康腰部运动，保持全身活力

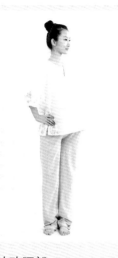

转动腰部

站立，双手叉腰，左右扭动腰部，并带动臀部活动。

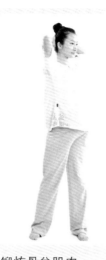

锻炼骨盆肌肉

孕妈妈站立，双腿略宽于肩。双手抱头，向左转 90°，身体跟着向左转，再向右转头、转身。

这套运动有利于活动骨盆，锻炼腰背部肌肉，可每天做 10 次。保持骨盆的灵活性，不仅有利于孕妈妈顺利分娩，还有助于分娩后的瘦身，重获性感的腰部曲线。

孕妈妈做此动作时，可以配合有氧运动呼吸法呼吸：身体舒展时慢慢吸气，肌肉开始紧张时憋气，再次放松后慢慢呼气。即使是如这套体操般舒缓的运动，孕妈妈也要先活动活动手腕、脚腕，伸伸胳膊和腿，做一下运动准备，让身体适应一下。

超重或肥胖的孕妈妈这样做

孕妈妈体重增长是正常的，但如果孕妈妈孕前或者在孕早期进行 BMI 计算，发现已经超重或肥胖，那么在孕期限制体重增长，甚至控制体重不增加，对孕妈妈更有利。

不过，超重或肥胖的孕妈妈可以适当调整饮食，减少热量摄入，但不能像孕前减肥一样严格控制饮食。每天称下体重，及时调整饮食，并适当运动，也能做个健康孕妈妈。

正常活动有利于控制体重

怀孕是一种正常的生理现象，孕妈妈不要因怀孕而中断活动和所从事的工作，只要不是不利于胎宝宝和孕妈妈健康的都可以照旧。运动尤其是有氧运动，只要在医生的指导下，既可预防肥胖又有利于母子健康。

即使到了孕 9 月，孕妈妈也宜尽量保持正常的生活，该活动时活动，有运动习惯的孕妈妈还可以继续，这对胎宝宝发育和孕妈妈控制体重非常有利。

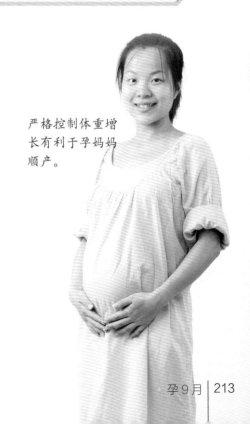

严格控制体重增长有利于孕妈妈顺产。

进入孕 9 月，越临近预产期，孕妈妈越要注意安全。

宝宝出生在即，此时孕妈妈最需要的就是耐心，同时在生活、身体健康等方面也要多加小心，不要心急，安心地等待宝宝的降临吧。

孕 9 月，即使孕妈妈的动作很笨重了，也别忘记继续运动，散步、舒缓的孕晚期瑜伽都是孕妈妈的好选择。 每天定时运动不仅能让孕妈妈心情好，还有助于分娩。

此时胎宝宝已成熟，随时都可能出生，因此孕妈妈外出时最好有准爸爸或家人陪伴。 孕妈妈也不宜走得太远，最多买买菜、短途散步。一旦身体有不适，可以及时回家做好准备。

此时孕妈妈不宜久站。 如果需要较长时间站立，两只脚最好前后交错，每隔几分钟就要改变一下两条腿的前后位置，原则是把身体重心放在伸出的前腿上，这样可以最大限度地减轻长久站立时的疲劳。

这时孕妈妈的肚腹越来越大了，行走时一定要注意不要急，一步一步地踩实以后再走。 由于这时隆起的肚子会遮住视线，孕妈妈下楼梯时不容易看清，切记踩稳当了再迈步，如果有扶手，一定要扶着行走，以免身体摔倒。

随着腹部一天天大起来，孕妈妈时常会感到身体疲惫，应注意多休息。 想睡的时候就小睡一会儿，但白天别睡得太多，以免晚上睡不着。

9

备忘录

进入孕 9 月，产检的次数增加了，孕妈妈千万别忘记产检的日子啊，在日历上把产检的日子做一个标记，或者记在这里吧。

不能忘的产检日期：_____

在这个月会有很多监测胎宝宝健康的检查项目，如羊水、胎动、胎心等，如果发现某项检查结果异常，孕妈妈先别着急，听从医生的建议，增加产检的次数，时刻监测胎宝宝的健康就可以啦。孕妈妈也可以将这段经历写下来，也是一段奇妙的旅程。

_____

这个月胎宝宝都需要哪些营养呢？孕妈妈又补充了哪些？做一个记录吧。

_____

从孕 1 月到孕 9 月，孕妈妈每个月的体重都增长多少，记录下来做个对比吧！

孕 1 月体重：_____ 孕 6 月体重：_____

孕 2 月体重：_____ 孕 7 月体重：_____

孕 3 月体重：_____ 孕 8 月体重：_____

孕 4 月体重：_____ 孕 9 月体重：_____

孕 5 月体重：_____

值得记录的 幸福时刻

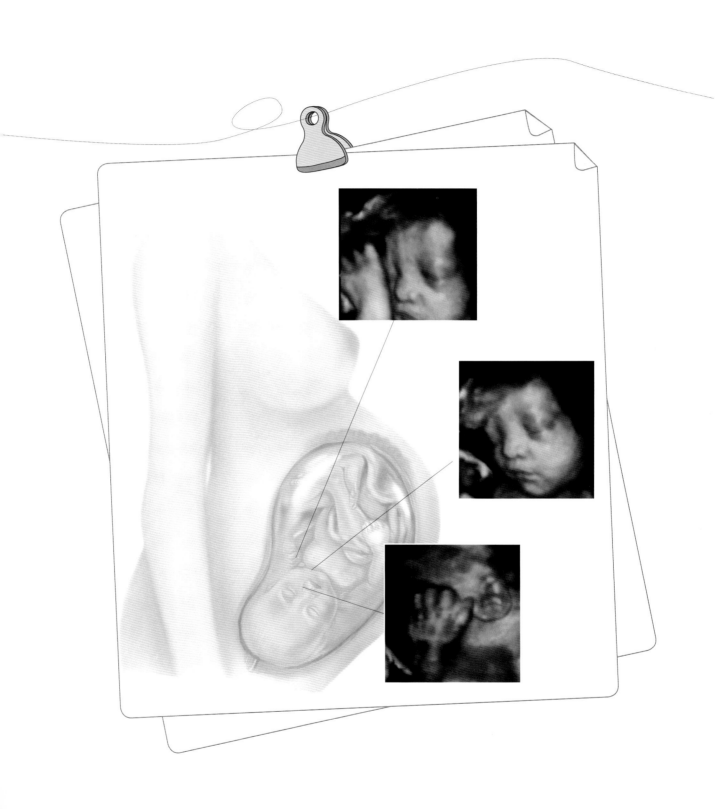

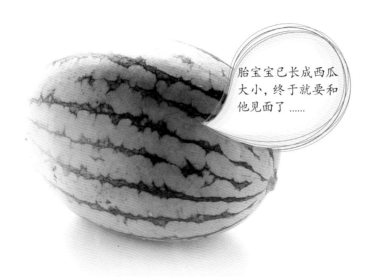

胎宝宝已长成西瓜大小，终于就要和他见面了……

孕 10 月

孕 10 月终于来了，孕妈妈准备好与宝宝见面了吗？本月他可是随时都有可能来到这个世界哦！从现在开始，孕妈妈真正进入怀孕的最后阶段了，每过 1 小时，胎宝宝就为出生做了更充足的准备。孕妈妈不要心急，静静等待与宝宝见面的时刻吧。

一图读懂你和宝宝变化

现在的胎宝宝已经足月，随时可以出生了。此时胎宝宝身长近50厘米，体重也达到了新生儿的体重标准，大小看起来就像个大西瓜了。胎宝宝已经具备了很多反射能力，完全可以适应子宫外的生活了，他的皮肤变得红润，体形也丰满了，指（趾）甲已经超过指（趾）端，额部的发际清晰，头发长两三厘米，骨骼结实，头盖骨变硬，胎头开始或者已经进入孕妈妈的骨盆入口或骨盆中。

到本月，胎宝宝的胎动次数更少了。因为胎宝宝本身占据了子宫里的大部分空间，其运动受到限制，但仍然有明显而有力的胎动。但如果胎动过于频繁，最好到医院检查一下，防止胎宝宝出现缺氧的情况。

孕妈妈的体重已经达到高峰，孕40周时子宫底的高度为30~34厘米。因为胎宝宝位置下降，孕妈妈会感觉胸部下方和上腹围轻松起来，胃和心脏的压迫感也减轻。别担心，马上就要结束这段历程了。

孕妈妈要注意

孕妈妈现在做什么事都感到很费力。孕妈妈再坚持坚持，这样的日子马上就会结束。

☞ 尿频更加严重，孕妈妈宁可多跑几次卫生间，也不要憋尿。

☞ 多吃新鲜的蔬菜，增加膳食纤维摄入，以缓解更加严重的便秘。

☞ 下肢的水肿更严重，准爸爸要经常帮孕妈妈按摩。

☞ 这个月会经常发生假宫缩，孕妈妈要注意辨别，避免慌乱。

☞ 注意坚持孕期运动，为顺利分娩做好准备。

孕妈妈情绪变化

经过漫长的孕期，小宝宝随时都会到来，孕妈妈会变得很紧张。有些孕妈妈入院后较长时间不临产，会有一种紧迫感，尤其看到后入院者已经分娩，自己会更紧张。所以，孕妈妈应稳定情绪，保持心绪的平和，安心等待分娩时刻的到来。

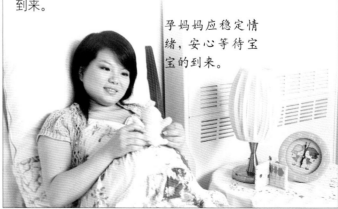

孕妈妈应稳定情绪，安心等待宝宝的到来。

胎头入盆了

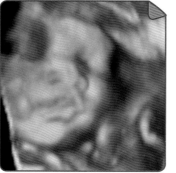

胎宝宝已经做好随时出生的准备，胎头开始或者已经入盆，但是身体还在继续发育。

🌱 体内的脂肪持续增加。

🌱 头发也已经长得又长又密了。

🌱 身上的胎脂逐渐脱落，胎宝宝皮肤变得更加光滑。

🌱 肺部虽已发育成熟，但还没有开始真正的呼吸。

🌱 由于子宫内的空间对胎宝宝来说已经变小，胎宝宝很少做大幅度的运动了。

—— 宝宝出生后，脐带的使命就完成了

随时准备出生了

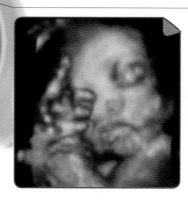

到此时，胎宝宝已经完全是个新生儿的模样了，他会安静地等待出生的时机。

🌱 已经完全发育好了，四肢更加有力。

🌱 体重可能会达到 3.3~4 千克，其中脂肪占体重的 15%。

🌱 已经具备了 70 多种不同的反射能力。

🌱 身上覆盖的绒毛和滑腻的胎脂逐渐脱落。

🌱 胎宝宝继续练习吞咽能力，脱落的胎脂可能被他吞进肚子里，变成黑色的胎便，在他出生后排出体外。

本月常见不适

怀胎十月，孕妈妈就要和宝宝见面了。临近分娩，孕妈妈可能会出现见红、破水、阴道流血等症状，此时就要高度重视，根据情况决定是否马上去医院。

明明白白做产检

孕妈妈在怀孕的最后这个月应每周去医院检查一次，以便在第一时间了解胎宝宝的变化，据此推测分娩日期。另外，在哪个医院分娩也要在预产期来临前就做好决定。这时孕妈妈身体越发显得笨重，随时可能分娩，产检时最好有家人陪伴。

孕 10 月产检项目

临近预产期，除了常规检查之外，最重要的就是胎心监护，以及有关分娩的一些检查。

产检项目	检查内容和目的	标准值
羊膜镜检查	判断胎儿安危的检查，主要用于高危妊娠以及出现胎儿窘迫征象或胎盘功能减退的检查	正常：羊水清亮，无色透明，可透见胎先露及胎发在羊水中呈束状微动，并可见白色光亮的胎脂片
胎心监护	推测宫内胎儿有无缺氧	胎儿正常的心率是 120~160 次 / 分钟
胎位检查	确定孕妈妈是自然分娩还是手术助产	头下臀上，下颌向内收的胎位为正胎位，最适合自然分娩
胎儿成熟度检查	一般临床采用测量子宫底高度和腹围，按公式计算胎儿体重、估计羊水来推测胎龄	胎头双顶径 ≥ 8.5 厘米，孕周在 36 周以上，体重 2500 克左右，可作为胎儿成熟度的指标
手摸宫缩	宫缩的频度和强度是指导医生进行相应处理的依据	通常临产时，宫缩至少为五六分钟 1 次，每次持续时间不少于 30 秒
B 超检查	本次 B 超将为确定生产方式提供可靠依据	——
测量宫高、腹围	本月测量宫高和腹围可判断胎儿是否成熟	宫高正常值：32（30~34）厘米；腹围正常值：94（89~100）厘米

注：以上产检项目和标准值可作为孕妈妈产检参考，具体产检项目以各地医院及医生提供的建议为准。

专家详解你的产检报告

☛ **胎心监护报告**

胎心监护仪上主要有两条线，上面一条是胎心率，下面一条表示宫内压力。

胎心率表现为一条波形曲线，出现胎动时心率会上升，出现一个向上突起的曲线。

正常情况下，波动在 120~160 次 / 分钟。

胎动计数大于 30 次 /12 小时为正常，胎动计数小于 10 次 /12 小时提示胎儿缺氧。

宫内压力在宫缩时会增高，随后会保持 20 毫米汞柱左右。

一次测量中胎心过快或过慢并不代表有问题，医生会根据一段胎心监护的图纸进行评分，8~10 分为正常，7 分以下为异常。

☛ **胎盘成熟度报告**

胎盘成熟度级别为 0 ~ Ⅲ 级，共 4 级。

孕早期、孕中期胎盘成熟度都为 0 级；孕 30 周胎盘成熟度进入 Ⅰ 级；孕 36 周后胎盘成熟度进入 Ⅱ 级，意味着胎盘比较成熟；孕 38 周，胎盘成熟度进入 Ⅲ 级，标志着胎盘成熟或趋于老化。

需要注意，胎盘成熟度与孕周的关系只是相对的，并没有绝对的界限。胎盘成熟度与胎盘功能紧密相连，并不是越成熟越好，与孕期相适应的胎盘成熟度最好。若出现胎盘早熟的情况，应与医生一起密切关注胎宝宝在子宫内的情况，有异常及时采取措施。

一次过产检，专家来帮忙

☛ **一次通过胎心监护**

很多孕妈妈做胎心监护时都不是一次通过的，但大多数时候胎宝宝并没有异常，只是睡着了而已。所以，孕妈妈在做检查前就要把胎宝宝叫醒。

孕妈妈可以轻轻摇晃你的腹部或者抚摸腹部，把胎宝宝唤醒；也可以在检查前的 30 分钟内吃些巧克力、小蛋糕等甜食，这样宝宝会容易动一动。在检查时，孕妈妈最好选择一个舒服的姿势进行监护，避免平卧位。

如果胎心监护结果不是非常满意，那么监护会持续做下去，做 40 分钟或者 1 小时是非常有可能的，孕妈妈不要太过着急。

另外，做胎心监护的孕妈妈不要一到医院就吃巧克力等甜食，要等到前面还有一两个孕妈妈就轮到自己的时候再吃。

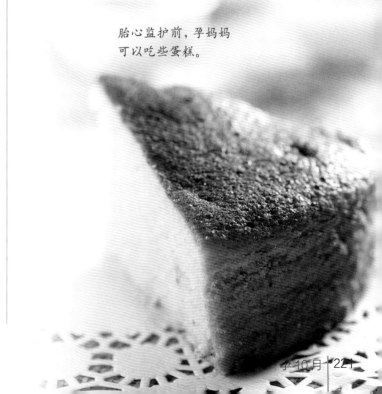

胎心监护前，孕妈妈可以吃些蛋糕。

本月特别关注：迎接宝宝的到来

本月随着宝宝的一声啼哭，孕妈准爸就会升级为真正的爸爸妈妈，面对着这个柔软、娇嫩的小人儿，新手爸妈更多的是无所适从，不知道该怎么去照顾小宝宝。那么，就提前了解下新生儿的知识吧。

做好迎接宝宝的准备

经过十月怀胎，宝宝终于要降临了！在欣喜之余，孕妈准爸有没有做好迎接宝宝出生的充分准备呢？

1 物质准备。大多数孕妈准爸在怀孕期间就开始为宝宝的到来做准备，但在细节和内容上可能未必那么周全，孕妈准爸可以列一份衣、食、住、浴等完整的清单，一项项购买。

2 早学习，做好心理准备。熟悉的二人世界将会变成三人世界，这种转变需要提前做好心理准备。

3 学习有关育儿的知识，宝宝的出生对于新手爸妈来说，不仅仅是家里多了一个人，该如何养育宝宝，都需要新手爸妈去学习和面对。在宝宝出生前，多阅读相关的书籍和文章，将有利于新手爸妈做好充分的心理准备，以免日后遇到问题时手足无措。

学会新生儿主要指标测量方法

宝宝出生了，他的身高、体重每天都是变化的，新手爸妈要了解宝宝的成长，学会测量宝宝身高、体重的方法。

测量部位	测量方法	出生时标准	满月时标准
身高	需两人一起进行，一人用手固定好宝宝膝关节、髋关节和头部，另一人用软皮尺测量新生儿头顶到足跟部之间的长度	男宝宝 48.2~52.8 厘米 女宝宝 47.7~52.0 厘米	男宝宝 52.1~57 厘米 女宝宝 51.2~55.8 厘米
体重	新妈妈先称下自己的体重，再抱着宝宝称一下	男宝宝 2.5~4.0 千克 女宝宝 2.4~3.8 千克	男宝宝 3.6~5.0 千克 女宝宝 3.4~4.5 千克
头围	用软皮尺从眉弓开始绕过两耳上缘和枕后，回到起始点	男宝宝 31.8~36.3 厘米 女宝宝 30.9~36.1 厘米	男宝宝 35.4~40.2 厘米 女宝宝 34.7~39.5 厘米
腹围	用软皮尺经宝宝肚脐，平行绕一周	腹围正常伸缩的范围很大，没有固定的标准，新手爸妈可以做个记录	看一看比出生时长大了多少
胸围	用软皮尺经宝宝乳头，平行绕一周	男宝宝 29.3~35.3 厘米 女宝宝 29.4~35.0 厘米	男宝宝 33.7~40.9 厘米 女宝宝 32.9~40.1 厘米

别慌乱，新生儿特有现象早知道

初为父母在获得巨大幸福的同时，也经常会被宝宝出现的"特殊情况"弄得措手不及。其实，新生儿出现的很多"特殊情况"都只是新生儿时期特有的一些现象。了解新生儿特有的生理现象，能让新手爸妈做到处乱不惊，心中有数。

新生儿在出生2~5天的时候，都会出现暂时性体温升高、生理性体重下降的情况，这是宝宝出生后，体内水分流失导致的。只要宝宝不哭闹，能正常饮食就好。

宝宝大便是黑色或绿色的。宝宝出生后最初几天的大便几乎都是黑色或绿色的，医学上称之为"胎便"，是正常现象。一般在出生后两三天内排完。

假月经。有些女宝宝在出生后5~7天内，会从阴道流出少量血液，出现"假月经"现象。这是由于孕妈妈在孕后期体内雌激素分泌过多，进入宝宝体内造成的，一般不需要处理。

新生儿肢体抖动。新生儿有时会出现下颌或肢体抖动的现象，这是由于新生儿神经发育尚未完善，受到刺激产生的泛化反应，是新生儿的一种无意识动作，新手爸妈不必紧张。

辨宝宝哭声，知宝宝意

对新生儿来说，哭是他与爸爸妈妈沟通的唯一方式，提前了解宝宝的哭声表达的意思，有助于新手爸妈更好地照顾宝宝。

哭声	含义
哭声规律，短而有力，渐渐变得急促	意味着宝宝饿了
临睡前或快醒时哼哼唧唧地哭，哭声不大，有规律	意味着宝宝困了，爸爸妈妈可以拍拍他，或轻柔地唱一首摇篮曲，就可以止住哭声
边哭边张开双臂	说明宝宝想要妈妈抱了，此时亲人抱起他，和他说说话，哭声渐止
哭声抑扬顿挫，不刺耳，声音响亮，节奏感强，常常无泪液流出	这表示宝宝只是想哭了，新手爸妈可以将手放在宝宝腹部和他说说话
大声啼哭，并挥动小腿	可能是尿了或便便了，新手爸妈应及时给他更换尿布
哭声低沉，有节奏，哭时肢体少动，小手发凉	表明宝宝觉得冷了，要为宝宝盖好小被子
哭声大，四肢舞动，颈部多汗，抱到凉爽处哭声停止	表明宝宝觉得热了
先哼唧两声，停顿一会儿后，再哼唧两声，如没人回应就大哭，但无泪	表示宝宝想要交流或和人玩了，此时亲人到他身边，和他说话，或者抱起他，就会停止哭
宝宝哭声持续不断，有眼泪，听着感觉非常委屈	表明宝宝觉得身体不舒服了，新手爸妈宜仔细观察，查找原因

孕期生活无小事

即将临产，孕妈妈乃至全家人的心里都会有些紧张、期待、激动……在这种情况下，可能会忽视一些细节。这就需要全家总动员，迎接随时可能来临的分娩。

选择最适合自己的分娩方式

分娩方式有自然分娩、剖宫产、无痛分娩三种方式，其中自然分娩是对宝宝和妈妈最适合、最好的一种生产方式。但有的孕妈妈因身体原因不适合自然分娩，选择剖宫产分娩也是非常安全的。

分娩方式	优势	备注
自然分娩	新妈妈恢复快，一般 3~5 天就可以出院，而且生产完就可以母乳喂养；经自然分娩出生的宝宝，肺功能得到很好的锻炼，其神经系统、感觉系统发育较好	孕妈妈患有严重疾病、胎位有问题、胎儿宫内缺氧、脐带多层绕颈等情况，不适合自然分娩
剖宫产分娩	当孕妈妈和胎宝宝出现危险，又无法自然分娩时，剖宫产分娩方式可以快速解救妈妈和宝宝	新妈妈恢复较慢，宝宝在呼吸系统、免疫力方面可能比自然分娩的宝宝稍差一些，但不会影响健康，不过能自然分娩的孕妈妈最好自然分娩
无痛分娩	分娩镇痛可最大程度地减轻疼痛。进行中，产妇可根据情况自行按钮给药，基本感觉不到疼痛，是镇痛效果最好的一种	无痛分娩是非常安全的，不会影响妈妈和宝宝的健康，但进行过程中产妇也要用力。但对麻醉药过敏的孕妈妈不适合无痛分娩

直立扩胸运动促使胎宝宝入盆

如果到了预产期还没有动静，孕妈妈要加强运动。直立扩胸运动能促使胎宝宝入盆，还能锻炼盆底肌肉，增加产力。不过，一定要让准爸爸陪在身边，以免发生意外。

练习方法：两脚站立，与肩同宽，身体直立，两臂沿身侧提至胸前平举，挺胸，双臂后展，坚持30秒。做这一动作时注意扩胸时呼气，收臂时吸气。

准备适量巧克力

孕妈妈进入待产室后，吃东西就不方便了，但分娩时需要大量的能量，这些能量必需在产程中加以进补，分娩才能顺利进行。而补充能量的最好方式就是吃巧克力。

巧克力中含有丰富的碳水化合物和糖，还有微量元素，能够很快被孕妈妈吸收，而且巧克力取食方便，也易携带。孕妈妈提前准备适量巧克力，能让自己在分娩时补充体力。

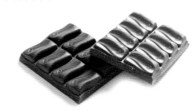

做一做促顺产运动

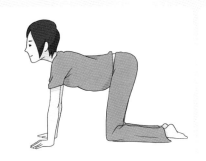

摇摆骨盆

跪在床上或垫子上，用双臂支撑，头部、背部和臀部尽量保持在一条直线上，上下轻轻摇摆骨盆，可加强腰部肌肉力量。

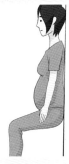

倚墙滑动

背部靠墙站立，两脚分开，与肩同宽，靠着墙慢慢上下滑动身体，有助于打开骨盆。

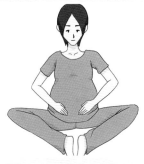

盘腿坐

两脚脚掌相对，双手轻按腹部或膝盖，可拉伸大腿与骨盆肌肉。

越临近分娩，越要坚持运动，这对孕妈妈顺利分娩是非常有利的。不过，运动也因人而异，在运动过程中，如果孕妈妈觉得不适，最好立即停止运动。在运动的过程中，孕妈妈还可以配合呼吸，深深吸气，使肺部完全被气体充满，然后将气息慢慢从口中呼出，让气流带着紧张情绪流出体外。反复这样的深呼吸，胎宝宝和自己的压力都可以得到不断释放。

远离夸张的分娩信息

孕期在学习孕产知识时，尽量避免看那些过于夸张的分娩画面和节目，尽量避免点击具有明显"噱头"形式的分娩视频；也请告诉周围的亲朋，不要讲那些负面的消息和故事。

其实，分娩是每个女性天生就具有的能力，是女性成长过程中一件很自然的事，孕妈妈抱着"船到桥头自然直"的想法就可以，身体的本能会带领孕妈妈度过这段时期。

临产前要注意休息

分娩前，孕妈妈生活起居一定要规律，要放松心情，吃好休息好，养精蓄锐，从容地等待分娩。保持精力，避免疲倦劳累，这是保证孕妈妈顺利生产的重要条件。孕妈妈要努力让精神和身体处于最佳状态，以利于顺利生产。

"放松心情，吃好休息好，耐心等待分娩那刻的来临。"

产前宜少看电视

　　孕妈妈临产前两周终于进入产假程序，有了更多的自由时间可供支配。很多孕妈妈休假后，一时不知该如何消磨时间，而看电视剧往往成为很多孕妈妈的选择。

　　事实上，这种做法对孕妈妈和胎宝宝都是不利的。孕晚期孕妈妈本身就更容易疲劳，而过度用眼会增加这种疲劳感。此外，孕期激素水平异常，孕妈妈情绪容易出现波动，而长时间看电视使孕妈妈更容易因剧情而产生情绪波动，也不利于健康。而且，总是坐在电脑前或电视机前，不运动，也会增加孕妈妈分娩时的困难。

保持情绪平和

　　分娩前要保持心情平静，避免过度紧张。分娩本身就会消耗身体巨大的能量，如果孕妈妈心情紧张，可能会使得身体能量消耗得更快。

　　在分娩前一段时间多进行自我暗示练习，告诉自己痛苦是为了让宝宝更聪明。因为产痛能使孕妈妈脑中产生脑啡肽，这种物质对胎宝宝智力发育非常有益。这样的自我暗示也会减少孕妈妈对分娩的畏惧心理。

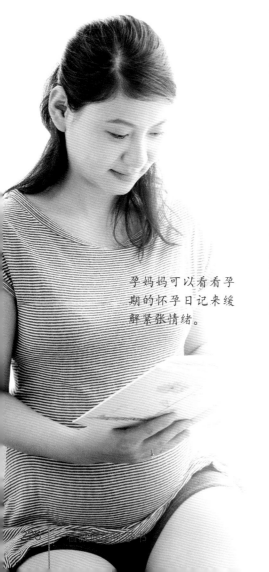

孕妈妈可以看看孕期的怀孕日记来缓解紧张情绪。

宜掌握好去医院的时间

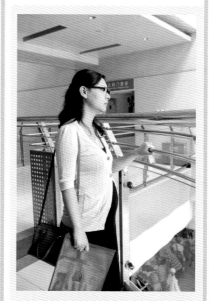

　　孕妈妈过早入院待产，会加重自己的心理负担。其实，只要提前选好分娩医院和去医院的路线，并且保证孕妈妈身边总有人陪伴或家人始终能与孕妈妈保持联络，等有了见红等临产征兆再去医院，也完全来得及。

　　当出现规律的子宫收缩，每隔10~15分钟1次，每次持续几十秒钟，即使卧床休息宫缩也不消失，而且间隔时间逐渐缩短，持续时间渐渐延长，收缩的强度不断增强，这时就可以去医院了。

提前考虑好去医院的路线

孕晚期在确定分娩医院后，准爸爸和孕妈妈就宜开始安排好去医院的路线。因为孕妈妈和准爸爸不知道胎宝宝具体会在哪个时间"出来"，孕妈妈在孕10月的每一天，甚至每个时刻都可能出现临产征兆。

如果孕妈准爸能在宝宝出生前，考察好去医院的最佳路线，提前做好准备，就不会被突然出现的临产征兆弄得措手不及。孕妈准爸在选择去医院的最佳路线时，要考虑到高峰时的交通状况，最好避免走易出现交通拥堵的路段。

这些孕妈妈需提前入院

孕妈妈不宜过早入院，但如果发现有以下情况，孕妈妈应听从医生的建议，提前入院，以待分娩。

1 孕妈妈有妊娠高血压、重度贫血，以及其他疾病，应提前住院，由医生周密监护，及时掌握病情，进行处理。

2 不适合自然分娩的孕妈妈，与医生协商，以确定分娩的日期。

3 有胎位不正，如臀位、横位，以及多胎妊娠的情况，需提前入院，做好剖宫产分娩的准备。

4 经产妇且有急产史者，应提前入院，以防再次出现急产。

5 前置胎盘、过期妊娠者，应提前入院待产，加强监护。

总之，在孕10月的产检中，孕妈妈要及时与医生沟通，医生会根据孕妈妈的情况决定其入院时间，孕妈妈积极配合医生即可。

正确分辨真假临产

许多没生产过的孕妈妈都不太了解真假临产的区别，一有宫缩迹象就以为要生了，结果一到医院才知道是假临产。一般而言，孕晚期经常出现假临产，特点是自觉轻微腰酸，伴有不规则腹坠，而且持续时间较短，往往少于半分钟，程度不重而且并不逐渐加强，这些症状多在夜间出现，而清晨又消失，不伴有子宫颈管长度的改变，也不伴有子宫口的扩张，常被称为假临产。

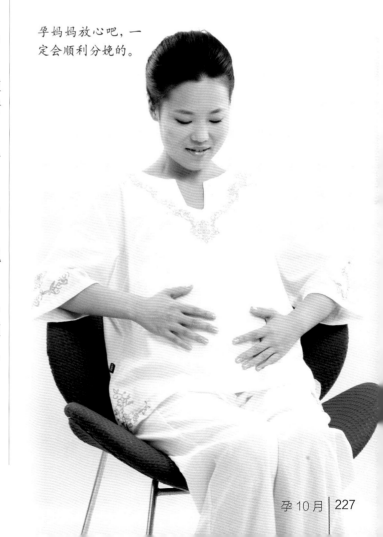

孕妈妈放心吧，一定会顺利分娩的。

饮食营养方案

最后 1 个月，由于胎宝宝生长更快，胎宝宝体内需要贮存的营养素也会增多，孕妈妈需要的营养也达到最高峰。为此，孕妈妈的膳食应多样化，尽力扩大营养素的来源，保证营养素和热量的供给。

一表速查本月胎儿所需营养素

这个月饮食既要照顾到胎宝宝飞速发育的需要，也要为分娩储备能量，所以宜保证足够的营养，孕妈妈可适当多吃蛋白质、碳水化合物含量丰富的食物。

营养素	对发育的作用	常见的食物	每天所需营养量
碳水化合物	本月胎宝宝依然要储存皮下脂肪，体重增加比较快，孕妈妈补充足够的碳水化合物才能满足胎宝宝的需求	多吃一些粥、面汤等易消化的食物	建议每天摄入量为 300 克左右，孕妈妈三餐中都要吃米饭、面条等主食，再加 1 碗粥品，就能满足体内所需
铁	除胎宝宝自身需要储存一定量的铁之外，还要考虑到孕妈妈在生产过程中会失血，易造成产后贫血，所以，孕妈妈仍要关注铁的补充	如动物血、动物肝脏，其次要适当摄入藕粉、紫菜、黑芝麻等，同时适当吃富含维生素 C 的食物，有助于铁的吸收	每天应摄入 9 毫克
维生素 K	维生素 K 有"止血功臣"的美称，经肠道吸收，在肝脏能生产出凝血酶原及一些凝血因子，以预防产后新生儿因维生素 K 缺乏引起的颅内、消化道出血等症状	有蛋黄、奶酪、海藻、莲藕、菠菜、白菜、菜花、莴苣、豌豆、豆油等	每天摄入 14 毫克维生素 K。每天至少食用 3 份蔬菜即可摄取足够的维生素 K
维生素 B_2	摄入充足的维生素 B_2，有利于铁的吸收	动物性食物中维生素 B_2 含量较高，尤以肝脏、心、肾脏含量丰富，奶、奶酪、鸡蛋、鱼类等也有	每天摄入 1.7 毫克
维生素 B_{12}	在孕晚期，胎宝宝的神经开始发育出起保护作用的髓鞘，而髓鞘的发育依赖于维生素 B_{12}	维生素 B_{12} 只存在于动物性食物中，如牛肉、牛肾、猪肝、鱼、牛奶、鸡蛋、奶酪等	每天摄入 4 微克，日常膳食中每天保证 2 份肉类菜肴，外加 1 杯牛奶和 1 个鸡蛋即可满足所需

清淡饮食，为分娩助力

产前孕妈妈的饮食要保证温、热、淡，对于养、助胎气和分娩时的促产都有调养的效果。所以，孕妈妈现在的饮食应以清淡为主。

临产前，由于宫缩的干扰和睡眠的不足，孕妈妈胃肠道分泌消化液的能力降低，吃进的食物从胃排到肠里的时间由平时的 4 小时增加到 6 小时左右。因此，产前最好不要吃不容易消化的食物，否则会增加胃部的不适症状。

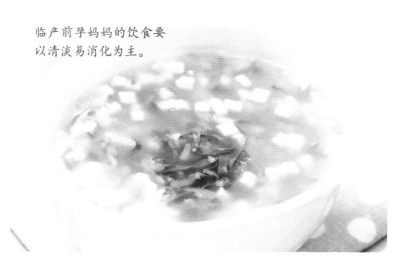

临产前孕妈妈的饮食要以清淡易消化为主。

继续坚持少吃多餐的原则

怀孕最后一个月，孕妈妈胃肠很容易受到子宫压迫，从而引起便秘或腹泻，导致营养吸收不良或者营养流失。孕妈妈最好坚持少吃多餐的饮食原则，而且应吃一些容易消化的食物。

吃点可稳定情绪的食物

此时孕妈妈的心情一定很复杂，既有即将与宝宝见面的喜悦，也有面对分娩的紧张不安。对孕妈妈来说，最重要的是生活要有规律，情绪要稳定。因此，孕妈妈要多摄取一些能够帮助自己缓解恐惧感和紧张情绪的食物。富含叶酸、维生素 B_2、维生素 K 的圆白菜、胡萝卜等均是对这方面有益的食物。此时孕妈妈也可以摄入一些谷类食物，这些食物中的维生素可以促进孕妈妈产后乳汁的分泌，有助于提高宝宝对外界的适应能力。

剖宫产前不宜吃东西

如果是有计划实施剖宫产，手术前要做一系列检查，以确定孕妈妈和胎宝宝的健康状况。手术前一天，晚餐要清淡，午夜 12 点以后不要吃东西，以保证肠道清洁，减少术中感染。手术前 6~8 小时不要喝水，以免麻醉后呕吐，引起误吸。手术前注意保持身体健康，避免患上呼吸道感染等发热的疾病，以免延误手术。

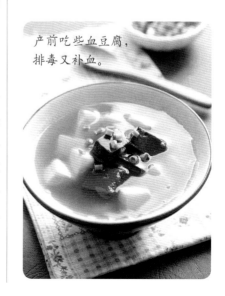

产前吃些血豆腐，排毒又补血。

临产前要吃饱喝足

分娩过程需要消耗大量体力、精力，所以在分娩前，孕妈妈要做好准备。分娩前得当的饮食，不仅能补充身体所需，帮助孕妈妈增加产力，促进产程，还有助于分娩后乳汁的分泌。所以，孕妈妈分娩前要做好饮食准备哦。

准备自然分娩的孕妈妈一定要让自己吃饱吃好。孕妈妈可准备一些易消化吸收、少渣、可口味鲜的食物，如面条、粥、牛奶、酸奶、巧克力等食物，还可以喝一些肉汤等，都有助于储存体力。同时注意补充水分。

临产前吃碗鸡蛋羹，口味清淡又补充蛋白质。

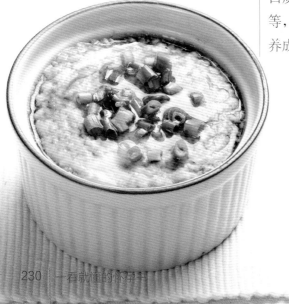

吃点木瓜有益分娩

木瓜有健脾消食的作用。木瓜中含有一种酵素，能分解蛋白质，有利于人体对营养的吸收；木瓜酶可帮助分解肉食，降低胃肠的负担；木瓜酶催奶的效果显著，可以预防产后少奶，对于孕妈妈乳房的再发育很有好处。

保证优质蛋白质的摄入

临近分娩，孕妈妈要摄取足够的优质蛋白质和必需脂肪酸。因此，孕妈妈应多吃一些体积小、营养价值高的食物，如动物性食物，避免吃体积大、营养价值低的食物，如土豆、红薯，以减轻胃部的胀满感，但可以吃些热量高的食物，适当的甜食、米、面条等，但不要吃太多。

孕妈妈可以多吃含有优质蛋白质的蛋、奶、肉类以及大豆制品等，同时也要考虑食用含有其他营养成分的食物，注意营养的均衡。

适当吃蜂蜜，促宝宝大脑发育

孕妈妈每天用2~4勺蜂蜜冲水饮用即可。

蜂蜜是天然的大脑滋补剂，其含有丰富的锌、镁等多种微量元素和维生素，能促进大脑神经元发育，是益脑增智的营养佳品。孕妈妈适量食用蜂蜜对胎宝宝大脑的生长发育是有益的。孕晚期，孕妈妈适当吃蜂蜜还可以缓解便秘症状，但孕妈妈不宜吃太多蜂蜜，否则会促进肠胃蠕动，引起腹泻。一般来说，每天用2~4勺蜂蜜冲水饮用即可。冲饮蜂蜜时，孕妈妈要特别注意，不要用热水，应用温水冲饮，以保证蜂蜜的营养成分不被破坏。

孕 10 月明星菜谱

进入孕 10 月，孕妈妈要多吃一些清淡的、易消化的食物，为分娩储存能量，产前能量补充宜从预产期前半个月就开始，可以吃些芹菜、白菜、木耳等富含膳食纤维的食物，有助于孕妈妈清理肠胃，缓解分娩时肠胃的压力。

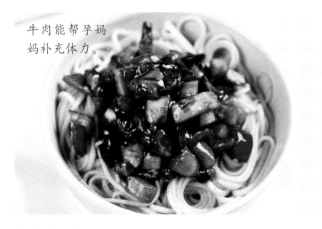

牛肉能帮孕妈妈补充体力。

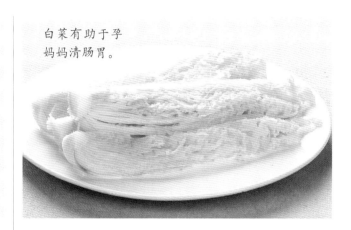

白菜有助于孕妈妈清肠胃。

牛肉卤面

原料 面条 100 克，牛肉 50 克，胡萝卜半根，红椒 1/4 个，竹笋 1 根，酱油、水淀粉、盐、香油各适量。

做法 ❶将牛肉、胡萝卜、红椒、竹笋洗净，切小丁。❷面条煮熟，过水后盛入汤碗中。❸锅中放油烧热，放牛肉煸炒，再放胡萝卜、红椒、竹笋翻炒，加入酱油、盐、水淀粉，炒匀后浇在面条上，最后再淋几滴香油即可。

营养功效：适合在产前补充体力，并有补血的效果。

金钩芹菜

原料 芹菜 2 棵，虾仁 4 个，葱末、姜末、盐、水淀粉各适量。

做法 ❶芹菜切段，焯烫。❷油锅烧热，下入葱末、姜末炝锅，放入芹菜、虾仁、盐，炒熟后用水淀粉勾芡即可。

营养功效：此菜可以预防孕妈妈筋骨疼痛，有助于顺产，还有催乳的作用。

奶油白菜

原料 白菜 1 棵，牛奶半袋 (125 毫升)，盐、高汤、水淀粉各适量。

做法 ❶白菜切小段；将牛奶倒入水淀粉中搅匀。❷油锅烧热，倒入白菜，再加些高汤，烧至七八成熟。❸放入盐，倒入调好的牛奶汁，再烧开即成。

营养功效：此菜口味清淡，营养丰富，适合孕妈妈食用。

牛奶香蕉芝麻糊

原料 牛奶 1 袋 (250 毫升)，香蕉 1 根，玉米面 1/3 碗，白糖、芝麻各适量。

做法 ❶将牛奶倒入锅中，开小火，加入玉米面和白糖，边煮边搅拌，煮至玉米面熟。❷将香蕉剥皮，用勺子压成泥，放入牛奶糊中，再撒上芝麻即可。

营养功效：含有丰富的蛋白质、膳食纤维，而且非常易于消化吸收，很适合孕 10 月的孕妈妈食用。

常见不适，专家来支招

这个月胎宝宝足月了，孕妈妈的肚子隆起也达到了极限，不仅行动不便，连平日生活中也出现了很多不适。孕妈妈在全面了解关于分娩的知识时，也要多了解可能会出现的不适和突发情况，这样才能在遇到时不慌乱。

手麻是怎么回事

孕妈妈孕晚期常会感觉到手臂麻痛，这可能是由于临近分娩，孕妈妈身体分泌大量松弛素，使韧带松弛造成的，也可能是由于孕晚期孕妈妈缺钙或患妊娠高血压导致的。孕妈妈应定期做好产检，平时适当晒太阳，促进维生素 D 的合成，并合理补充营养，注意休息，减少导致肢体疼痛的活动。

腹泻了这么做

孕妈妈肠胃功能较弱，一旦进食了不当的食物就容易导致腹泻，也就是拉肚子。

由于怀孕期间需谨慎用药，很多孕妈妈拉肚子时都不敢用药，这时可以通过饮食调理：清淡饮食，多喝温开水，不吃油腻的食物，不喝含油脂过多的鸡汤、骨头汤等，避免再吃辛辣刺激性的食物；可以适当吃点烤大蒜，即将大蒜放到微波炉里面烤到熟透，剥皮后吃，也有预防和缓解腹泻的作用。

在日常生活中，也要注意多吃新鲜菜肴，尽量不要吃剩饭剩菜，保持心情愉快，可降低腹泻发生的概率。如果腹泻严重，宜及时去医院，在医生指导下用药治疗。

分娩疼痛，别大喊大叫

孕妈妈在分娩时最好不要大声喊叫，因为大声喊叫对分娩毫无益处，孕妈妈还会因为喊叫而消耗体力，不利于子宫口扩张和胎宝宝下降。

孕妈妈要对分娩有正确的认识，消除精神紧张，抓紧宫缩间隙休息，使身体有足够的能量和体力。如果阵痛确实难以忍受，可以通过告诉自己疼痛是为了让宝宝更加健康，来提高对疼痛的耐受力。

小心孕晚期阴道出血

孕妈妈阴道出血不是正常的表现，孕晚期阴道出血有 2 种情况最为多见，即前置胎盘和胎盘早剥。

原因	表现	解决办法
前置胎盘	不伴有腹痛的阴道出血	应立即到医院就诊，不能因为肚子不疼，就不去医院，如果最终发生大出血，妈妈和胎宝宝的生命都会受到很大的威胁
胎盘早剥	表现为伴有腹痛的阴道出血	这种情况发生时，应马上终止妊娠，施行手术使胎宝宝出生

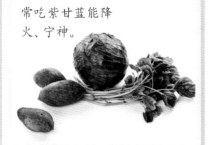
破水了怎么办

破水是指羊膜破裂、羊水流出的现象。正常情况下，破水的出现意味着子宫口已开，胎宝宝已进入产道。不过，孕晚期孕妈妈阴道常会流出少量水，这不一定是破水，如果不放心，可以到医院检查。

典型的分娩破水像流水一样，活动以后流量更多，孕妈妈感觉明显。这个时候应该立即去医院。对于胎头已经入盆或浅入盆的孕妈妈可以坐自家车或打车到医院。而对于胎头未入盆的孕妈妈，就要尽量平躺着，抬高臀部，有必要时可叫救护车。

过了预产期宝宝还不出来，怎么办

孕期达到或超过 42 周称为"过期妊娠"。其实，很多孕妈妈都会遇到"过期妊娠"的问题，这时别着急，可以持续做好胎动检测。如胎动过频或过少就表明胎儿缺氧，应及时就医。

就医后，先明确有无胎儿宫内缺氧、巨大儿及羊水过少情况，并进行胎心监护。孕妈妈也要时刻观察有无腹痛、阴道见红及流液等临产征兆。

对于宫颈成熟度好，无产科合并症和并发症的孕妈妈，可以用人工破膜、催产素引产。对于有胎儿缺氧、胎儿生长受限、羊水过少、巨大儿或其他产科合并症和并发症者，可以进行剖宫产终止妊娠。

"按时产检，身体出现不适时别慌张，观察胎动，及时就医，听听医生怎么说。"

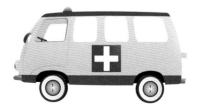

孕 10 月体重管理小帮手

进入孕 10 月，最理想的体重状态依然是每周增长 0.5 千克，但由于此时孕妈妈胃口较好，而且胎宝宝增长速度也比较快，很难保证理想的体重增长速度。遇到这种情况，先别急，在本月胎宝宝随时都有可能出生，待母乳喂养后体重就不会这么快增长了。

体重超标先别慌

很多孕妈妈在孕晚期猛然发现体重超标，便临时起意，想通过克制饮食的方法来控制体重，这种做法无论是对孕妈妈的健康、胎宝宝的发育，还是日后的分娩都是不好的。孕晚期，胎宝宝体重增加非常快，需要充足的营养支持，孕妈妈宜保证充足的营养。

如果此时确实出现了体重超标问题，孕妈妈也不要慌，可以咨询医生或营养师，根据自己的情况制订科学的食谱。

不过，孕妈妈也应认识到，想要在孕 10 月立即减掉超标的体重也是不现实的。如果在孕期没有控制好体重，孕晚期适当控制，其他的顺其自然就好。

继续科学饮食

这个月，孕妈妈胃口会好起来，但是也不能多吃，还是要保证饮食富有营养、易消化、清淡，多吃些奶类、面条、馄饨、鸡汤等。孕妈妈也可以将巧克力等高热量的食物带进产房，以便随时补充体力。家人需要提前准备好原料，按时做给孕妈妈吃。

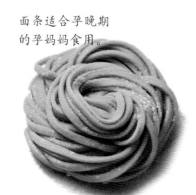

面条适合孕晚期的孕妈妈食用。

如果孕妈妈是有计划实施剖宫产，手术前要做一系列检查，以确定自己和胎宝宝的健康状况。手术前一天，晚餐要清淡，晚上 10 点以后不要吃东西，以保证肠道清洁，减少术中感染。手术前 6~8 小时不要喝水，以免麻醉后呕吐，引起误吸。

放松心情，别让压力变成体重

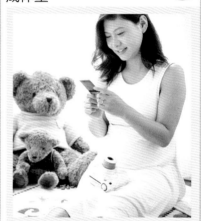

临近预产期，孕妈妈可能会出现担心、焦虑或恐惧等心情，情绪压力很容易转化成体重，而且负面情绪对胎宝宝发育也不好，所以孕妈妈要学会放松自己。如果对分娩或者胎宝宝的情况有疑问，可以及时询问医生。孕妈妈也可以向有经验的妈妈请教，交流分娩前的疑惑和担心，或者向准爸爸倾诉一下也好。

总之，孕妈妈要学会调节情绪，及时排解不良情绪，不要让坏情绪积聚。

做做骨盆运动，促分娩又瘦身

临近分娩，孕妈妈不宜做动作幅度比较大的运动，但是做做骨盆运动，散散步，甚至爬爬楼梯对孕妈妈是非常好的，这些运动还有助于孕妈妈分娩。

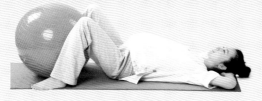

骨盆运动

孕妈妈平躺，头枕在双手上，将瑜伽球放于屈曲的两腿间。借助双手的力量，头向上稍抬，根据身体情况，腹部稍用力。此运动时间不宜过长，5分钟即可。

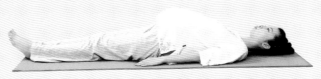

鼓腹呼吸

身体仰卧，完全放松，嘴微闭，吐气，可发出"噗噗"声。腹部一上一下慢慢地做深呼吸，呼吸1次约10秒钟。此运动可以帮助孕妈妈缓解分娩痛。

良好生活方式为体重管理保驾护航

孕10月的孕妈妈可能会觉得很累，因为腹部很大，夜晚容易失眠，作息规律可能会被彻底打乱，这也是导致变胖的原因之一。

有研究显示，作息时间不规律、整天待在家中会大大增加孕期体重管理的难度，孕妈妈要改变这种情况。

孕妈妈尽量争取早睡早起，不要熬夜，如果白天累了，也可以小睡一会儿，但千万不要睡得太长，以免晚上睡不着。

经常出去散步。天气好的时候，可以出去散散步，还可以和胎宝宝说说话，做做胎教。需要注意的是，散步时间不宜过长，以免疲劳。

此外孕妈妈还可经常与朋友或妈妈聊聊天，保持良好的心情。良好的心情是保证积极的生活观的基础。一个乐观而积极生活的孕妈妈，是很容易塑造好身材的。

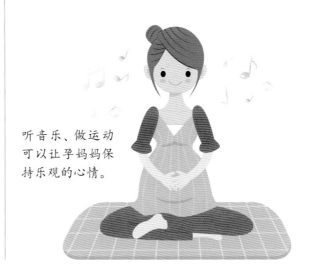

听音乐、做运动可以让孕妈妈保持乐观的心情。

贴心小叮咛

孕 10 月

进入孕 10 月，胎宝宝可能随时会降临，孕妈妈要做好准备。

可以多听听母亲的建议，或者让母亲陪在身边，如发现有临产征兆，也不要慌，收拾好待产包，联系好准爸爸，有条不紊地去医院。除了这件大事，在孕 10 月孕妈妈也要注意生活中的小细节。

再次确认待产包中的物品是否齐全，尤其是各种证件，如孕妈妈的产检保健卡。如果证件忘带，可能会令孕妈准爸有些慌乱，若再返回家去取，也比较耽误事，所以，提前确认好可减少不必要的麻烦。

进入孕 10 月后，由于胎头入盆，孕妈妈的胃口变得比以前好。但此时不宜暴饮暴食，反而要多吃一些清淡的、容易消化的食物，减轻肠胃负担，为分娩储备力量。在蛋白质补充方面，尽量吃鸡蛋、鱼肉以及豆腐，少吃牛肉、羊肉等畜肉类。

提前商量好准爸爸是否进产房陪产。在分娩时，准爸爸在身边能给孕妈妈传递力量，准爸爸一句鼓励的话比医生说十句都管用。但是如果准爸爸没有做好心理准备，或者医院条件不允许，孕妈妈也要做好准备，可以请导乐陪着孕妈妈。

坚持运动。临近预产期也要坚持运动，可做些散步、瑜伽等舒缓的有助于骨盆扩张的运动，这对选择自然分娩的孕妈妈是非常有利的。

准备些巧克力、蛋糕、蜂蜜水、功能性饮料等食物，以备分娩时食用。初产妇分娩时间往往在 10 小时以上，会消耗大量的能量，在产程间隙趁机补充能量，有利于顺利分娩，缩短分娩时间。

备忘录

本月孕妈妈体重、宫高、腹围都是多少呢，通过这些数据可以很直接地看到胎宝宝的成长，记录下来吧。

孕 37 周：体重：_____ 宫高：_____ 腹围：_____

孕 38 周：体重：_____ 宫高：_____ 腹围：_____

孕 39 周：体重：_____ 宫高：_____ 腹围：_____

孕 40 周：体重：_____ 宫高：_____ 腹围：_____

孕妈妈的临产征兆是什么时候出现的？孕妈妈是怎么发现和处理的？这将是非常神奇的经历，如果孕妈妈能记下来，对自己和宝宝都是一笔巨大的财富。

_____

_____

就要见到宝宝了，此时的心情是怎么样的？快记下来吧。

_____

_____

值得记录的 幸福时刻

附录:宝宝出生前后要办理什么证件

生个宝宝要办几个证?你的办证经历还顺利吗?准生证、出生证、户口等去哪儿办,有什么条件,需要准备哪些材料?在这里收集了相关信息,希望能给即将做父母的你们提供参考。

准生证

准生证就是计划生育服务证,这是宝宝的第一个证件,当你计划要一个宝宝或者在刚刚怀上宝宝的时候就应该着手去办理了。这张证明是宝宝降临到这个世界的合法"通行证",宝宝的出生、上户口及其他福利都和它有密切关系。孕妈妈入院,医生为宝宝开具出生证明时也需要它。所以最好提前办理。

办理准生证所需材料

① 夫妻双方户口本

② 夫妻双方身份证

③ 结婚证原件和复印件

④ 女方 1 寸免冠照片 1 张

⑤ 夫妻双方的初婚初育证明,可以由工作单位或户口所在地居委会开具,加盖公章

各个街道计生办所需要的相关证明材料可能会有差异,比如有的地方计生办需要《医疗保险手册》的原件和复印件,有的地方计生办还要求孕妈妈提供《妊娠诊断证明》,所以孕妈妈和准爸爸要尽量将材料准备齐全,以便能一次办妥。

办理程序

开具证明:夫妻双方由单位或户籍所在地街道办事处开具从未生育过子女的证明

▽

准备材料:持有效证明和结婚证原件及复印件、双方户口本、双方身份证

▽

办理单位:到夫妻中一方户籍所在地乡镇(街道)计划生育办公室进行办理

出生证

孕妈妈在待产入院的时候，医院会要求你填写《出生医学证明》（自填单），自填单主要填写项目包括婴儿姓名、父母姓名和身份证号、居住地址、婴儿户口申报地、产房以及床位号等。孕妈妈或准爸爸在填写自填单时一定要小心认真，因为自填单一经填写便不可更改。如果不小心填写错误，需要申领一张新的自填单。

《出生医学证明》（自填单）是为出院时填写《出生医学证明》做准备，出生证是宝宝的第一份人生档案，对宝宝来说十分重要。

预防接种证

预防接种证是儿童入托、入园、入学的必备凭证。因此，宝宝出生后1个月内，新手爸妈应携带宝宝产房乙肝疫苗第一针和卡介苗接种记录证明，到户口所在地（如户口为外地、在本地居住3个月以上应在居住地）的辖区疾病预防控制中心办理儿童预防接种证；农村儿童应在辖区乡镇卫生院计免接种门诊办理预防接种证，以便及时接种乙肝疫苗第二针和其他疫苗。

二胎证

生育第二胎需要办理以下手续：先向女方户籍所在地的镇人民政府或者街道办事处申请（具体部门是人口计生科）。

提交基本证明材料：夫妻双方的身份证、户籍证明、婚姻状况证明、已有子女状况的证明（该证明文本由计生科提供）和相关证明材料。提出申请后，需经区、镇（街道）两级计划生育部门审核同意之后才可以办理。

上户口

宝宝出生后，家里就多了一名家庭成员，按照户口管理法，这时应该给宝宝上户口了，使宝宝在法律上正式成为家中一员。而且只有在及时申报宝宝的户口后，社会上各种医疗保险才会随之而来，让宝宝享受到应当享受的权利。

所需材料

① 计划生育部门颁发的准生证

② 医院签发的出生证

③ 户口本

办理程序

到派出所户口申报处申报户口

↓

详细填写户口申请单

↓

进行户口登记

↓

交纳一定的手续费

↓

宝宝的大名就在户口本上了

图书在版编目（CIP）数据

一看就懂的怀孕书 / 汉竹编著 . -- 南京：江苏凤凰科学技术
出版社，2015.10
（汉竹·亲亲乐读系列）
ISBN 978 - 7 - 5537 - 3916 - 8

Ⅰ.①一… Ⅱ.①汉… Ⅲ.①妊娠期－妇幼保健－基本知识
②胎教－基本知识 Ⅳ.① R715.3② G61

中国版本图书馆 CIP 数据核字 (2014) 第 234326 号

中国健康生活图书实力品牌

一看就懂的怀孕书

编　　　著	汉　竹
责 任 编 辑	刘玉锋　张晓凤
特 邀 编 辑	侯魏魏　曹　静　苑　然　张　欢
责 任 校 对	郝慧华
责 任 监 制	曹叶平　方　晨

出 版 发 行	凤凰出版传媒股份有限公司
	江苏凤凰科学技术出版社
出版社地址	南京市湖南路 1 号 A 楼，邮编：210009
出版社网址	http://www.pspress.cn
经　　　销	凤凰出版传媒股份有限公司
印　　　刷	南京新世纪联盟印务有限公司

开　　　本	715mm × 868mm　1/12
印　　　张	20
字　　　数	150千字
版　　　次	2015 年 10 月第 1 版
印　　　次	2015 年 10 月第 1 次印刷

标 准 书 号	ISBN 978 - 7 - 5537 - 3916 - 8
定　　　价	49.80元

图书如有印装质量问题，可向我社出版科调换。